中医调养膏方丛书

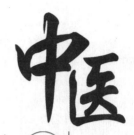

丛书主编 巴元明

中医肿瘤病证调养膏方

主　编　龚红卫

副主编　李成银　邹银水

湖北科学技术出版社

图书在版编目（CIP）数据

中医肿瘤病证调养膏方 / 龚红卫主编. -- 武汉 ：
湖北科学技术出版社，2021.8
（中医调养膏方丛书 / 巴元明主编）
ISBN 978-7-5706-0951-2

Ⅰ．①中… Ⅱ．①龚… Ⅲ．①肿瘤－膏剂－方书
Ⅳ．①R289.55

中国版本图书馆 CIP 数据核字(2020)第 233660 号

策　　划：赵襄玲　兰季平　王小芳

责任编辑：张波军　　　　　　　　　　　　　　封面设计：曾雅明

出版发行：湖北科学技术出版社　　　　　　　　电话：027-87679468

地　　址：武汉市雄楚大街 268 号　　　　　　　邮编：430070

　　　　　（湖北出版文化城 B 座 13-14 层）

网　　址：http：//www.hbstp.com.cn

印　　刷：武汉邮科印务有限公司　　　　　　　邮编：430205

700×1000　　　　　　　1/16　　　　　　　　21.75 印张　　　280 千字

2021 年 8 月第 1 版　　　　　　　　　　　　　2021 年 8 月第 1 次印刷

定价：58.00 元

"中医调养膏方丛书"编委会

主　编　巴元明

编　委　（以姓氏笔画为序）

　　世界卫生组织（WHO）在《迎接 21 世纪的挑战》报告中指出："21
世纪的医学，不应继续以疾病为主要研究对象，而应以人类健康作为
医学研究的主要方向。"当今医学发展的趋势已由"以治病为目的的
对高科技的无限追求"，转向"预防疾病与损伤，维持和提高健康水平"。
对于我们每个人来说，健康是根本，是实现自我价值和社会价值的基石，
拥有健康就拥有希望、拥有未来、拥有幸福，失去健康就失去了一切。
随着医学目的和医学模式的转变，以及人们的健康意识进一步增强，"治
未病"的理念与实践被提到前所未有的高度。

　　"治未病"是中医学重要的预防思想，体现了中医学先进和超前
的医学理念，在几千年来的中医药防治疾病实践中，始终焕发着活力
和光辉。中医学理论奠基之作《黄帝内经》中有这样一段著名的论述：
"圣人不治已病治未病，不治已乱治未乱，此之谓也。"这里的"治"，
并不单纯指治疗，还含有管理、治理、研究等内容。"治未病"的理念，
重在指导人们做到防患于未然，平时就要防病，有了小病就要注意阻
止其酿成大患，在病变来临之际要防止其进一步恶化，这样才能掌握
健康的主动权，即所谓"消未起之祸，治未病之疾，医之于无事之前，
不追于既逝之后"。

　　在中医学漫长的发展进程中，"治未病"实践一直贯穿始终，总
结了大量的养生保健和预防疾病的方法及手段，具有鲜明的特色和显
著的优势。历代医家均强调以养生为要务，认为养生保健是实现"治
未病"的根本手段，"与其救疗于有疾之后，不若摄养于无疾之先"，

形成了独具特色的中华养生文化。对此，英国学者李约瑟说："在世界文化当中，唯独中国人的养生学是其他民族所没有的。"在药物养生方面，从古至今亦积累了丰富的经验。我国最早的药物专著《神农本草经》中载有大量延缓衰老的药物。以后葛洪的《肘后备急方》、孙思邈的《备急千金要方》等，都载有许多益寿延年的方剂。

　　鉴于此，为确保本丛书质量，我们组织了编委会，分为10个分册出版，各分册主编都是该领域的权威和专家，编写人员也都是经验丰富的临床工作者。

　　我衷心地希望此丛书对广大读者能有所帮助，是为序。

中药膏方，历史悠久，源远流长，是中华民族灿烂文化的重要组成部分，早在《黄帝内经》即有膏方的记载，随后医圣张仲景的《伤寒论》中开始应用于临床，唐代孙思邈的《千金方》更是将膏方应用于治疗各种疾病，包括妇科和儿科疾病，到明清时期，膏方的应用达到成熟。

当前，恶性肿瘤已经成为严重威胁人类健康和生命的常见疾病之一，发病率居高不下，最新统计表明，每7秒左右就确诊一例新发癌症病例。在癌症的治疗上，手术、放疗、化疗、靶向治疗、介入治疗等是现代医学治疗的主要有效手段，但恶性肿瘤患者的死亡率仍然很高，主要原因归结于其有复发、转移的特点，并且手术、放化疗后遗留的发射性炎症、肝肾功能的损害、骨髓抑制、胃肠道反应等问题严重影响治疗效果和患者的生活质量。传统中医药在防癌、治癌、控癌以及在缓解相关症状、延长生存期、提高生活质量等较多方面具有得天独厚的优势。中药膏方，作为传统中药的重要治疗手段，兼有调理治病、扶正祛邪之功，且具有口感良好、携带方便等优点，在恶性肿瘤的防治及后续辅助治疗中发挥着重要的作用，更彰显出其独特优势。

随着社会和科技的进步，现代社会对肿瘤的治疗已经进入了中医和西医有效结合的综合治疗的时代，肿瘤也被人类越来越深入地认识和研究，人类对肿瘤的治疗手段也越来越丰富，传统医学在肿瘤的综合治疗中更是发挥着不可替代的作用。膏方作为传统医学中的一颗明珠，有调、补、防、治四大功效。本书从中医基础理论出发，结合辨证论治及辨病论证等，从膏方在肿瘤的应用历史、肿瘤的发病特点以及肿瘤患者放化疗后、各种恶性肿瘤的具体膏方应用等方面进行了论述。由于时间仓促,水平有限,不当之处,望多加指正。希望给广大群众提供些许帮助,有益于大众健康。

编者

2021 年 8 月

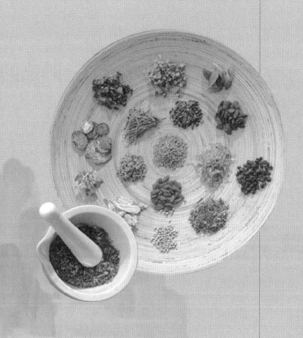

第一章

肿瘤膏方概述

第一节　肿瘤的诊断及治疗

一、肿瘤的概念

　　肿瘤是整体性疾病的一种局部表现，是机体组织细胞在某些内在因素影响的基础上，加上外界致病因素（如物理、化学及生物等）的作用而发生一系列质的改变，形成一种异常增生的现象。一般根据肿瘤的形态学及对机体的影响（即肿瘤的生物学行为）分为良性和恶性两大类。一般说，良性肿瘤对人体危害小，而恶性肿瘤对机体的危害大，治疗也比较困难。

　　我国医学很早就有关于肿瘤的记载。早在两千多年前，我国现存最早的中医典籍《内经》中所叙述的"肠覃""石瘕"以及《难经》中的"积聚"，隋代《诸病源候论》中的"癥瘕""石痈""石疽"等等，有的就是属于胃肠、子宫、肝、胰等肿瘤。我国医学的所谓瘿、瘤、岩、菌、癥、积、噎膈、反胃、肠覃、痞块、翻花、息肉、石疽等都与现代医学中所描述的各种良性和恶性肿瘤有相同或近似之处。

二、肿瘤的命名

（一）肿瘤命名的一般原则

1. 表明肿瘤的良性或恶性。
2. 表明肿瘤的组织发生来源。

（二）良性肿瘤的命名方式

一般由组织来源加一"瘤"字，如纤维瘤。

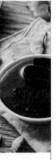

（三）恶性肿瘤的命名方式

1. 上皮来源的——癌：组织来源＋癌。

2. 间叶来源的——肉瘤：组织来源＋肉瘤。

3. 癌肉瘤——肿瘤中既有癌成分，又有肉瘤成分。

4. 母细胞瘤——胚胎组织、未成熟组织、神经组织恶性肿瘤。

5. 有些恶性肿瘤因其成分多样，所以既不能称为癌，也不能称为肉瘤，其命名多是在肿瘤前面冠以恶性两字，如恶性畸胎瘤。

6. 少数用习惯名称，如白血病、黑色素瘤。

7. 有些用人名命名，如霍奇金病。

三、西医对肿瘤病因的认识

（一）外环境因素

1. 化学因素

①亚硝胺类：亚硝胺是一类强致癌物，亚硝胺类化合物及其前体物广泛存在于环境和食品中，环境中的亚硝胺主要来源于工业废气、汽车尾气，食品中的亚硝胺分布于腌制品及蔬菜，亚硝胺类化合物通过烷化 DNA 诱发突变，也可活化多种原癌基因导致突变。

②多环芳烃类：有 4 个或 4 个以上苯环螯合而成，包括 3，4-苯并芘、3- 甲基胆蒽等。来源于烟草燃烧的烟雾、煤烟、工业废气、汽车尾气等，主要诱发肺癌、皮肤癌。

③芳香胺和偶氮染料类：如 β－萘胺、联苯胺、品红、奶油黄等，主要诱发膀胱癌、肝癌。

④苯：为脂溶性物质，通过皮肤和肺吸收，积聚于人体脂肪组织和神经组织，苯的毒性作用通过其肝脏中的代谢产物在骨髓中积聚，最后导致基因突变，苯与血液系统恶性肿瘤发病密切相关。

⑤抗癌药物：如环磷酰胺、苯丁酸氮芥。

⑥其他：糖精、石棉、重金属等糖精为膀胱癌的致癌因素，石

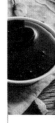

棉可致肺癌，且与吸烟有协同作用。

2. 物理因素

①电离辐射：包括 X 射线、γ 射线、质子、中子、α 粒子等。电离辐射可引起人类多种癌症，如白血病、多发性骨髓瘤、恶性淋巴瘤、骨肉瘤、皮肤癌、肺癌、甲状腺癌、乳腺癌、胃癌、胰腺癌、肝癌、喉癌、脑瘤、神经母细胞瘤、肾脏细胞瘤及鼻窦癌等。

②紫外线：是引起人类皮肤癌的主要原因。

3. 生物因素

霉菌毒素，细菌，病毒，寄生虫。

（二）内环境因素

1. 遗传易感性

有些肿瘤有明显的种族分布差异和家族聚集性，某些遗传缺陷易导致肿瘤形成，遗传因素在肿瘤发生中起着十分重要的作用。如：遗传性息肉病；遗传性非息肉病性结直肠癌（HNPCC）；遗传性乳腺癌（BRCA-1、BRCA-2）。

癌基因是基因组中的一段核苷酸序列。正常时它在调控细胞生长、分化、发育和其他生物学功能方面具有重要作用，是细胞进行正常生命活动所必需的，称为原癌基因。原癌基因一旦被激活，能使正常细胞转变为恶性细胞，称为癌基因。

抑癌基因是存在于细胞基因组内的一类能够抑制细胞生长的核苷酸序列。抑癌基因也是细胞正常的基因。

2. 精神因素

精神因素与肿瘤发生、发展有关，长期的忧虑和严重的精神创伤等高级神经活动障碍，抑制机体免疫功能，为肿瘤的发生发展提供有利的条件。

3. 免疫因素

临床和实验研究资料证实肿瘤的发生与机体的免疫功能状态是密切相关的。

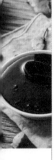

①先天性免疫缺陷的儿童患肿瘤的概率比同龄的正常儿童高出千倍至万倍。

②临床上观察到肿瘤自发消退现象。

③幼年期和老年期肿瘤发病率增高。

④人类肿瘤移植在裸鼠（无胸腺小鼠）体内存活等。

四、西医对肿瘤病理的认识

现代医学认为肿瘤的发生是细胞生长异常、分化失控的结果，病因的作用必然是导致细胞基因结构的改变或其调控失常，有关癌变机理的学说主要有基因突变学说、基因表达失调学说。

（一）肿瘤的异型性

概念：肿瘤组织无论在细胞形态和组织结构上，都与其发源的正常组织有不同程度的差异，这种差异称为异型性。

分类：肿瘤组织结构的异型性；肿瘤细胞的异型性。

1. 肿瘤组织结构的异型性

是指组织结构与其起源的组织相比较在空间排列方式上有不同的差异。

良恶性肿瘤均具有组织异型性。

表现：肿瘤细胞排列、极性、层次以及实质与间质关系。

2. 肿瘤细胞的异型性

良性肿瘤细胞异型性小，恶性肿瘤细胞异型性明显。主要表现为如下：

①细胞形态：大小不一，形状不一，瘤巨细胞。

②细胞核：病理性核分裂，核浆比例失调。

③细胞质：多呈现嗜碱性，核糖体增多。

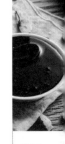

（二）肿瘤的生长和扩散

1. 肿瘤的生长速度

肿瘤的生长速度取决于分化程度。

良性肿瘤生长慢，呈间歇性生长，突然加快考虑恶变。

恶性肿瘤生长速度快，呈持续性生长，血供相对不足，易坏死、出血。

2. 肿瘤的生长方式

膨胀性生长：大多数良性肿瘤的生长方式。

浸润性生长：大多数恶性肿瘤的生长方式。

外生性生长：与部位有关，良、恶性肿瘤皆可呈外生性生长，但恶性肿瘤会外生加浸润，恶性可形成溃疡。

3. 肿瘤的扩散　恶性肿瘤的重要特征之一

①直接蔓延：随着肿瘤不断长大，瘤细胞可连续不断地沿着组织间隙、淋巴管、血管或神经束衣侵入并破坏临近正常组织或器官继续生长，称直接蔓延。

②转移：是指恶性肿瘤细胞从原发部位侵入淋巴管、血管或体腔，迁徙到他处继续生长，形成与原发肿瘤同类型的继发性肿瘤，这个过程称为转移。举例：肺转移性肝癌。

常见转移途径：

血道转移：是肉瘤最常见的转移途径，癌晚期也发生血道转移，最常见于肝和肺转移。

淋巴道转移：是癌最常见的转移途径，左锁骨上淋巴结转移常见。

种植性转移：体腔内器官恶性肿瘤侵破表面，瘤细胞像播种一样种植在体腔内器官表面，形成转移瘤。

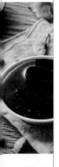

五、肿瘤的分级和分期

（一）肿瘤的分级

根据分化程度的高低、异型性的大小及核分裂的多少分为：
Ⅰ级高分化；Ⅱ级中分化；Ⅲ级低分化。

（二）肿瘤的分期

TNM 分期：

T（Tumor）：原发肿瘤的大小及范围（T1–T4）。

N（Node）：淋巴结受累的情况（N0–N3）。

M（Metastasis）：远处转移的情况（M0/M1）。

六、中医对肿瘤病因病机的认识

中医学认为，肿瘤不是局部性疾病，而是全身性疾病的局部表现。纵观古代文献资料，归纳起来不外乎外因与内因两方面。外因主要指外界特别是大自然中一切可能的致病因素，如六淫邪气等。内因指内在致病因素，如七情内伤、体质内虚（禀赋不足）以及脏腑功能失调等。其中内因是恶性肿瘤发病的基础，外因是恶性肿瘤发生的条件。但在恶性肿瘤发生与发展过程中，往往是内外之因联合作用而导致机体脏腑功能失调、气血阴阳亏虚、痰湿或邪毒蕴积，发生局部气滞血瘀、痰凝湿聚、邪毒内蕴等一系列病机变化。

七、肿瘤的诊断

（一）临床诊断

根据临床症状、体征，参考疾病发展规律，在排除非肿瘤性疾病后所作出的推测诊断，一般不能作为治疗依据。

肿瘤的常见症状和体征：

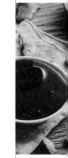

1. 局部表现

肿块、疼痛、梗阻、溃疡、出血以及压迫血管（上腔静脉综合征）、压迫神经（脑神经、视神经、喉返神经）等。

2. 全身症状

恶液质、高钙血症、副肿瘤综合征等。

（二）影像学检查

X 线检查、CT 扫描、磁共振检查等。

1. 胸部 X 线

①肺部病变：渗出、增殖、钙化、纤维化空洞、空腔、肿块。

②支气管：支气管扩张 阻塞性肺炎、阻塞性肺不张。

③胸膜：胸腔积液、气胸、胸膜肥厚粘连、胸膜结节肿块。

④膈肌。

⑤纵隔。

⑥骨。

2. CT 检查技术

①平扫：多用于肺、骨骼系统、尿路和胆道结石的检查。

②增强扫描：静脉内使用造影剂后 CT 扫描，有常规增强和多期增强两种。

③薄层扫描：指 ≤ 5mm 的扫描，提高小病灶的检出率和囊性病变性质主的判断。

④CT 重建技术：多层面重建术、多层面容积重建术和腔内三维表面重建术等，显示肿瘤的部位、大小及与周围组织和器官的关系。

⑤CT 血管成像：静脉内注射强化靶血管，结合螺旋 CT 容积扫描和三维重建多角度多方位显示血管，用于：血管病变；肿瘤与血管的关系。

3. 磁共振成像（MRI）

利用原子核在强磁场内发生共振所产生的信号经图像重建的一种成像技术。

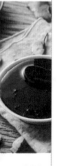

（三）超声、放射性核素、内镜检查

1. 超声

腔内超声：具有专用性，针对一定的腔道、一定的脏器选用一定的专用探头，包术中超声（腹腔内超声）。

介入性超声：利用 B 超和彩超成像技术的监视下，插入穿刺针或导管进行进一步诊断或治疗。

2. 放射性核素

显像仪器：扫描机、伽玛照相机、单光子发射计算机断层（SPECT）显像仪、正电子发射计算机断层（PET）显像仪。

放射性核素：单光子放射性核素在衰变时释放单个、单方向、能量不同的 γ 光子。

放射性药物：放射性核素标记在可被细胞摄取的化合物或生化物上。具有组织细胞亲和性的放射性核素可直接用作放射性药物。

①良、恶性肿瘤的鉴别诊断。

②肿瘤转移尤其是软组织、淋巴结的发现及定位，以便恶性肿瘤的分期。

③肿瘤治疗的疗效评估。

④肿瘤治疗后复发、残存与治疗后坏死、纤维化的鉴别。

缺点：假阳性

3. 内镜检查

包括：支气管镜；纵隔镜；胸腔镜；腹腔镜；宫腔镜；食管镜；胃镜；镜下逆行胰胆管造影（ERCP）；胆道镜；结肠镜；硬质直肠镜；泌尿道内镜。

（四）肿瘤标志物

一类肿瘤细胞产生的蛋白质或核酸等大分子物质，存在于肿瘤细胞的胞浆、膜或核内，亦可分泌到体液中。正常人可有可无，存在于胚胎组织中，但含量甚微，肿瘤时可大量产生。与肿瘤的性质

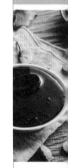

有关，与肿瘤的发展相平衡。其作用有：肿瘤的诊断；提示肿瘤细胞的特征和起源；判断肿瘤的预后；指导肿瘤的治疗；监测肿瘤的复发。

·AFP：原发性肝癌最敏感的指标。

·CEA：消化道恶性肿瘤以及乳腺癌、肺癌等等。

·CA125：卵巢癌最敏感的指标，特异性高。

·CA153：乳腺癌的灵敏指标。

·CA199：消化系统肿瘤的诊断，胰腺癌和胆管癌敏感性最高。

·PSA：前列腺癌的首选标志物。

·NSE（血清神经元特异性烯醇化酶）：神经和神经内分泌组织起源的有关肿瘤，灵敏度达80%，特异性达80%～90%。

·AKP（碱性磷酸酶）：骨骼与肝脏的原发和继发性肿瘤时血清AKP升高。

（五）手术诊断

经手术或各种内镜检查，仅以肉眼看到的肿物而作出的诊断，未经病理学证实。

（六）细胞病理学诊断

根据各种脱落细胞、穿刺细胞检查而作出的诊断。

·脱落细胞学：痰液、尿液、宫颈刮片，各种腔镜刷片，胸腹水、心包积液离心涂片。

·穿刺细胞学：用直径＜1mm针刺入实体瘤内吸取细胞进行涂片。

·浅表肿瘤：手固定直接穿刺，如LN、甲状腺、乳腺及体表软组织肿块。

·深部肿瘤：在B超、X线或CT引导下穿刺，如肝、肺、前列腺、纵隔肿块。

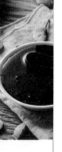

（七）组织病理学诊断

各种肿瘤经粗针穿刺、钳取、切取、切除后，制成病理切片后的诊断。

·针芯穿刺活检：用带针芯的粗针穿刺，获取组织制成组织病理学切片。

·手术切取活检：切取小块病变组织供病理诊断，为进一步治疗提供确切依据。

·切除活检：将病变全部切除，包括仅切除肿块或包括肿块边缘正常组织和区域淋巴结的各类型根治标本。

根据肿瘤发生的不同部位和性质，对患者的临床表现和体征进行综合分析，结合实验室检查和影像学、细胞病理学检查通常能做出明确诊断。除了明确是否有恶性肿瘤，还应进一步了解其范围和程度，以便拟定治疗方案和评估预后。

八、肿瘤的治疗

恶性肿瘤有很多种，其性质类型各异、累及的组织和器官不同、病期不同、对各种治疗的反应也不同，因此大部分患者需要进行综合治疗。所谓综合治疗就是根据患者的身体状况、肿瘤的病理类型、侵犯范围等情况，综合采用手术、化疗、放疗、靶向治疗、免疫治疗、内分泌治疗、中医中药治疗等手段，以期较大幅度地提高治愈率，并改善患者的生活质量。

（一）手术治疗

对早期或较早期实体肿瘤来说，手术切除仍然是首选的治疗方法。根据手术的目的不同，可分为以下几种：

1. 根治性手术

这种手术适合于肿瘤范围较局限、没有远处转移、体质好的患者。

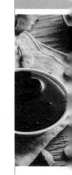

2. 姑息性手术

肿瘤范围较广，已有转移而不能进行根治性手术的晚期患者，为减轻痛苦，维持营养和延长生命，可以只切除部分肿瘤或做些减轻症状的手术。

3. 诊断性手术

通过不同的手术方式获得肿瘤病理学检查的标本，如穿刺取材或术中切取小块组织等。

4. 预防性手术

用于癌前病变，防止其发生恶变或发展成进展期癌，如家族性结肠息肉病的患者，可以通过预防性结肠切除而获益。

转移灶的手术对于单个的肺、肝、骨等转移灶，行切除治疗，仍可争取 5 年生存率。

（二）化学治疗

是利用化学药物杀死肿瘤细胞、抑制肿瘤细胞生长繁殖的一种治疗方式。

由于癌细胞与正常细胞最大的不同处在于快速的细胞分裂及生长，所以抗癌药物的作用原理通常是借由干扰细胞分裂的机制来抑制癌细胞的生长，譬如抑制 DNA 复制或是阻止染色体分离。

抗肿瘤药物的分类：

①烷化剂：如环磷酰胺。

②核苷酸还原酶抑制剂和抗代谢类药物：如氟尿嘧啶（5-FU）。

③抗生素类抗肿瘤药：如柔比星（阿霉素，ADM）。

④抗肿瘤植物药：如长春碱、紫杉类。

⑤激素类：如他莫昔芬（TAM）、托瑞米芬。

⑥其他：顺铂（DDP）、卡铂（CBP）、草酸铂（奥沙利铂 L-OHP）。

化疗的形式可分为：

①根治性化疗。

②辅助化疗。

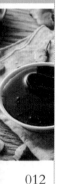

③新辅助化疗。

④姑息性化疗。

⑤研究性化疗。

（三）放射线治疗

也称放疗、辐射疗法，使用辐射线杀死癌细胞，缩小肿瘤。放射治疗可经由体外放射治疗或体内接近放射治疗。由于癌细胞的生长和分裂都较正常细胞快，借由辐射线破坏细胞的遗传物质，可阻止细胞生长或分裂，进而控制癌细胞的生长。

根据放射的治疗方式，可分为：

①外照射，或称远距离放射，放射源位于体外一定距离，集中照射某一处组织，是最常用的方式。

②内照射，或称近距离放射，指放射源密闭后直接放在人体表面、自然腔道内或组织内进行照射。

（四）靶向治疗

靶向治疗的原理是使用具有特异性对抗癌细胞的不正常或失调蛋白质的小分子，在目前也是一个非常活跃的研究领域。例如酪氨酸激酶抑制剂，治疗 EGFR（表皮生长因子受体）敏感突变的非小细胞肺癌，疗效显著，但耐药基因的出现是目前阻碍进一步提高疗效的主要障碍。

（五）免疫疗法

免疫疗法是利用人体内的免疫机制来对抗肿瘤细胞。已经有许多对抗癌症的免疫疗法在研究中。目前较有进展的就是癌症疫苗疗法和单克隆抗体疗法，免疫细胞疗法是最近这几年最新发展的治疗技术。

（六）内分泌治疗

某些肿瘤的发生和生长，是与体内激素有密切关系的，因此可

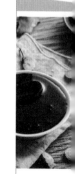

以通过改变内分泌状况来进行治疗。如性激素可以用于乳腺癌、前列腺癌、子宫内膜癌的姑息治疗。

（七）中医中药治疗

目前大多采用辨病和辨病与辨证相结合的方法，即用现代医学明确肿瘤诊断，再进行中医四诊八纲辨证论治。治则以清热解毒、软坚散结、利湿逐水、活血化瘀、扶正培本等，既可攻癌，又可扶正；既可缓解症状，又可减轻毒性作用等。配合化疗、放疗或手术后治疗，可减轻副作用和改善全身状态。

病机：多以正虚邪实为主。

正虚——脏腑、气血、阴阳

邪实——气滞、血瘀、痰湿、邪毒

治疗原则：以扶正祛邪为主。

扶正——健脾益气、补肾益精、滋补阴血、养阴生津。

祛邪——理气行滞、活血化瘀、化痰祛湿、软坚散结、祛除邪毒，以毒攻毒。

恶性肿瘤是一种严重危害人的身体健康的疾病。早期发现的肿瘤多采用手术行根治性治疗，但是对于在确诊时已属中晚期的肿瘤患者，放疗、化疗及靶向、免疫、内分泌治疗是其主要治疗手段，但这些治疗或轻或重地给患者带来损伤、痛苦和不适。

随着中医药防治恶性肿瘤手段的不断完善，中医药日益成为恶性肿瘤的主要辅助治疗措施，在肿瘤治疗的各个阶段，中医中药都有用武之地。对于放化疗病人，配合使用中医中药有助于减轻毒副作用，提高放、化疗的疗效，并且可以清除体内残余的微小病灶；对于危重或晚期的病人，能够减轻病人的痛苦，改善生活质量，延长生存时间；对于康复期的病人，中医中药可以提高患者的免疫能力，有效防止肿瘤细胞转移和复发。

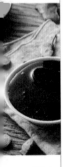

第二节　膏方概述

　　膏方又称膏剂或膏滋，含滋补、涵养之意，系指药材用水煎煮，取煎煮液浓缩，加炼蜜或糖（转化糖）制成的半流体制剂，是传统丸、散、膏、丹、汤的五大主要剂型之一。膏者，《说文解字》有"肥也"的释义，而《释文》又言"用以润物曰膏"。前者道其肥厚脂溢的性状，后者论其荣润滋养之作用。秦伯未尝谓"膏方者，盖煎熬药汁成脂液，而所以营养五脏六腑之枯燥虚弱者也，故俗亦称膏滋药"。方者，相并群药也，为《说文解字》"方，饼船也。象两舟总头形"的衍生。故而膏方当是在辨证论治的基础上，合理选药，妥善配伍，凝炼成膏，以起滋补强身，延缓衰老，治病纠偏的作用。膏方非单纯补剂，乃包含救偏却病之义"，此为对膏方含义的恰当诠释。其分为内服和外用两种。膏方依据传统中医的理法，辨证用药，体现治疗与养生结合，充分反映了鲜明的中医特色。

一、膏方的起源和发展

　　春秋战国时期：膏方有相当长的发展历史，早在《五十二病方》中就具有膏剂三十余方，制作时加用膏糊剂而称为"膏之"。其中记载"治病毋时，二、三月十五日到十七日取鸟卵，……而乾，不可以涂身，少取药，足以涂施者，以美醯之于瓦鬶中，渍之可和，稍如恒。煮胶，即置其于火上，令药已成而发之"。这种胶状剂和传统的胶剂阿胶、鹿角胶不同，类似于现代煎膏剂的一种，即将药材加水煎煮，去渣浓缩后加入糖、蜂蜜等制成的稠厚状半流体剂型。这说明在春秋时候就有了膏的相关制作和使用。而在战国时期的《养

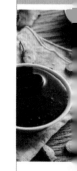

生方》和《杂疗方》中，记载了用煮烂大枣捣烂成泥状制成的枣膏。

汉、唐时期：汉唐的"煎"同现在的膏方相似。虽汉唐有"膏"的称谓，不过还是以治疗为主，分成内服和外用两类；而"煎"则多用于内服，不但用于治疗，还常常作为调补之剂。《黄帝内经》中记载有2个膏。《灵枢·痈疽》中的豕膏，用以治疗猛疽化脓和米疽，为猪脂入膏的应用扩大了思路。在《灵枢·经筋》中，有"颊筋有寒，则急引颊移口，有热则筋弛纵缓不胜收，故僻。治之以马膏……"的马膏应用。公论膏方内服的最早记录，当推《金匮要略·腹满寒病宿食病脉证并治》中所记载的大乌头煎，其煮水得膏的这种制膏与现代膏方的制作工艺比较相似。目前能查到首次黑膏药制备的记载，见于《肘后备急方》。其中所载的膏剂多以苦酒（即醋）与猪油为溶剂，除了外用，也不乏内服膏剂。南北朝时，陈延之所著《小品方》中所载地黄煎，是以单味生地黄煎制而成，有补虚除热的作用，是最早的滋补膏方。唐宋时膏方已开始向补益方向转变，最负盛名者当属《洪氏集验方》中："万神具足，五脏盈溢，髓实血满，发白变黑，返老还童，行如奔马……神识高迈，夜无梦想"之琼玉膏。唐代孙思邈的《备急千金要方》中有个别"煎"方与现代膏滋方非常相似，制剂上多采用水煎去渣，取汁，浓缩的工序。如《备急千金要方·卷第十八·大肠腑方》之苏子煎，法按"上五味，捣苏子，以地黄汁、姜汁浇之，以绢绞取汁，更捣，以汁浇，又绞令味尽，去滓，熬杏仁令黄黑，治如脂，又向汁浇之，绢绞往来六七度，令味尽，去滓纳蜜合和，置铜器中，于汤上煎之，令如饴，一服方寸匕，日三夜一"，可见制法讲究，起养阴润肺、降气化痰的效用，主要治疗阴虚之咳喘。在妇人美容上，《千金翼方·卷第十二·养性》中有"生地黄五十斤，捣之，以水三升搅取汁，澄去渣，微火上煎减半。即纳好白蜜五升，枣脂一升，搅令相得乃止，每服鸡子大一枚，日三服，令人肥白美色"的论述。王焘的《外台秘要》卷三十一载"古今诸家煎方六首"，皆是调补身体，滋养却病的膏方，包括《广济》

中医
肿瘤病证
调养膏方

016

的阿魏煎、鹿角胶煎、蒜煎方、地黄煎，《小品》的单地黄煎，《近效》的地黄煎。

宋、金、元时期：膏、煎称谓上无明确分别，但有膏逐渐取代煎的趋势。如北宋《太平圣惠方》卷二十六治虚劳羸瘦无力的地黄煎、卷二十七治虚劳渴、四体虚乏、羸瘦的栝蒌煎。而其后的《圣济总录》所载栝蒌根膏，以"膏"命名，含生栝蒌根和黄牛脂共同制成，有养胃生津之效。南宋《洪氏集验方》中用以治虚劳干咳的琼玉膏，有生地黄、人参、茯苓和白蜜合方，至今仍广为沿用。此外，尚有许叔微的宁志膏和国老膏、《东垣试效方》的清空膏、《丹溪心法》的藕汁膏等，皆是却病养身之品。

明清时期：明清为膏方发展的成熟阶段。在膏方的名称上，多以"某某膏"的方式命名，且多以功用、意象等角度出发。如明代王肯堂《证治准绳》中"通声膏"以效为名，取窍开声通之意，以治气阴耗伤之咳嗽气促，胸中满闷，语声不出之证。此时"膏"已成为滋润补益类方剂的专用名；至于"煎"，则指水煎剂。如明代《景岳全书》所载两仪膏，气血双用，两仪相生，主治气血两亏，嗜欲劳伤，胃败脾弱，下元不固诸证。明代在内服膏方的运用上更注重养生，如《寿世保元》中载有"益荣卫，生血悦颜色，延年益寿"功效的枸杞膏；《摄生众妙方》中载有"轻身益气，令人不饥，延年不老"功效的天门冬膏及"至百岁身轻气壮，积年不废，可以羽化"的金髓煎。膏方至清代已趋成熟，上至宫廷下至民间，出现了许多滋补养生、却老全形的著名膏方。如《慈禧光绪医方选议》中具有"平补脾元，调理胃气"功效的资生健脾膏，具有"先后天皆补，气血双理"功效的扶元益阴膏；《医宗金鉴》中具有"大补精髓益气养神"功效的龟鹿二仙胶等。膏方应用更加受到重视，并且更加灵活。如叶天士的《叶氏医案存真》卷一，记载其取培实孔窍法治精血五液衰夺，阳亢化风之证，方用熟地黄、枸杞子、藕汁、河车胶，紫石英、甘菊炭、茯苓、人乳粉，熬膏下用蜜，可见此时已经随证选方，

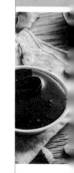

定制膏药了。再如吴尚先的《理瀹骈文》提出："膏方取法，不外于汤丸，凡汤丸之有效者皆可熬膏。"虽言外用，却着实为选方入膏提供了新思路。到了晚清名医张聿青，其所著《膏方》中所载的膏方用药往往达二三十余味，有的甚至更多，他认为膏方配置必须是建立在辨证的基础上，万不可妄投补益之品。这个时期所记载的膏方同前几个时期相比，在数量上要远远超出。如明代方贤著的《奇效良方》，他汇集了宋明医方，其中收载的膏方甚多，如补精膏、黄精膏等。洪基著《摄生总要》，内含多种膏方，纂辑了诸如"龟鹿二仙膏"等著名膏方，并被广泛使用。在制作上，明清时期已基本固定：用水多次煎熬，浓缩药液，最后加蜂蜜等成膏。在明代缪希雍《先醒斋医学广笔记》谓："膏者，熬成稠膏也。"而明代倪朱漠所著《本草汇言》中亦有膏滋的详细制备方法。

近现代时期：进入近现代，膏方的运用研制飞速发展。首先，结合现代科学技术研究膏方，为膏方的科学应用提供了依据；其次，现代加工工具的运用，膏方的制作更加便捷，节约时间，降低成本，为其推广成为可能；再次，膏方被应用于西医疾病，特别在慢性病的治疗上，起了重要作用，诸如治疗高血压的降压膏，治疗支扩的支扩膏等；最后，也是最重要的，就是在秉承先辈经验基础上，膏方数量有所增多，许多专著得到相继面世。历史悠久的中药店，如北京同仁堂、杭州胡庆余堂、上海雷允上、童涵春堂等均有自制膏滋药，如首乌延寿膏、八仙长寿膏、葆春膏、参鹿补膏等，制合方法，皆有其独特之长，在临床被广泛应用，在国内外都享有一定的声誉。许多著名中医专家，均有配制和应用膏滋防治疾病的经验体会。如秦伯未老，在运用膏方上卓有成效；蒲辅周老中医，在调理慢性病时，喜用膏丸缓图，临床治验甚多；近代名家丁甘仁亦擅长以膏论治，颇具影响。1929 年出版了秦伯未的《膏方大全》，并于 1938年又出版了《谦斋膏方案》；1962 年出版的《全国中药成药处方集》中载膏方 58 首，为当时载膏方最多。到了 1989 年《全国中成药产品集》，所收膏方增至 152 首。

近年来，随着人们生活水平的提高，越来越重视养生保健，膏方的应用也不断扩大。过去主要是我国南方应用膏方，现在北方对膏方的应用也多起来，许多医院成立了未病预防治疗中心，体现了膏方的应用优势。随着时代的发展，疾病谱发生改变，由不良生活习惯和不良环境等因素导致的疾病在上升。传统膏方内涵难以守旧，山楂、虎杖、蒲黄、黄芩、黄连、大黄等药物进入膏方中已经十分普遍。故膏方的涵义已经演变成对人体生理功能的调整，临床应当立足在"调"治上下功夫，才能有所作为。

二、膏方的特点

膏方是养生保健中常用的中药剂型。其理论基础是平衡阴阳，治病求本，五脏病、重脾肾，精、气、神三位一体。膏方通常用以滋补强身，保养脏腑，祛除病邪，消除病痛。适宜于年老体弱、久病体虚、慢性病及亚健康状态者。膏方与汤剂相比，主要优点在于服用方便，服用量小，减少了汤剂每天煎煮的麻烦，且口感较好，又具有扶正祛邪的功效。辨证论治、量体施方是其不可或缺的内涵，这也是膏方长盛不衰的缘故。

膏滋可用于纠正亚健康、补虚扶弱、延年益寿、防病治病。膏方的确定，需要以中医整体观为指导，根据个体身体健康状态，通过辨证论治，全面综合考虑后制订。由于膏方的使用与一般治疗药不同，其组成药物的数量和剂量较大，多为 20 ~ 30 味药材，服用时间较长，一般一料膏方药物用量为平时处方的 10 ~ 20 倍以上。

三、膏方的作用与适应证

由于膏滋方以补虚纠偏，平衡阴阳，调和气血，协调脏腑功能为主要目的，所以多用于虚证、慢性病缓解期或稳定期、亚健康、更年期综合征、老年脏气功能衰退等。

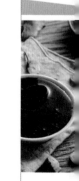

补虚扶正：凡五脏亏虚、气血不足、阴阳虚损，体质虚弱者均可服用。如外科手术之后、妇女产后以及大病、重病、慢性消耗性疾病处于恢复阶段出现各种虚弱症候，均为适应证。可通过膏方调补、滋养，有效改善虚弱症候，恢复健康，增强体质，提高生活质量。一般的汤剂虽然也可以起到滋补、调理的作用，但因为汤剂容易变质，不可能长期保存，加上口感不好，服用者很难长期坚持。而膏方中多以血肉有情之品的胶质收膏，滋补的力量显著增强，非草木类药剂所及。

抗衰延年益寿作用：中年早衰或年老体弱者均为膏方适应证。老年人脏气衰退，精力不足；中年人脏器功能日渐下降，加上工作、家庭与社会等压力较大，容易导致未老先衰，若在冬令进补膏滋药，可以抗衰延年。如头发早白，头晕眼花，齿摇耳鸣，腰膝酸软，神疲乏力，心悸失眠，记忆衰退等衰老现象，均可通过膏滋方来强肾补体，抗衰延年。

调理亚健康：膏方的滋补目的着重在于调节人体的阴阳平衡，以此纠正亚健康状态，使人体恢复到最佳状态。可使上班族因节奏过快、压力过大导致的亚健康状态得到较好恢复，防患于未然。

防病治病：针对患者不同病症开列的膏方确能防病治病，如对慢性支气管炎、肺气肿、肺心病、冠心病、贫血、消瘦、肿瘤、糖尿病和中风后遗症等疾病，在缓解期与稳定期服用，对提高机体免疫能力、改善心脑血管供血，减少急性发作有一定的作用，有的可与治疗用药错时服用，治病与防病并举，不失为一种较好的选择。也有认为对处于康复期的癌症病人，在冬令服食扶正膏滋药，不仅能提高免疫功能，而且能在体内贮存丰富的营养物质，有助于防复发、抗转移。

美容养颜益智：可以通过补肾调肝、益精补血来调节冲任，对中年及更年期妇女有一定的美容养颜作用。脑为髓海，通过补肾填精，达到一定的益智健脑作用。

四、膏方配制工艺

（一）配料

根据成方膏滋和临方膏滋的处方配料。处方主要分君药和臣药，君药是补益药，具体有补气药、补血药、补阴药、补阳药。臣药为辅助和治疗药物，根据病情的需要选择，以祛除病邪，减轻或消除症状，达到充分发挥膏方的补益目的。

（二）浸泡

一般饮片浸泡时间约一夜，使饮片浸透，便于有效成分充分提出。一些特殊药材需包煎（如车前子、蚕砂、旋覆花等），否则，难以滤过。

（三）浸胶

将胶类（阿胶、龟板胶、鳖甲胶、鹿角胶等）置入适量黄酒中一昼夜，可适当加热，直至其完全熔化，待用。

（四）粉碎

对于处方中的贵重药材，为保证疗效，减少损耗，不能与其他饮片一起粉碎，可用小型粉碎机粉碎备用。如能将物料进行超微粉碎，生物利用度会更好，临床疗效更好。

（五）煎煮

煎药容器最好选用陶器、瓷制品，其次是不锈钢或铝锅，不能用生铁锅、铜锅，目前生产量大的膏方选用不锈钢容器的较多。把药材放入煎药容器中，第一次煮沸后再煎 2 小时，滤出药液，再加冷水煎煮，第二次煎煮 1 小时，滤出药液。如有需要可煎煮 3 次，然后合并所有药液，静置过夜，过滤，去除沉淀物。

（六）浓缩、收膏

将滤液置锅内，用大火煮沸，浓缩至清膏，加入炼蜜，待浓缩

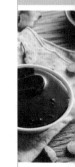

至药液起"鱼眼泡"。

（七）存放

膏方制作的工艺很重要，同时收藏也是重要的一环。膏方的贮存容器以瓷罐为宜，放置于阴凉干燥的环境中。随着现代制剂及包装技术的进步，从使用、存放、稳定等方面考虑，膏方的包装形式也多样化，出现了一次性的单剂量包装。

五、膏方制备要点

（一）膏方药味较多，从几味到几十味不等，原料的选择尤为关键，应严格按照处方要求选材，要保证药材的质量。

（二）在煎煮之前，先将药材浸泡一定时间，以利于煎煮。浸泡时间的确定，一般根据季节变化选择，冬季气温低，浸泡时间可稍长。但浸泡时间也不宜过久，避免造成药物破坏或霉变。

（三）煎煮药材注意事项

1. 煎煮容器

历代医家对煎煮器均很重视，李时珍说："煎药并忌用铜铁器，宜银器、瓦罐。"应用最为广泛的煎药器具是性质较稳定、价格相对便宜的陶器、砂锅，但易损坏。不锈钢材料的容器正在广泛使用，它具有稳定、易清洗等优点。

2. 加水量、煎煮次数

煎药的加水量和煎煮次数对膏方的质量至关重要，应根据中药材性质，尤其质地，选择适宜加水量、煎煮次数。

3. 浓缩药汁

将过滤后药汁合并，先用武火加热至沸腾，然后用文火保持沸腾，为避免防焦糊底，需要不断搅拌，浓缩至符合要求的清膏。

4. 辅料用量

糖或蜂蜜起矫味和稳定滋膏的作用，用量根据具体处方而定，一般用 1～2 倍清膏的量，或按原料的 1/5 计算用量。

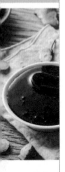

六、膏方服用事项

（一）服用时间

膏滋药一般在冬至前一周至立春前服用。由于膏方多为滋腻补益药，因此通常适宜空腹服用，以利于药物吸收。若是用于胃肠道疾病或空腹服用易引起腹部不适或食欲下降者，则应把服药时间放在饭后1小时左右。治疗心、肺等疾病的药一般放在饭后半小时服用；而养心安神的药则宜睡前服用。

（二）服用方法

分为冲服、调服和嚼化三种。冲服：为较常用的方法，即取适量药膏放在杯中，用白开水冲入搅匀使之熔化后服下；调服：病情需要或膏方胶质稠黏难化，可以把膏方加黄酒或水，用碗、杯隔水炖热，调匀后服下；嚼化：又称"含化"，即将药膏含在口中熔化，慢慢下咽，以发挥药效，如治疗慢性咽喉炎的膏方可以用这种方法。

（三）服用剂量

初服每天早晨空腹一匙，约30克，一周后可增至早晚各一匙。病重、体弱的人对有滋补作用以及药性平和的药可多服些；病轻、老人、妇女、儿童可少服些；药性毒、烈的药应从小剂量开始，逐步增加。

（四）服用禁忌及不良反应

服膏滋药期间应忌食生冷、油腻、辛辣等不易消化及有较强刺激性的食物。在服膏滋药时不宜饮浓茶。特别注意要避免不易消化的食物，以免有碍脾胃消化功能，影响膏滋的吸收。服含有人参的膏滋药要忌食萝卜，服含首乌膏滋药要忌猪、羊血及铁剂。

服用膏滋药期间发生发热、咳嗽多痰时，应暂停服用，待治愈后再继续服用。症状轻微者，在治疗同时，可酌情减量服用膏滋药。

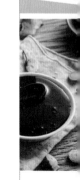

服用膏滋药期间若发生胃肠炎或呕吐、腹泻、厌食的症状，应暂停服用。急性疾病和有发热者、慢性疾病发作期和活动期、脘腹疼痛、腹泻、胆囊炎、胆石症发作者、慢性肝炎活动期均不适宜服用膏滋方，以免使邪气稽留，使原发病情加重。

出现不良反应如口干、面颧潮红、上腹饱胀、食欲下降、大便干结，可能是补阳药过多，耗损阴液；如大便溏泻、腹部胀满、食欲下降，可能补阴药过多，滋腻碍胃；如果有皮疹，可能是阿胶等血肉有情之品所含蛋白质成分过敏。也有见秋用服膏到春夏之际厌食、困倦的远期反应。必要时及时就医。

综观古今，膏方发展，历经千年，源远流长，在传统中医学治疗中起着重要作用，实为我国传统医药学的一大瑰宝。而膏方发展至今，虽越趋成熟，在辨证论治用药上更加合理，但仍然面临许多问题，这些依然有待我们去解决。诸如现今膏方药物种类较多，往往有几十种，而其中又由多方组成。而药物配伍，讲究君臣佐使，这当中如何去辨识，如何去指导选药入膏，分清用药主次，各家看法不一；再如膏方乃滋补之品，用药时如何权衡攻补问题等，诸类问题仍有待我们去研究。古为今用，创新开拓，作为一种财富，我们应当更好地继承、整理、研究它，使其在人类的健康作出更大贡献。

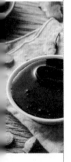

第三节　肿瘤膏方的特点

一、中药在肿瘤治疗中的治则及治法

中医学认为，肿瘤虽然是局部病变，但实际上是全身性疾病在局部的反应。其发生、发展是内因和外因多种因素综合作用的结果。内因主要是气血阴阳、脏腑功能失调，外因则与六淫外邪及疫疠邪毒等天时、地理、环境、理化因素和饮食因素等密切相关。其病机为正虚邪实，正气虚有脏腑、气血、阴阳亏虚之不同，邪气实有气滞血瘀、痰湿凝聚、邪毒蕴结等不同，概括为虚、气、痰、瘀、毒等几个方面。临床上肿瘤患者亦常有气血双亏、阴阳俱虚、虚实夹杂、寒热错杂或多脏腑兼病等复杂表现。中医治疗肿瘤注重整体治疗，常用的治疗方法包括祛邪和扶正两大方面。结合脏腑、八纲、气血津液等辨证方法，权衡病情轻重缓急，确定先攻后补、先补后攻或攻补兼施。扶正以祛邪，祛邪以安正，灵活运用。

（一）祛邪

1. 理气行滞

中医学认为肿瘤的形成多始于气机不畅，气滞则血瘀，气滞则津液凝聚，皆能积而成块，遂生肿瘤。故肿瘤常有胀满、疼痛、痞闷等症状。在临床上理气行滞法多与活血化瘀、化痰散结等法配合运用。常用理气药有柴胡、木香、陈皮、青皮、枳壳、厚朴、槟榔、砂仁、川楝子、降香、丁香等。

2. 活血化瘀

中医学认为"癥瘕""积聚"等肿瘤形成的机理与瘀血有密切的关系，而临床实践和实验研究证明，肿瘤转移也与血瘀证存在着极为密切的关系。活血化瘀药有防治多种恶性肿瘤复发及转移的作用。常用药有三棱、莪术、三七、川芎、当归、丹参、赤芍、红花、延胡索、乳香、没药、穿山甲、牡丹皮、五灵脂、蒲黄等。

3. 化痰祛湿

肿瘤的形成与痰有关，主要是指留注在体内脏腑或体表、经络而形成的各种各样的痰证，临床可见咳喘、咳痰，或噎塞不通，或皮肤、皮下肿块，或肢麻，或头闷胀痛等。湿浊内蕴是肿瘤患者的常见症候，表现为肌肤溃烂，或关节肿痛，或黄疸，或胸脘痞闷、不思饮食，或水肿、胸腹水等。常用药有半夏、白芥子、贝母、瓦楞子、石菖蒲、白术、防己、薏苡仁、茯苓、猪苓、车前子、泽泻、大戟等。

4. 软坚散结

肿瘤多为有形之块。《内经》中就有"坚者削之""结者散之"的治则。软坚散结能软化甚至消除肿块。现代研究表明，某些化痰软坚药能促进病理产物和炎性渗出的吸收，能使病态的组织崩溃和溶解，并直接杀伤癌细胞，抑制癌细胞的生长。常用药有鳖甲、海藻、昆布、夏枯草、生牡蛎、瓦楞子、黄药子、瓜蒌、土鳖虫、藤梨根、石见穿、莪术等。

5. 祛除邪毒

"毒"的含义很广，有热毒、湿毒、寒毒等。热毒与肿瘤的关系密切，如见发热、肿块增大、灼热、疼痛、口渴、便秘、舌红、苔黄、脉数等，多由热毒所致，治用清热解毒法。而实验研究证实，许多清热解毒方药有清除癌性毒素、直接抑瘤、提高机体免疫功能的功效，并能减轻手术、放疗、化疗的某些副反应。常用药有白花蛇舌草、蒲公英、紫花地丁、败酱草、土茯苓、野菊花、金银花、连翘、青黛、山豆根、苦参、天葵子、七叶一枝花、穿心莲、半枝莲、

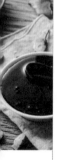

黄药子、黄芩、黄柏、黄连等。如为湿毒、寒毒，临床宜辨证论治，以化湿解毒或温化寒毒法治疗。

6. 以毒攻毒

癌瘤之成，不论是气滞血瘀、痰湿凝聚、热毒内蕴，还是正气亏虚，病久邪毒与正气相搏，邪毒结于病体是本病根源之一。毒陷邪深，非攻不克，大量实验证明以毒攻毒药物大多对癌细胞有直接的细胞毒作用。临床观察表明这类药物有攻坚蚀疮、破瘀散结、消除肿块的效果，特别是体表肿瘤配合应用外敷效果更好。临床常用药有全蝎、蜈蚣、僵蚕、土鳖虫、水蛭、蛇毒、雄黄、马钱子、乌头等。临床应用时应严格掌握其适应证和用法用量。

（二）扶正

1. 健脾益气

脾胃为后天之本、气血生化之源。肿瘤是一种渐进性消耗性疾病，日久必伤脾胃，脾虚生湿，湿滞则脾失健运，气血生化无源，而见食少、腹胀、神疲、乏力、自汗等症。健脾益气法能补益脾气，祛除湿浊，恢复脾胃功能，提高抗病能力。常用药有人参、党参、白术、黄芪、茯苓、山药、薏苡仁、甘草等。兼其他脏腑气虚者，宜分别脏腑，加减用药。

2. 补肾益精

肾为先天之本，是人体真阴真阳的源泉。肿瘤久之必伤肾，故肿瘤病人多有腰酸膝软、头晕目眩、耳鸣耳聋、发脱齿摇等肾虚之证。偏阴虚者，伴梦寐遗精，五心烦热，盗汗等；偏阳气虚者，伴阳痿，滑精，夜尿频多或二便失禁，浮肿，便溏。现代研究证明，补肾药能提高内分泌调节功能、促进骨髓造血以及改善全身状况，因此补肾具有重要意义。常用补肾阴药有枸杞子、桑葚子、女贞子、旱莲草、山茱萸、何首乌；温补肾阳药有紫河车、肉苁蓉、仙灵脾、巴戟天、锁阳、鹿角胶、杜仲、附子、肉桂等。

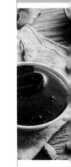

3. 滋补阴血

肿瘤患者日久耗伤阴血，尤其在手术后或放、化疗过程中，阴血亏虚表现更加明显，常表现为头晕乏力、心悸气短、失眠、面色萎黄、唇甲苍白等。心血虚者以心悸烦躁为主，脉细或结代；肝血虚者可见惊惕头晕、易怒为主，兼视物模糊、肢麻、震颤、经少经闭等。现代研究提示，滋补阴血药多有促进红细胞新生、增强骨髓造血功能的作用。常用药有阿胶、何首乌、当归、白芍、龟板胶、枸杞子、熟地黄等。气血相互影响，血虚及气，可致气血两虚，故补血可同时补气，气又能生血；补血亦必先理气，以防滋补敛邪。

4. 养阴生津

肿瘤是一种消耗性疾病，在其发展过程中必耗伤阴津，尤以肺胃、肝肾津液更易受损。阴虚则生内热，出现口干欲饮、低热、颧红、盗汗、手足心热、腰膝酸软、耳鸣等症，尤其晚期患者更为多见，当治以养阴生津法。常用药有生地黄、麦冬、天冬、沙参、玄参、石斛、玉竹、百合、黄精、天花粉、知母等。肝肾阴虚者加女贞子、旱莲草、山茱萸、龟板、鳖甲等。

二、中药辨证膏方

配合其他西医治疗在肿瘤患者中的应用，目前肿瘤治疗进入了综合治疗的时代，中西医结合治疗实际上是属于综合治疗的范畴，在临床上具有非常广泛的用途。中西医结合治疗可以起到相互补充和协同增效的作用。

（一）中医药与手术配合使用

手术是目前治疗大多数实体瘤最为有效的局部性治疗方法，它以直接切除的方式治疗肿瘤，不存在肿瘤细胞对抗癌药的耐药和放疗的放射抗拒等现象，对于没有扩散的早期肿瘤和中期肿瘤通过手术治疗或以手术为主的综合治疗常可以获得治愈效果。但手术也有一些缺点和不足，如对于远处转移的亚临床转移灶无治疗作用，许

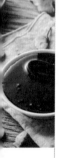

多肿瘤根治术后还常会出现复发和转移，从而导致治疗失败；手术对于机体亦有一定的损伤，常会损伤病人的正气和降低免疫功能，导致机体的脏腑功能失常、阴阳平衡失调等。中医药与手术合理配合不仅可以弥补手术治疗的不足，而且还会巩固手术治疗效果，降低肿瘤术后复发率。

中医药与手术配合治疗肿瘤常以扶正培本、调理脾胃和滋补肝肾等为主要治则。根据病人的正气（气、血、阴、阳）亏虚和邪气（痰浊、瘀血、气滞）盛衰情况，进行辨证论治，选用相应的方药进行中西医结合治疗，可以起到以下治疗作用：

1. 改善病人的一般情况

对于身体虚弱一般情况较差的肿瘤病人，在手术前使用扶正培本的中药可以改善病人的一般情况、提高免疫力、增强病人对手术的耐受力，为手术治疗创造有利条件。由于手术常会对机体产生不同程度的损伤，经过手术的肿瘤病人常因手术创伤、术中失血过多等原因引起身体虚弱、纳差、易感冒和免疫功能降低等，因此，在术后辨证使用扶正培本、健脾和胃和滋补肝肾等治则的中药，可以调理病人的脾胃功能，增强食欲，提高免疫功能，加快病人的术后恢复过程，为病人进行术后化疗、放疗等创造有利条件。

常用的手术前膏方：补中益气汤加减

【来源】 出自金代名医李东垣《脾胃论》。

【组成】 黄芪 300g、党参 100g、甘草（蜜炙）50g、白术（炒）100g、当归 100g、升麻 50g、柴胡 50g、陈皮 100g、生姜 50g、大枣 100g、茯苓 100g、山药 200g。

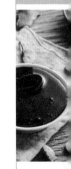

【图解】

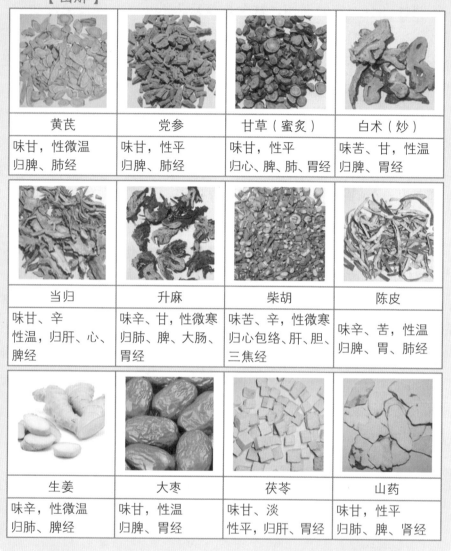

黄芪	党参	甘草（蜜炙）	白术（炒）
味甘，性微温 归脾、肺经	味甘，性平 归脾、肺经	味甘，性平 归心、脾、肺、胃经	味苦、甘，性温 归脾、胃经
当归	升麻	柴胡	陈皮
味甘、辛 性温，归肝、心、脾经	味辛、甘，性微寒 归肺、脾、大肠、胃经	味苦、辛，性微寒 归心包络、肝、胆、三焦经	味辛、苦，性温 归脾、胃、肺经
生姜	大枣	茯苓	山药
味辛，性微温 归肺、脾经	味甘，性温 归脾、胃经	味甘、淡 性平，归肝、胃经	味甘，性平 归肺、脾、肾经

【制法】　上药加水煎煮3次，滤汁去渣，合并3次滤液，加热浓缩成清膏，再加蜂蜜或木糖醇300克收膏即成，储存备用。

【功效】　补中益气。

【用法】　每次服15～30克，每日服2次，开水调服。

【注意事项】　在服药治疗期间应做好自我调摄，糖尿病患者，请用木糖醇代替蜂蜜。

常用的手术后膏方：人参养荣汤加减

【来源】 《三因极一病症方论》。

【组成】 黄芪300g、当归10g、桂心50g、甘草（炙）50g、陈皮100g、白术100g、党参50g、白芍药100g、熟地黄50g、五味子100g、茯苓100g、远志（去心，炒）100g、鸡血藤100g、黄精50g、白芨100g、生姜50g、大枣100g。

【图解】

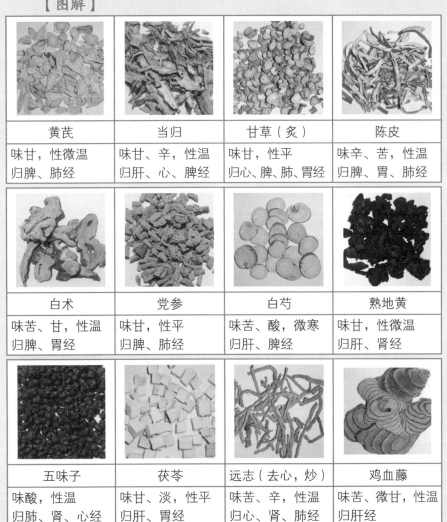

黄芪	当归	甘草（炙）	陈皮
味甘，性微温 归脾、肺经	味甘、辛，性温 归肝、心、脾经	味甘，性平 归心、脾、肺、胃经	味辛、苦，性温 归脾、胃、肺经
白术	党参	白芍	熟地黄
味苦、甘，性温 归脾、胃经	味甘，性平 归脾、肺经	味苦、酸，微寒 归肝、脾经	味甘，性微温 归肝、肾经
五味子	茯苓	远志（去心，炒）	鸡血藤
味酸，性温 归肺、肾、心经	味甘、淡，性平 归肝、胃经	味苦、辛，性温 归心、肾、肺经	味苦、微甘，性温 归肝经

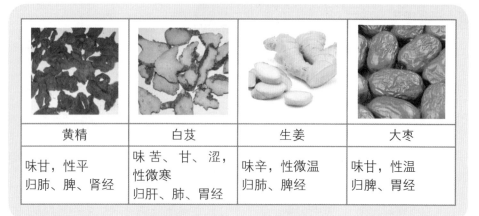

黄精	白芨	生姜	大枣
味甘，性平 归肺、脾、肾经	味苦、甘、涩， 性微寒 归肝、肺、胃经	味辛，性微温 归肺、脾经	味甘，性温 归脾、胃经

【制法】　上药加水煎煮 3 次，滤汁去渣，合并 3 次滤液，加热浓缩为清膏，再加蜂蜜或木糖醇 300 克收膏即成，储存备用。

【用法】　每次服 15～30 克，每日服 2 次，开水调服。

【注意事项】　在服药治疗期间应做好自我调摄，糖尿病患者，请用木糖醇代替蜂蜜。

2. 预防和治疗手术后的并发症

临床实践表明对于肿瘤病人手术后的许多并发症，使用中西医结合治疗方法可以起到单独西医治疗难以取得的治疗作用和效果。如有些肿瘤病人手术后的切口发生慢性感染，长期难以愈合，西医使用抗生素治疗效果不明显，合理使用清热解毒、祛腐生肌等治则的中药有时可以起到很好的效果。有些肿瘤病人术后出现长时间的低热、身体虚弱症状，使用抗生素治疗也无明显效果，合理使用益气养阴、清热解毒等治则的中药常能取得很好效果。腹部肿瘤病人术后合理配合使用健脾理气、活血化瘀等治则的中药，可以加快术后的肠道通气，预防和减轻肠粘连。

膏方一：五味消毒饮合沙参麦冬汤加减

【来源】　《医宗金鉴》《温病条辨》。

【组成】　金银花 50g、野菊花 60g、蒲公英 60g、紫花地丁

60g、紫背天葵子60g、沙参90g、玉竹60g、生甘草30g、冬桑叶45g、麦冬90g、生扁豆45g、花粉45g、黄芪100g、炙鳖甲50g。

【图解】

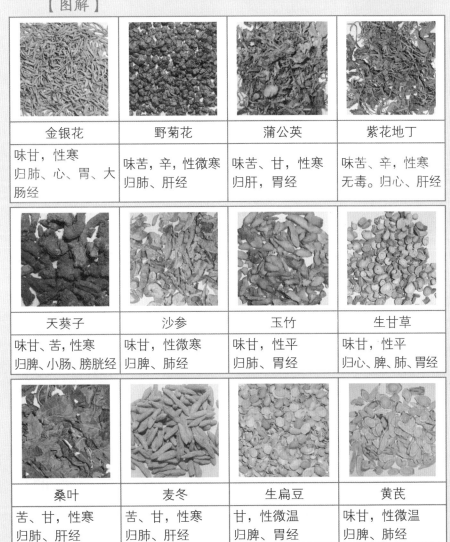

金银花	野菊花	蒲公英	紫花地丁
味甘，性寒 归肺、心、胃、大肠经	味苦，辛，性微寒 归肺、肝经	味苦、甘，性寒 归肝，胃经	味苦、辛，性寒 无毒。归心、肝经
天葵子	沙参	玉竹	生甘草
味甘、苦，性寒 归脾、小肠、膀胱经	味甘，性微寒 归脾、肺经	味甘，性平 归肺、胃经	味甘，性平 归心、脾、肺、胃经
桑叶	麦冬	生扁豆	黄芪
苦、甘，性寒 归肺、肝经	苦、甘，性寒 归肺、肝经	甘，性微温 归脾、胃经	味甘，性微温 归脾、肺经

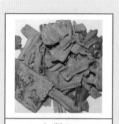

炙鳖甲
甘、咸，性寒 归肝、肾经

【制法】 上药加水煎煮 3 次，滤汁去渣，合并 3 次滤液，加热浓缩成清膏，再加蜂蜜或木糖醇 300 克收膏即成，储存备用。

【功效】 清热解毒，益气养阴。

【用法】 每次服 15 ～ 30 克，每日服 2 次，开水调服。

【注意】 实热者禁用。糖尿病患者，请用木糖醇代替蜂蜜。

膏方二：生肌玉红膏

【来源】 《外科正宗》。

【组成】 当归、白芷、白蜡、轻粉、甘草、紫草、血竭、麻油按比例制成外用膏剂。

【图解】

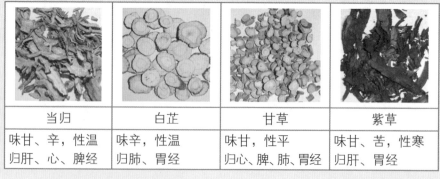

当归	白芷	甘草	紫草
味甘、辛，性温 归肝、心、脾经	味辛，性温 归肺、胃经	味甘，性平 归心、脾、肺、胃经	味甘、苦，性寒 归肝、胃经

【功效】 解毒去腐生肌。

【用法】 摊于纱布上敷贴。

中医
肿瘤病证
调养膏方

【注意事项】 皮肤破溃者禁用。

第一章

肿瘤膏方概述

膏方三：香砂六君子汤合补中益气汤加减

【来源】 《脾胃论》《古今名医方论》。

【组成】 黄芪300g、党参100g、甘草（蜜炙）50g、白术（炒）100g、当归100g、升麻50g、柴胡50g、陈皮100g、生姜50g、大枣100g、茯苓100g、木香100g、砂仁50g、半夏100g。

【图解】

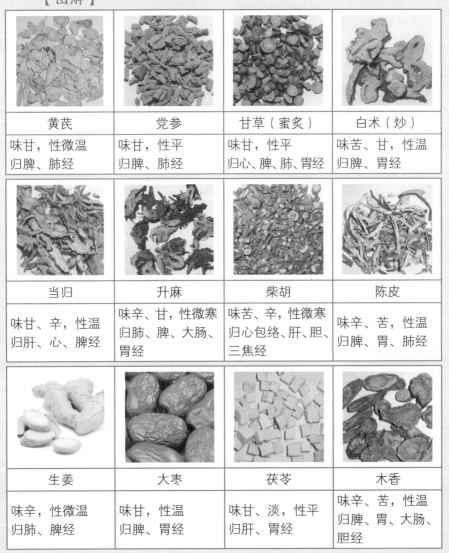

黄芪	党参	甘草（蜜炙）	白术（炒）
味甘，性微温 归脾、肺经	味甘，性平 归脾、肺经	味甘，性平 归心、脾、肺、胃经	味苦、甘，性温 归脾、胃经
当归	升麻	柴胡	陈皮
味甘、辛，性温 归肝、心、脾经	味辛、甘，性微寒 归肺、脾、大肠、胃经	味苦、辛，性微寒 归心包络、肝、胆、三焦经	味辛、苦，性温 归脾、胃、肺经
生姜	大枣	茯苓	木香
味辛，性微温 归肺、脾经	味甘，性温 归脾、胃经	味甘、淡，性平 归肝、胃经	味辛、苦，性温 归脾、胃、大肠、胆经

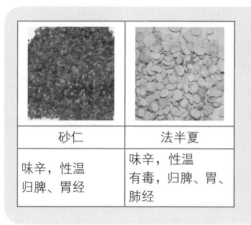

砂仁	法半夏
味辛，性温 归脾、胃经	味辛，性温 有毒，归脾、胃、肺经

【制法】　上药加水煎煮3次，滤汁去渣，合并3次滤液，加热浓缩成清膏，再加蜂蜜或木糖醇300克收膏即成，储存备用。

【功效】　健脾和胃。

【用法】　每次服15～30克，每日服2次，开水调服。

【注意事项】　在服药治疗期间应做好自我调摄，糖尿病患者，请用木糖醇代替蜂蜜。

3. 巩固手术治疗效果、提高远期疗效

由于恶性肿瘤具有可转移的特性，许多肿瘤病人在进行根治性手术后还会出现复发和转移，成为手术治疗失败的重要原因。研究表明有些肿瘤手术后合理选用扶正祛邪等治则的中药治疗，可以巩固手术治疗效果、提高远期疗效和长期生存率。如胃癌手术后使用健脾益肾等扶正中药可以降低胃癌术后的复发和转移，提高远期疗效。下面是一些常见肿瘤康复治疗时的经验膏方（在辨证论治基础上分析选用）。

膏方一：戊己方

【组成】　沙参100g、丹参100g、麦冬50g、生山药100g、鸡内金100g、浙贝母50g、郁金50g、茯苓100g、清半夏50g、生甘草50g、浮小麦50g、酌情加砂仁50g（脘腹痛者），山慈菇

50g、全蝎 50g，可用于食管癌、贲门癌、胃癌的康复治疗。

【图解】

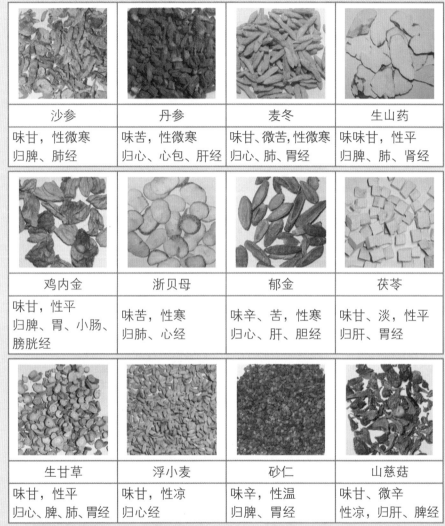

沙参	丹参	麦冬	生山药
味甘，性微寒 归脾、肺经	味苦，性微寒 归心、心包、肝经	味甘、微苦，性微寒 归心、肺、胃经	味味甘，性平 归脾、肺、肾经
鸡内金	浙贝母	郁金	茯苓
味甘，性平 归脾、胃、小肠、膀胱经	味苦，性寒 归肺、心经	味辛、苦，性寒 归心、肝、胆经	味甘、淡，性平 归肝、胃经
生甘草	浮小麦	砂仁	山慈菇
味甘，性平 归心、脾、肺、胃经	味甘，性凉 归心经	味辛，性温 归脾、胃经	味甘、微辛 性凉，归肝、脾经
全蝎			
味辛，性平 有毒，归肝经			

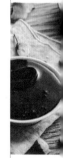

制法、用法等同前。

膏方二：乳岩康

【组成】 柴胡100g、当归100g、白芍100g、天花粉100g、薏苡仁100g、茯苓100g、生甘草50g、僵蚕50g、浙贝母100g、生牡蛎100g、酌情加夏枯草100g、山慈菇100g、牛蒡子50g，可用于乳腺癌、卵巢癌的康复治疗。

【图解】

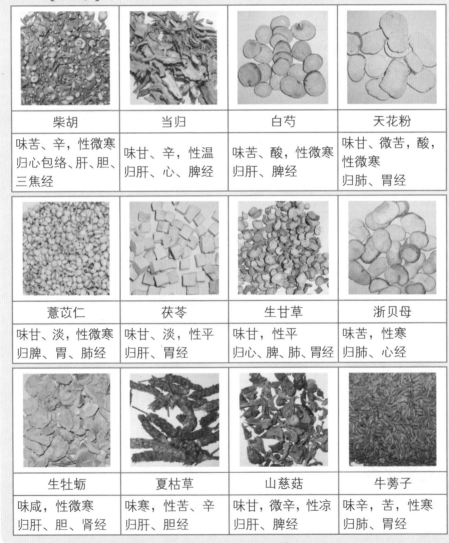

柴胡	当归	白芍	天花粉
味苦、辛，性微寒 归心包络、肝、胆、三焦经	味甘、辛，性温 归肝、心、脾经	味苦、酸，性微寒 归肝、脾经	味甘、微苦，酸，性微寒 归肺、胃经
薏苡仁	茯苓	生甘草	浙贝母
味甘、淡，性微寒 归脾、胃、肺经	味甘、淡，性平 归肝、胃经	味甘，性平 归心、脾、肺、胃经	味苦，性寒 归肺、心经
生牡蛎	夏枯草	山慈菇	牛蒡子
味咸，性微寒 归肝、胆、肾经	味寒，性苦、辛 归肝、胆经	味甘，微辛，性凉 归肝、脾经	味辛，苦，性寒 归肺、胃经

制法、用法等同前。

膏方三：百花煎

【组成】 百合100g、百部100g、天花粉100g、款冬花100g、生山药100g、鸡内金100g、浙贝母100g、知母100g、薏苡仁200g、茯苓100g、地龙50g、生甘草50g、酌情加夏枯草100g、山慈菇50g、茜草50g、三七50g，可用于肺癌的康复治疗。

【图解】

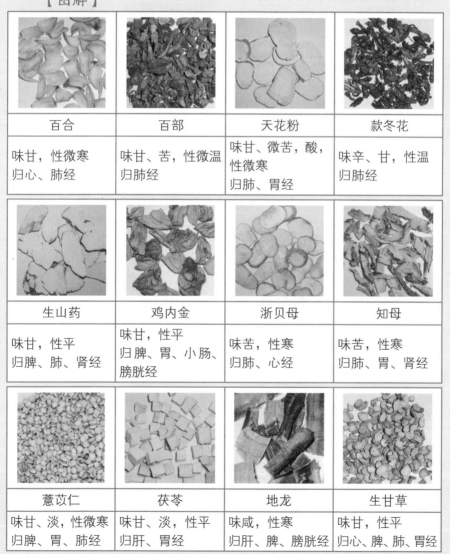

百合	百部	天花粉	款冬花
味甘，性微寒 归心、肺经	味甘、苦，性微温 归肺经	味甘、微苦，酸， 性微寒 归肺、胃经	味辛、甘，性温 归肺经
生山药	鸡内金	浙贝母	知母
味甘，性平 归脾、肺、肾经	味甘，性平 归脾、胃、小肠、膀胱经	味苦，性寒 归肺、心经	味苦，性寒 归肺、胃、肾经
薏苡仁	茯苓	地龙	生甘草
味甘、淡，性微寒 归脾、胃、肺经	味甘、淡，性平 归肝、胃经	味咸，性寒 归肝、脾、膀胱经	味甘，性平 归心、脾、肺、胃经

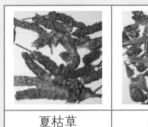	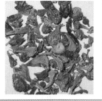	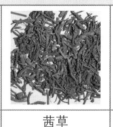	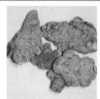
夏枯草	山慈菇	茜草	三七
味寒，性苦、辛，归肝、胆经	味甘，微辛，性凉，归肝、脾经	味苦，性寒，归肝经	味甘、微苦，性温，归肝、胃经

制法、用法等同前。

膏方四：加味六味地黄汤

【组成】 生地黄 100g、山茱萸 100g、山药 100g、茯苓 100g、地骨皮 100g、泽泻 50g、砂仁 50g、黄柏 50g、生甘草 50g、僵蚕 50g、牡丹皮 50g，酌情加白花蛇舌草 100g，可用于肾癌、膀胱癌、白血病的康复治疗。

【图解】

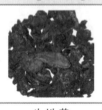	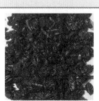	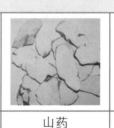	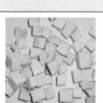
生地黄	山茱萸	山药	茯苓
味甘、苦，性寒，归心、肝、肺经	味酸，性微温，归肝、肾经	味甘，性平，归脾、肺、肾经	味甘、淡，性平，归肝、胃经
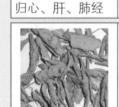	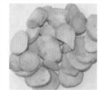		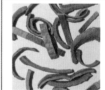
地骨皮	泽泻	砂仁	黄柏
味甘、淡，性寒，归肺、肾经	味甘、淡，性寒，归肾、膀胱经	味辛，性温，归脾、胃经	味苦，性寒，归肾、膀胱、大肠经

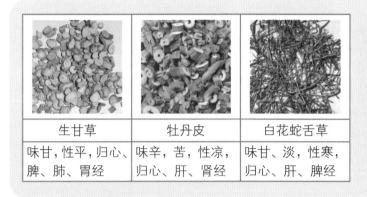

生甘草	牡丹皮	白花蛇舌草
味甘，性平，归心、脾、肺、胃经	味辛，苦，性凉，归心、肝、肾经	味甘、淡，性寒，归心、肝、脾经

膏方五：肠宁方

【组成】 柴胡50g、白芍100g、枳实100g、薏苡仁200g、扁豆100g、生山药100g、鸡内金100g、延胡索100g、生甘草50g、茯苓100g、酌情加三棱100g、莪术100g、败酱草100g，可用于肠癌的康复治疗。

【图解】

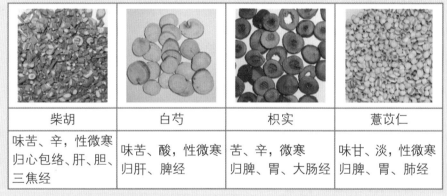

柴胡	白芍	枳实	薏苡仁
味苦、辛，性微寒归心包络、肝、胆、三焦经	味苦、酸，性微寒归肝、脾经	苦、辛，微寒归脾、胃、大肠经	味甘、淡，性微寒归脾、胃、肺经

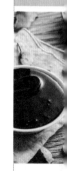

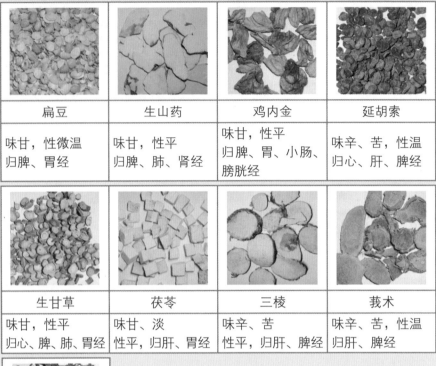

扁豆	生山药	鸡内金	延胡索
味甘，性微温 归脾、胃经	味甘，性平 归脾、肺、肾经	味甘，性平 归脾、胃、小肠、膀胱经	味辛、苦，性温 归心、肝、脾经
生甘草	茯苓	三棱	莪术
味甘，性平 归心、脾、肺、胃经	味甘、淡 性平，归肝、胃经	味辛、苦 性平，归肝、脾经	味辛、苦，性温 归肝、脾经

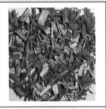

败酱草

味辛、苦，性微寒
归胃、大肠、肝经

膏方六：加味消瘰疬方

【组成】 玄参100g、浙贝母100g、生牡蛎100g、当归100g、赤芍100g、地龙100g、僵蚕100g、蒲公英50g、天花粉100g、桔梗100g、生甘草50g，酌情加桃仁50g、皂角刺100g、夏枯草100g、山慈菇50g，可用于霍奇金病、非霍奇金淋巴瘤的康复治疗。

【图解】

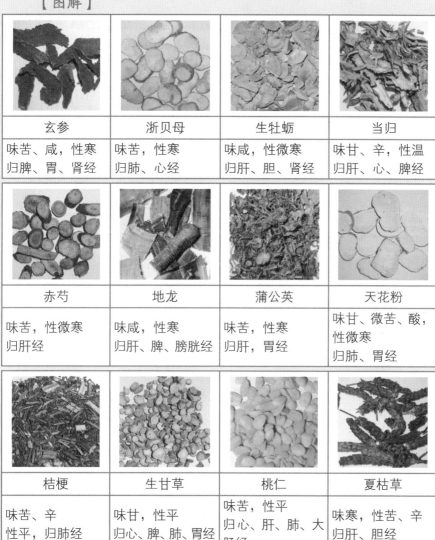

玄参	浙贝母	生牡蛎	当归
味苦、咸，性寒 归脾、胃、肾经	味苦，性寒 归肺、心经	味咸，性微寒 归肝、胆、肾经	味甘、辛，性温 归肝、心、脾经
赤芍	地龙	蒲公英	天花粉
味苦，性微寒 归肝经	味咸，性寒 归肝、脾、膀胱经	味苦，性寒 归肝、胃经	味甘、微苦、酸， 性微寒 归肺、胃经
桔梗	生甘草	桃仁	夏枯草
味苦、辛 性平，归肺经	味甘，性平 归心、脾、肺、胃经	味苦，性平 归心、肝、肺、大肠经	味寒，性苦、辛 归肝、胆经

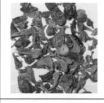

山慈菇
味甘、微辛，性凉， 归肝、脾经

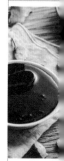

（二）中医药与化疗配合使用

化疗是一种有效的全身性治疗方法，广泛适用于白血病等血液系统肿瘤的治疗，用于实体瘤的治疗，对于实体瘤的原发灶、亚临床转移灶和转移灶均有治疗作用。化疗与手术、放疗等合理配合使用，可以起到协同增效的作用和效果，在肿瘤的综合治疗中占有重要地位。但是化疗也有其一些明显的缺点和不足，如大多数抗癌药是以"细胞毒"的作用机制治疗肿瘤，药物的选择性较差，毒副作用较大；抗癌药物的Ⅰ级动力学杀伤特性，难以杀灭全部肿瘤细胞，以及肿瘤细胞对于抗癌药的原发性和继发性耐药等都会导致治疗失败。中医药与化疗合理配合不仅可以减轻化疗的毒副反应，而且还可以提高肿瘤的远期疗效。

中医药与化疗配合使用治疗肿瘤的常用治则是补气养血、降逆止呕、健脾和胃、滋补肝肾等。中医药与化疗配合使用可以起到以下治疗作用。

减轻化疗的毒副作用

化疗前后和化疗过程中配合使用补气养血、健脾益肾等治则的中药，可以在一定程度上防治化疗药物引起的白细胞减少、贫血和血小板减少症状。恶心、呕吐和腹泻等消化道反应是化疗过程中经常出现的毒副反应，不仅降低了病人的生活质量，也常使病人对化疗产生畏惧心理，化疗前后和化疗过程中使用降逆止呕、调理脾胃等治则的中药可以防治化疗引起的恶心、呕吐和腹泻等胃肠道反应，提高病人的生活质量。化疗过程中合理配合使用解毒泻火、养阴清热等治则的中药也可以较好地防治化疗引起的口腔黏膜炎等。

（1）化疗后骨髓抑制（白细胞减少、贫血和血小板减少）。

中医治疗本病根据临床表现类似中医的"虚劳""血虚"证。中医认为，肾减精，在体合骨，主骨生髓，为先天之本；脾为气血生化之源，能滋养先天之精，为后天之本，故基本治则为补脾。

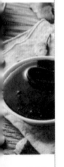

①心脾两虚症

【症候】　心悸，气短，身倦乏力，头晕，食少，面色不华，寐差，舌质淡，有齿痕，苔薄白，脉细弱。

【治法】　补益心脾，养血安神。

膏方：归脾汤或八珍汤加减

【来源】　《济生方》《正体类要》。

【组成】　太子参200g、茯苓100g、白术100g、熟地黄100g、当归100g、生地黄100g、麦冬50g、天冬100g、黄芪200g、炙甘草50g、阿胶（烊化）50g。

【图解】

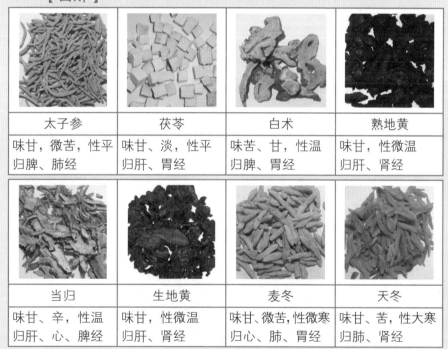

太子参	茯苓	白术	熟地黄
味甘，微苦，性平 归脾、肺经	味甘、淡，性平 归肝、胃经	味苦、甘，性温 归脾、胃经	味甘，性微温 归肝、肾经
当归	生地黄	麦冬	天冬
味甘、辛，性温 归肝、心、脾经	味甘，性微温 归肝、肾经	味甘、微苦,性微寒 归心、肺、胃经	味甘、苦,性大寒 归肺、肾经

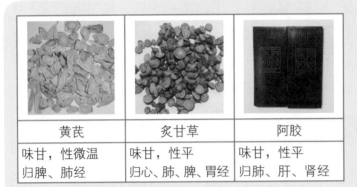

黄芪	炙甘草	阿胶
味甘，性微温 归脾、肺经	味甘，性平 归心、肺、脾、胃经	味甘，性平 归肺、肝、肾经

制法、用法等同前。

②肝肾阴虚症

【症候】 头晕，耳鸣，腰膝酸软，手足心热，失眠，多梦，舌质偏红，少苔，脉细数。

【治法】 滋补肝肾。

膏方：知柏地黄丸加减

【来源】 《医宗金鉴》。

【组成】 当归 100g、生地黄 100g、山茱萸 100g、山药 100g、茯苓 100g、泽泻 100g、牡丹皮 100g、知母 100g、黄柏 100g、枸杞子 100g、龙眼肉 100g。

【图解】

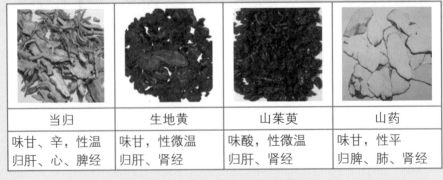

当归	生地黄	山茱萸	山药
味甘、辛，性温 归肝、心、脾经	味甘，性微温 归肝、肾经	味酸，性微温 归肝、肾经	味甘，性平 归脾、肺、肾经

中医
肿瘤病证
调养膏方

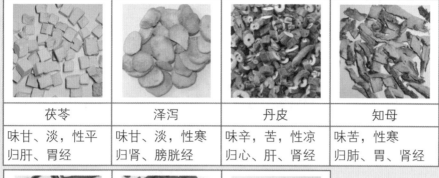

茯苓	泽泻	丹皮	知母
味甘、淡，性平 归肝、胃经	味甘、淡，性寒 归肾、膀胱经	味辛，苦，性凉 归心、肝、肾经	味苦，性寒 归肺、胃、肾经

黄柏	枸杞子	龙眼肉
味苦，性寒 归肾、膀胱、大肠经	味甘，性平 归肝、肾、肺经	味甘，性平 归、肝、脾、肾经

制法、用法等同前。

③脾肾阳虚症

【症候】 神疲乏力，面色苍白，畏寒肢冷，纳差，便溏，腰膝酸软，舌淡胖，苔薄白，脉沉细或沉迟。

【治法】 温补脾肾，益气填精。

膏方：右归饮加减

【来源】《景岳全书》。

【组成】 炮附子100g、杜仲100g、山茱萸100g、熟地黄100g、菟丝子100g、鹿角胶（烊化）100g、当归100g、枸杞子100g、山药100g、肉桂50g。

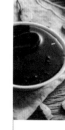

【图解】

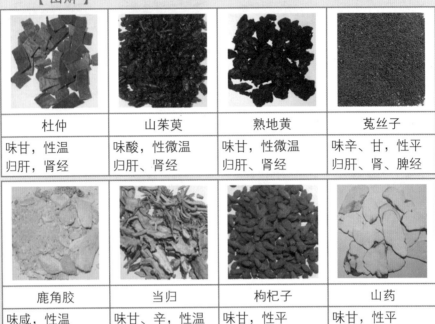

杜仲	山茱萸	熟地黄	菟丝子
味甘，性温 归肝，肾经	味酸，性微温 归肝、肾经	味甘，性微温 归肝、肾经	味辛、甘，性平 归肝、肾、脾经

鹿角胶	当归	枸杞子	山药
味咸，性温 归肝、肾经	味甘、辛，性温 归肝、心、脾经	味甘，性平 归肝、肾、肺经	味甘，性平 归脾、肺、肾经

肉桂
味甘，性平 归、肝、脾、肾经

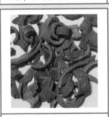

制法、用法等同前。

（2）化疗后消化道反应（恶心、呕吐、厌食）。

①痰饮内停症

【症候】 呕吐清水痰涎，伴脘闷不食，头眩心悸，舌苔白腻，脉滑。

【治法】 温化痰饮，和胃降逆。

膏方：小半夏汤合苓桂术甘汤加减

【来源】《金匮要略》。

【组成】 半夏 100g、生姜 50g、茯苓 100g、桂枝 100g、白术 120g、甘草 60g、陈皮 100g、泽泻 50g、大枣 50g。

【图解】

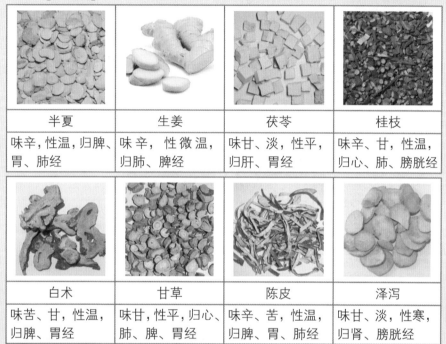

半夏	生姜	茯苓	桂枝
味辛，性温，归脾、胃、肺经	味辛，性微温，归肺、脾经	味甘、淡，性平，归肝、胃经	味辛、甘，性温，归心、肺、膀胱经

白术	甘草	陈皮	泽泻
味苦、甘，性温，归脾、胃经	味甘，性平，归心、肺、脾、胃经	味辛、苦，性温，归脾、胃、肺经	味甘、淡，性寒，归肾、膀胱经

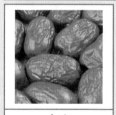

大枣
味甘，性平，归脾、胃、心经

制法、用法等同前。

②肝气犯胃症

【症候】　呕吐吞酸，暖气频繁，胸胁满痛，舌边红，苔薄腻，脉弦。

【治法】　舒肝和胃降逆。

方药：半夏厚朴汤合左金丸加减

【来源】　《金匮要略》《丹溪心法》。

【组成】　厚朴100g、紫苏50g、半夏100g、生姜50g、茯苓100g、黄连50g、吴茱萸60g、竹茹120g、柴胡100g、枳壳100g。

【图解】

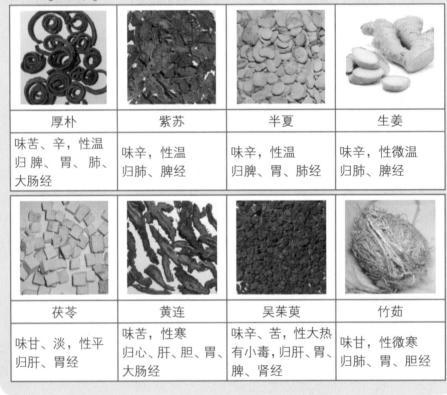

厚朴	紫苏	半夏	生姜
味苦、辛，性温 归脾、胃、肺、大肠经	味辛，性温 归肺、脾经	味辛，性温 归脾、胃、肺经	味辛，性微温 归肺、脾经

茯苓	黄连	吴茱萸	竹茹
味甘、淡，性平 归肝、胃经	味苦，性寒 归心、肝、胆、胃、大肠经	味辛、苦，性大热 有小毒，归肝、胃、脾、肾经	味甘，性微寒 归肺、胃、胆经

中医
肿瘤病证
调养膏方

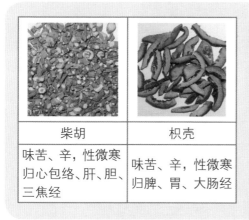

柴胡	枳壳
味苦、辛，性微寒 归心包络、肝、胆、三焦经	味苦、辛，性微寒 归脾、胃、大肠经

制法、用法等同前。

③脾胃虚寒症

【症候】 饮食稍有不慎即易呕吐，或劳倦之后疲乏无力，眩晕作呕，口干不欲饮，喜暖畏寒，面色无华，四肢不温，大便溏薄，舌质淡，脉濡或弱。

【治法】 温中健脾，和胃降逆。

膏方：理中丸加减

【来源】 《伤寒论》。

【组成】 党参150g、白术200g、干姜90g、甘草60g、砂仁60g、半夏100g、陈皮200g、茯苓300g、山楂300g、木香50g。

【图解】

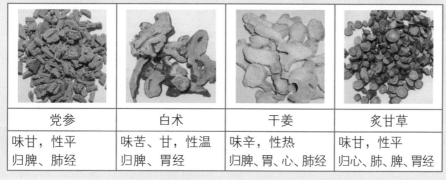

党参	白术	干姜	炙甘草
味甘，性平 归脾、肺经	味苦、甘，性温 归脾、胃经	味辛，性热 归脾、胃、心、肺经	味甘，性平 归心、肺、脾、胃经

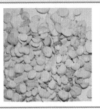	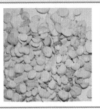	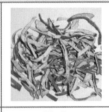	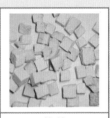
砂仁	半夏	陈皮	茯苓
味辛，性温 归脾、胃、肾经	味辛，性温 归脾、胃、肺经	味辛、苦，性温 归脾、胃、肺经	味甘、淡，性平 归肝、胃经
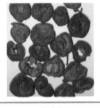	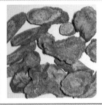		
山楂	木香		
味酸、甘，性微温 归脾、胃、肝经	味辛、苦，性温 归脾、胃、大肠、 胆经		

制法、用法等同前。

④胃阴不足症

【症候】　呕吐反复发作，或时作干呕，口燥咽干，似饥而不欲食，舌红苔少，脉细或细数。

【治法】　滋养胃阴，降逆止呕。

膏方：麦门冬汤加减

【来源】　《金匮要略》。

【组成】　麦冬 100g、粳米 200g、甘草 60g、石斛 120g、天花粉 100g、清半夏 90g、竹茹 100g、沙参 100g、生地黄 100g、枸杞子 200g、女贞子 100g、旱莲草 100g。

【图解】

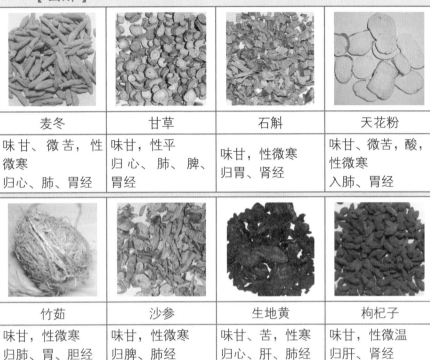

麦冬	甘草	石斛	天花粉
味甘、微苦，性微寒 归心、肺、胃经	味甘，性平 归心、肺、脾、胃经	味甘，性微寒 归胃、肾经	味甘、微苦，酸，性微寒 入肺、胃经
竹茹	沙参	生地黄	枸杞子
味甘，性微寒 归肺、胃、胆经	味甘，性微寒 归脾、肺经	味甘、苦，性寒 归心、肝、肺经	味甘，性微温 归肝、肾经
女贞子	旱莲草		
味甘、苦，性凉 归肝、肾经	味甘、酸，性寒 归肝、肾经		

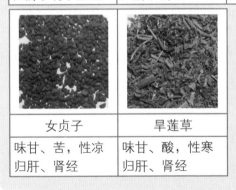

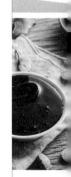

制法、用法等同前。

（3）协同增效、提高肿瘤的远期疗效。

化疗是治疗晚期肿瘤的主要方法，但目前大多数晚期肿瘤化疗的远期效果并不理想，中医药与化疗合理配合使用，可以提高一些肿瘤的远期疗效、延长病人的生存时间。如晚期非小细胞肺癌化疗过程中据证使用益气养阴等中药比单用化疗的远期效果好，病人的生存时间延长，生活质量改善；晚期胃癌化疗过程中据证使用健脾益肾等中药可以提高病人的远期效果，延长病人的生存期；晚期肝癌化疗过程中据证使用健脾理气等中药可以提高肝癌病人的生存期；食管癌化疗过程中据证使用健脾和胃、益气养阴和清热解毒等中药也可以提高远期疗效。（后有具体论述）

（4）其他治疗效果。

中医药与化疗合理配合使用还可以产生其他的一些治疗作用，如研究表明有些中药可能具有阻断肿瘤细胞化疗耐药性的作用，有些中药可能具有促进肿瘤细胞凋亡的作用，有些中药可能具有促进肿瘤细胞分化的作用等，因此，中医药与化疗联合使用的治疗作用尚有许多值得深入研究的课题。

（三）中医药与放疗配合使用

放疗是一种局部性治疗方法，对于放疗敏感性肿瘤和区域性肿瘤可以产生很好的治疗效果，在肿瘤的综合治疗中占有重要地位，但放疗也有一些缺点和毒副作用，如对于周围正常组织的放射损伤作用、急性和亚急性放射反应、剂量限制性毒性和远期毒性等。中医药与放疗合理配合使用，不仅可以减轻放疗的毒副反应，而且还可能增加肿瘤的放射敏感性，提高肿瘤的近期和远期疗效。

中医药与放疗配合使用也是根据病人的正气亏虚、邪气盛衰情况，制定相应的治则，常用的治则有清热解毒、生津润燥、补气养血、活血化瘀、健脾和胃、滋补肝肾等。中医药与放疗配合使用可以起到以下治疗作用。

1. 减轻放疗的毒副作用

许多病人在放疗过程中会出现口干、舌燥、低热、五心烦热等伤阴的症状，严重时常会影响放疗的正常进行，在放疗过程中据证使用清热解毒、生津润燥和凉补气血的中药，常能有效地减轻和缓解放疗的这些不良反应，不仅可以保证放疗的正常进行，而且还可以改善病人的生活质量。肿瘤放疗还常会引起所在器官的急性和亚

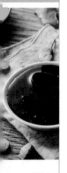

急性放射反应，放疗过程中据证选用中医药可以有效地防治这些放射反应。如食管癌放疗过程中常会出现放射性食管炎，配合使用清热解毒、生津、润燥等治则的中药，具有防治放射性食管炎的作用；鼻咽癌放疗过程中常会出现放射性口腔炎，配合使用清热解毒、活血化瘀和生津润燥等治则的中药，能有效地防治放射性口腔炎和口腔干燥症状等；肺癌放疗过程中使用清热解毒、活血化瘀等治则的中药，可以预防和治疗放射性肺炎等；放疗过程中据证使用滋补肝肾、补气养血等治则的中药，可以减轻放疗的骨髓抑制副作用。

（1）放射性口腔干燥症。

①肺燥津伤症

【症候】 口渴咽干，鼻干唇燥，干咳无痰，肌肤干燥，大便干结，舌红苔黄而干，脉弦或涩或数。

【治法】 润肺生津，兼以清胃。

膏方：清咽白虎汤加减

【来源】 《温病条辨》。

【组成】 沙参150g、玄参150g、马勃100g、麦门冬200g、生石膏150g、知母150g、生地黄100g、水牛角50g、甘草60g、粳米150g。

【图解】

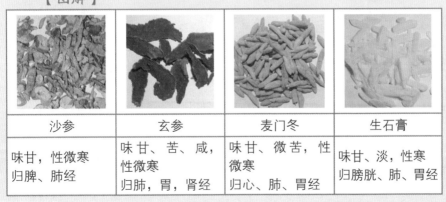

沙参	玄参	麦门冬	生石膏
味甘，性微寒 归脾、肺经	味甘、苦、咸，性微寒 归肺，胃，肾经	味甘、微苦，性微寒 归心、肺、胃经	味甘、淡，性寒 归膀胱、肺、胃经

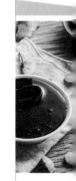

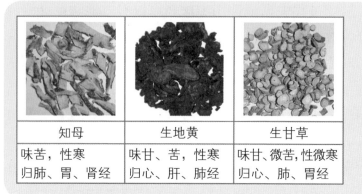

知母	生地黄	生甘草
味苦，性寒 归肺、胃、肾经	味甘、苦，性寒 归心、肝、肺经	味甘、微苦,性微寒 归心、肺、胃经

制法、用法等同前。

②热入营血症

【症候】　身热心烦，午后热甚，口干不欲饮，或饮而不多，纳呆，舌质红绛光剥无苔，脉细数。

【治法】　清营凉血。

膏方：清营汤加减

【来源】　《温病条辨》。

【组成】　水牛角60g、生地黄90g、黄连30g、竹叶心30g、赤芍100g、牡丹皮100g、天冬100g、麦冬100g、沙参150g、莲子心150g。

【图解】

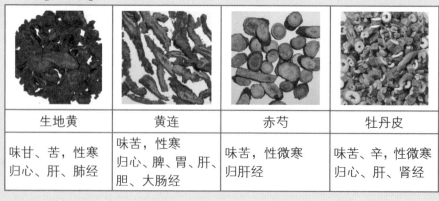

生地黄	黄连	赤芍	牡丹皮
味甘、苦，性寒 归心、肝、肺经	味苦，性寒 归心、脾、胃、肝、胆、大肠经	味苦，性微寒 归肝经	味苦、辛，性微寒 归心、肝、肾经

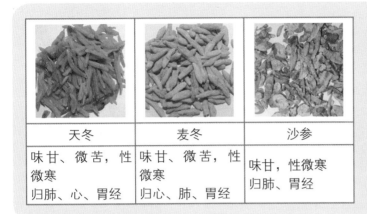

天冬	麦冬	沙参
味甘、微苦，性微寒 归肺、心、胃经	味甘、微苦，性微寒 归心、肺、胃经	味甘，性微寒 归肺、胃经

制法、用法等同前。

③阳明炽热症

【症候】　口渴饮冷，高热汗出，面红耳赤，烦躁，大便秘结，小便黄赤，苔黄燥或黑、干而少苔，脉滑数。

【治法】　清胃益阴。

膏方：白虎承气汤加减

【来源】　《温病条辨》。

【组成】　生石膏300g、生大黄100g、生甘草50g、知母150g、麦冬150g、射干50g、天花粉150g、玄参100g、沙参100g、浙贝200g、石斛100g。

【图解】

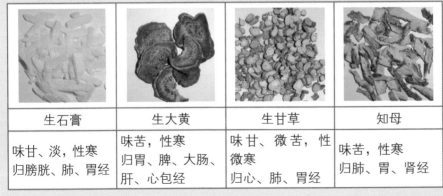

生石膏	生大黄	生甘草	知母
味甘、淡，性寒 归膀胱、肺、胃经	味苦，性寒 归胃、脾、大肠、肝、心包经	味甘、微苦，性微寒 归心、肺、胃经	味苦，性寒 归肺、胃、肾经

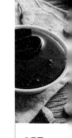

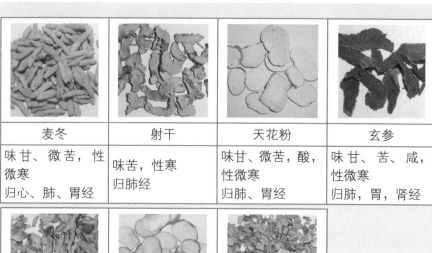

麦冬	射干	天花粉	玄参
味甘、微苦，性微寒 归心、肺、胃经	味苦，性寒 归肺经	味甘、微苦，酸，性微寒 归肺、胃经	味甘、苦、咸，性微寒 归肺，胃，肾经

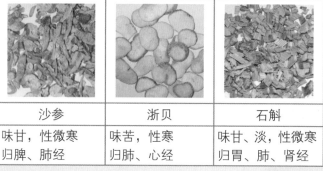

沙参	浙贝	石斛
味甘，性微寒 归脾、肺经	味苦，性寒 归肺、心经	味甘、淡，性微寒 归胃、肺、肾经

制法、用法等同前。

（2）放射性食管炎。

①热毒炽盛症

【症候】 口咽干燥，喉咽部及胸骨后灼热疼痛，食之难下，大便秘结，舌红苔黄或腻，脉滑。

【治法】 清热解毒，消肿利咽。

膏方：白虎汤加减

【来源】 《伤寒论》。

【组成】 生石膏150g、知母120g、金银花100g、连翘100g、玄参100g、麦冬120g、山豆根120g、赤芍100g、栀子100g。

【图解】

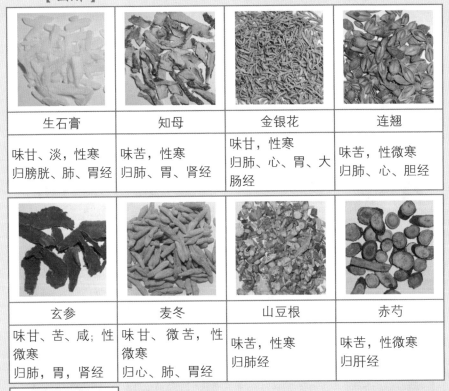

生石膏	知母	金银花	连翘
味甘、淡，性寒 归膀胱、肺、胃经	味苦，性寒 归肺、胃、肾经	味甘，性寒 归肺、心、胃、大肠经	味苦，性微寒 归肺、心、胆经
玄参	麦冬	山豆根	赤芍
味甘、苦、咸；性微寒 归肺，胃，肾经	味甘、微苦，性微寒 归心、肺、胃经	味苦，性寒 归肺经	味苦，性微寒 归肝经

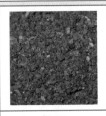

栀子
味苦，性寒 归心、肺、胃、三焦经

制法、用法等同前。

②痰气交阻症

【症候】 胸部阻塞，胸痹痛，恶心，呕吐痰涎，舌苔白厚腻，脉弦。

【治法】 理气化痰。

膏方：旋覆代赭汤合半夏厚朴汤加减

【来源】 《伤寒论》《金匮要略》。

【组成】 旋覆花100g、代赭石100g、厚朴100g、半夏100g、陈皮100g、苏梗100g、刀豆子100g、柿蒂50g、沉香曲50g、丁香100g、生姜100g、茯苓200g。

【图解】

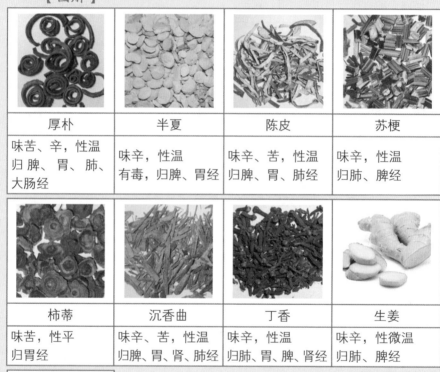

厚朴	半夏	陈皮	苏梗
味苦、辛，性温 归脾、胃、肺、大肠经	味辛，性温 有毒，归脾、胃经	味辛、苦，性温 归脾、胃、肺经	味辛，性温 归肺、脾经

柿蒂	沉香曲	丁香	生姜
味苦，性平 归胃经	味辛、苦，性温 归脾、胃、肾、肺经	味辛，性温 归肺、胃、脾、肾经	味辛，性微温 归肺、脾经

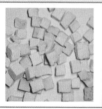

茯苓
味甘、淡，性平 归肝、胃经

制法、用法等同前。

③胃阴不足症

【症候】　口咽干燥，饥不欲食，喉咽部及胸骨后隐隐作痛，大便干结，舌红而裂，少苔或无苔，脉细。

【治法】　养阴益胃，解毒利咽。

膏方：六味地黄丸合益胃汤加减

【来源】　《小儿药证直诀》《温病条辨》。

【组成】　地黄 100g、山茱萸 120g、牡丹皮 100g、茯苓 150g、麦冬 100g、玄参 150g、天花粉 100g、金银花 150g、野菊花 100g、石斛 50g。疼痛较剧者可加延胡索、徐长卿；兼有出血者加白及、参三七；日久气阴两伤、精神不振者加人参或西洋参。

【图解】

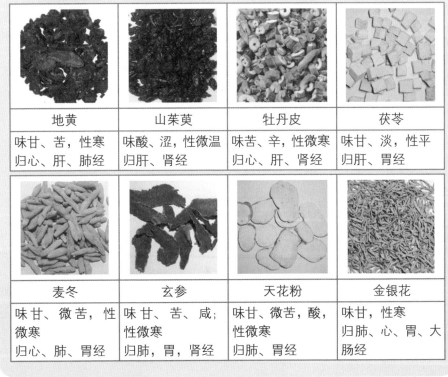

地黄	山茱萸	牡丹皮	茯苓
味甘、苦，性寒 归心、肝、肺经	味酸、涩，性微温 归肝、肾经	味苦、辛，性微寒 归心、肝、肾经	味甘、淡，性平 归肝、胃经
麦冬	玄参	天花粉	金银花
味甘、微苦，性微寒 归心、肺、胃经	味甘、苦、咸；性微寒 归肺，胃，肾经	味甘、微苦，酸，性微寒 归肺、胃经	味甘，性寒 归肺、心、胃、大肠经

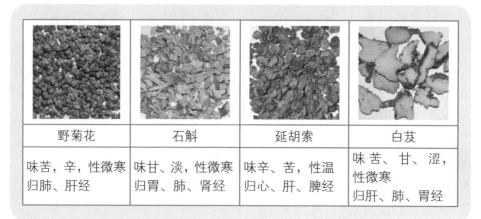

野菊花	石斛	延胡索	白芨
味苦，辛，性微寒归肺、肝经	味甘、淡，性微寒归胃、肺、肾经	味辛、苦，性温归心、肝、脾经	味苦、甘、涩，性微寒归肝、肺、胃经

制法、用法等同前。

（3）放射性肺炎。

放射性肺损伤是胸部恶性肿瘤放疗期间及放疗后常见的并发症之一，主要为急性放射性肺炎和慢性肺纤维化，急性者常发生于放疗后3个月内，慢性者多数在放疗结束后半年至1年发生。主要表现为刺激性咳嗽，若并发感染，可有咳痰、发热，或伴胸闷、胸痛、心慌、气短、呼吸困难。放射性肺损伤晚期，表现为剧烈干咳和肺功能减退、胸闷、呼吸困难，若并发感染，则胸闷、呼吸困难加重，可发展为肺心病。

①气阴两虚症

【症候】 干咳痰少，气短乏力，咽干口燥，午后潮热或五心烦热，自汗、盗汗，纳差，舌红苔少，脉细弱。

【治法】 益气养阴，润肺止咳。

膏方：生脉散合六味地黄丸加减

【来源】 《备急千金要方》《小儿药证直诀》。

【组成】 党参150g、黄芪200g、茯苓120g、沙参80g、麦冬120g、五味子120g、枇杷叶90g、熟地黄90g、山茱萸120g、菟丝子120g、炙甘草60g、川贝母100g。

【图解】

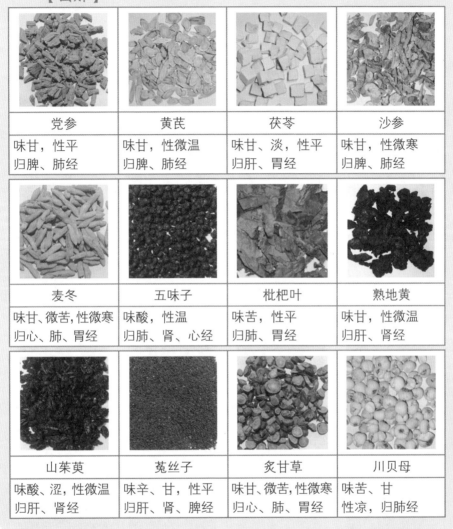

党参	黄芪	茯苓	沙参
味甘，性平 归脾、肺经	味甘，性微温 归脾、肺经	味甘、淡，性平 归肝、胃经	味甘，性微寒 归脾、肺经
麦冬	五味子	枇杷叶	熟地黄
味甘、微苦,性微寒 归心、肺、胃经	味酸，性温 归肺、肾、心经	味苦，性平 归肺、胃经	味甘，性微温 归肝、肾经
山茱萸	菟丝子	炙甘草	川贝母
味酸、涩，性微温 归肝、肾经	味辛、甘，性平 归肝、肾、脾经	味甘、微苦,性微寒 归心、肺、胃经	味苦、甘 性凉，归肺经

制法、用法等同前。

②阴虚内热症

【症候】 咳吐浊唾涎沫，咯痰粘稠，咳声不扬，气急喘促，咽燥口渴，舌红少津，苔黄或少苔，脉虚数。

【治法】 滋阴清热，润肺化痰。

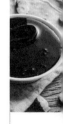

膏方：麦门冬汤加减 甚者用清燥救肺汤加减

【来源】《金匮要略》《医门法律》。

【组成】 沙参150g、生地黄200g、麦冬150g、石斛150g、玉竹150g、天花粉200g。清热解毒常用金银花300g、鱼腥草200g、生石膏200g、野菊花100g；津伤者重用沙参102g、玉竹100g；潮热者可加银柴胡100g、地骨皮100g；音哑、咽喉不利者可酌加紫菀100g、天冬150g；胸脘痞闷者，去生地黄、麦冬之类，酌加橘红100g、瓜蒌120g；泄泻者酌加山药300g、茯苓150g、薏苡仁300g、白扁豆300g；盗汗者可考虑用白芍120g、五味子90g、糯稻根50g、浮小麦100g；有血瘀表现者酌加丹参100g、牡丹皮100g。

【图解】

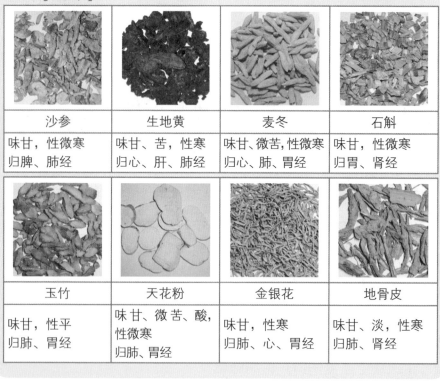

沙参	生地黄	麦冬	石斛
味甘，性微寒 归脾、肺经	味甘、苦，性寒 归心、肝、肺经	味甘、微苦，性微寒 归心、肺、胃经	味甘，性微寒 归胃、肾经

玉竹	天花粉	金银花	地骨皮
味甘，性平 归肺、胃经	味甘、微苦、酸，性微寒 归肺、胃经	味甘，性寒 归肺、心、胃经	味甘、淡，性寒 归肺、肾经

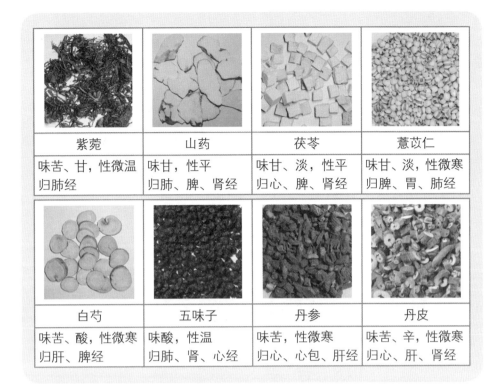

紫菀	山药	茯苓	薏苡仁
味苦、甘，性微温 归肺经	味甘，性平 归肺、脾、肾经	味甘、淡，性平 归心、脾、肾经	味甘、淡，性微寒 归脾、胃、肺经

白芍	五味子	丹参	丹皮
味苦、酸，性微寒 归肝、脾经	味酸，性温 归肺、肾、心经	味苦，性微寒 归心、心包、肝经	味苦、辛，性微寒 归心、肝、肾经

制法、用法等同前。

③痰热壅肺症

【症候】　发热，咳嗽，吐脓痰，胸痛，呼吸困难，乏力，口苦，舌红，苔黄或黄腻，脉滑数。

【治法】　清热解毒，宣肺化痰。

膏方：麻杏甘石汤加减

【来源】　《伤寒论》。

【组成】　生石膏200g、麻黄50g、杏仁120g、瓜蒌120g、鱼腥草150g、黄芩50g、金银花180g、浙贝母150g。

【图解】

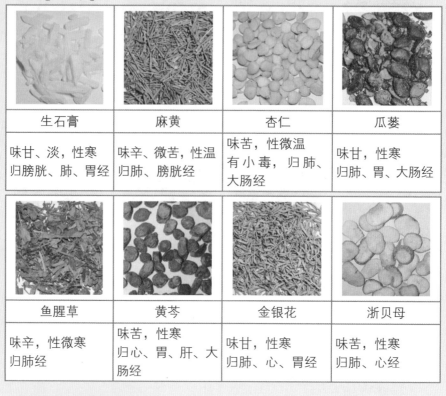

生石膏	麻黄	杏仁	瓜蒌
味甘、淡，性寒 归膀胱、肺、胃经	味辛、微苦，性温 归肺、膀胱经	味苦，性微温 有小毒，归肺、 大肠经	味甘，性寒 归肺、胃、大肠经

鱼腥草	黄芩	金银花	浙贝母
味辛，性微寒 归肺经	味苦，性寒 归心、胃、肝、大 肠经	味甘，性寒 归肺、心、胃经	味苦，性寒 归肺、心经

制法、用法等同前。

④气虚血瘀症

【症候】 面色晦暗或口唇发紫，干咳少痰，胸闷、胸痛，偶咳血丝痰，呼吸困难，倦怠无力，舌黯有瘀点或瘀斑，苔薄，脉细或涩。

【治法】 益气活血。

膏方：补阳还五汤加减

【来源】 《医林改错》。

【组成】 黄芪200g、当归120g、赤芍120g、川芎100g、桃仁90g、香附100g、茯苓150g、桔梗90g、菟丝子100g、山茱萸120g、地龙100g、炙甘草60g。

【图解】

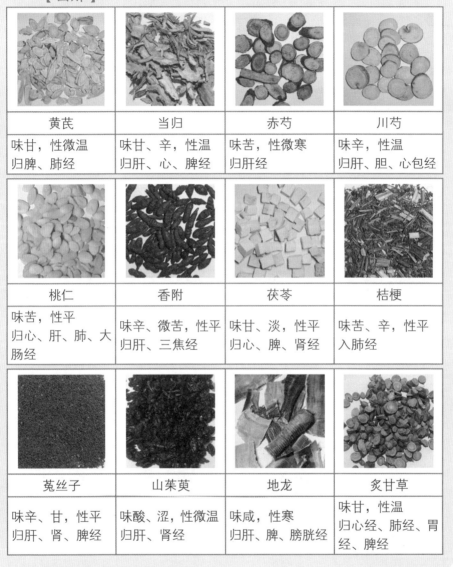

黄芪	当归	赤芍	川芎
味甘，性微温 归脾、肺经	味甘、辛，性温 归肝、心、脾经	味苦，性微寒 归肝经	味辛，性温 归肝、胆、心包经

桃仁	香附	茯苓	桔梗
味苦，性平 归心、肝、肺、大肠经	味辛、微苦，性平 归肝、三焦经	味甘、淡，性平 归心、脾、肾经	味苦、辛，性平 入肺经

菟丝子	山茱萸	地龙	炙甘草
味辛、甘，性平 归肝、肾、脾经	味酸、涩，性微温 归肝、肾经	味咸，性寒 归肝、脾、膀胱经	味甘，性温 归心经、肺经、胃经、脾经

制法、用法等同前。

（4）放射性肠炎。

盆腔肿瘤的放疗会直接造成结肠及直肠的损伤，其中又以后者为主。其主要临床表现为腹泻水样便，粘液便，便血，肛门坠痛，里急后重等，甚至可发生功能性或机械性肠梗阻。

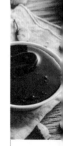

①热毒蕴肠症

【症候】 腹泻便中带血，肛门灼痛，胸闷烦渴，恶心纳呆，舌质红绛，苔薄黄，脉滑或滑数。

【治法】 清热解毒。

膏方：白头翁汤加减

【来源】 《伤寒论》。

【组成】 白头翁100g、黄柏50g、黄连50g、秦皮50g、苦参100g、槐花50g、炒地榆150g、生薏苡仁200g、马齿苋300g、广木香50g。

【图解】

白头翁	黄柏	黄连	秦皮
味苦，性寒 归大肠经	味苦，性寒 归肾、膀胱、大肠经	味苦，性寒 归心、肝、胆、胃、大肠经	味苦、涩，性寒 归肝、胆、大肠经
苦参	槐花	炒地榆	生薏苡仁
味苦，性寒 归心、肝、胃、大肠、膀胱经	味苦，性寒 归心、肝、胃、大肠、膀胱经	味苦、酸，性微寒 归肝、胃、大肠经	味甘、淡，性微寒 归脾、胃、肺经

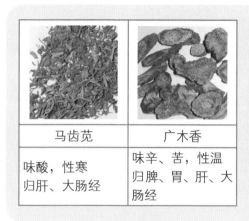

马齿苋	广木香
味酸，性寒 归肝、大肠经	味辛、苦，性温 归脾、胃、肝、大肠经

制法、用法等同前。

②下焦湿热症

【症候】 腹泻而便溏不爽，便血带粘液，腹胀后重，舌红苔白腻，脉濡或濡数。

【治法】 清利湿热。

膏方：甘露消毒丹加减

【来源】《温热经纬》。

【组成】 茵陈100g、黄芩50g、木香50g、薏苡仁200g、滑石100g、石菖蒲100g、紫草100g、陈皮50g、侧柏叶150g。

【图解】

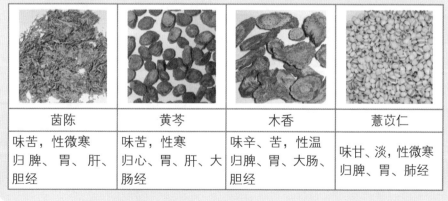

茵陈	黄芩	木香	薏苡仁
味苦，性微寒 归脾、胃、肝、胆经	味苦，性寒 归心、胃、肝、大肠经	味辛、苦，性温 归脾、胃、大肠、胆经	味甘、淡，性微寒 归脾、胃、肺经

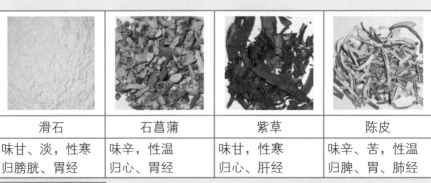

滑石	石菖蒲	紫草	陈皮
味甘、淡，性寒 归膀胱、胃经	味辛，性温 归心、胃经	味甘，性寒 归心、肝经	味辛、苦，性温 归脾、胃、肺经

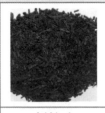

侧柏叶
味苦、涩，性微寒 归肺、肝、大肠经

制法、用法等同前。

③气滞血瘀症

【症候】 便血色黯，腹痛腹胀，排便不爽，里急后重，舌黯红，苔白，脉涩。

【治法】 理气活血。

膏方：四逆散合活络效灵丹加减

【来源】 《伤寒论》《医学衷中参西录》。

【组成】 柴胡100g、赤芍100g、生甘草100g、枳实150g、丹参100g、三七粉50g、茜草100g、当归100g。

【图解】

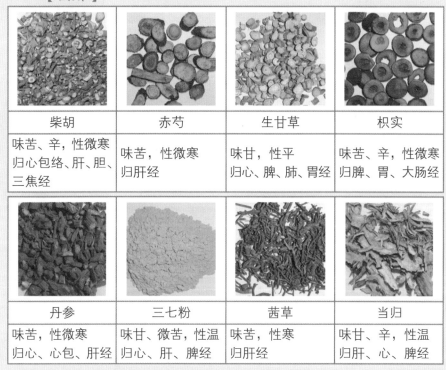

柴胡	赤芍	生甘草	枳实
味苦、辛，性微寒 归心包络、肝、胆、三焦经	味苦，性微寒 归肝经	味甘，性平 归心、脾、肺、胃经	味苦、辛，性微寒 归脾、胃、大肠经
丹参	三七粉	茜草	当归
味苦，性微寒 归心、心包、肝经	味甘、微苦，性温 归心、肝、脾经	味苦，性寒 归肝经	味甘、辛，性温 归肝、心、脾经

制法、用法等同前。

④脾胃虚弱症

【症候】 便血色淡，大便溏薄，面色萎黄，气短乏力，里急后重，肛门坠胀或脱肛，舌淡红，苔白或薄腻，脉缓或弱。

【治法】 补益脾胃。

膏方：补中益气汤合参苓白术散加减

【来源】 《脾胃论》《太平惠民和剂局方》。

【组成】 黄芪30g、人参60g、柴胡100g、白扁豆150g、茯苓150g、莲子肉150g、砂仁30g、白术100g、薏苡仁200g、山药150g、升麻60g、陈皮100g。

【图解】

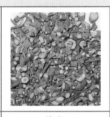	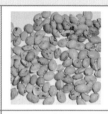		
黄芪	人参	柴胡	白扁豆
味甘，性微温 归脾、肺经	味甘、微苦，性平 归脾、肺、心经	味苦、辛，性微寒 归心包络、肝、胆、 三焦经	味甘，性微温 归脾、胃经
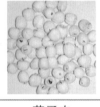	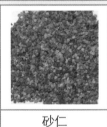	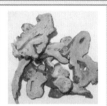	
茯苓	莲子肉	砂仁	白术
味甘、淡，性平 归心、脾、肾经	味甘、涩，性平 归脾、肾、心经	味辛，性温 归脾、胃经	味苦、甘，性温 归脾、胃经
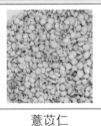	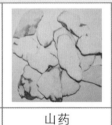	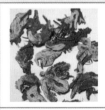	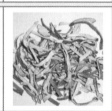
薏苡仁	山药	升麻	陈皮
味甘、淡，性微寒 归脾、胃、肺经	味甘，性平 归脾、肺、肾经	味辛、甘，性微寒 归肺、脾、大肠、 胃经	味辛、苦，性温 归脾、胃、肺经。

制法、用法等同前。

⑤气血亏虚症

【症候】 便血色淡，面色恍白，心悸气短，乏力腰酸，舌淡，苔白，脉弱。

【治法】 益气养血。

膏方：人参养荣汤加减

【来源】 《太平惠民和剂局方》。

【组成】 生党参100g、生黄芪100g、白术100g、茯苓100g、当归50g、白芍100g、熟地黄50g、炙甘草100g、五味子100g、秦皮100g。

【图解】

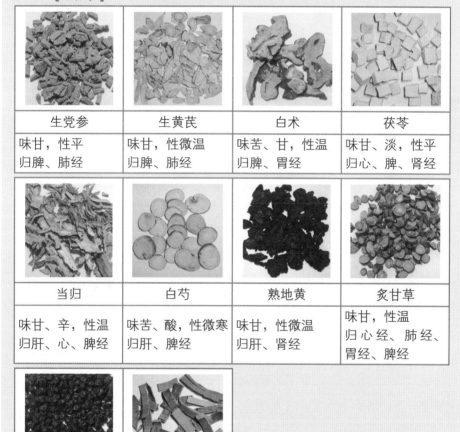

生党参	生黄芪	白术	茯苓
味甘，性平 归脾、肺经	味甘，性微温 归脾、肺经	味苦、甘，性温 归脾、胃经	味甘、淡，性平 归心、脾、肾经

当归	白芍	熟地黄	炙甘草
味甘、辛，性温 归肝、心、脾经	味苦、酸，性微寒 归肝、脾经	味甘，性微温 归肝、肾经	味甘，性温 归心经、肺经、胃经、脾经

五味子	秦皮
味酸，性温 归肺、肾、心经	味苦、涩，性寒 归肝、胆、大肠经

制法、用法等同前。

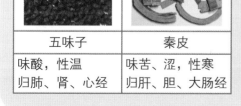

（5）放射性膀胱炎。

放射性膀胱炎多发生于盆腔肿瘤（如前列腺癌、子宫颈癌）、睾丸肿瘤及直肠肿瘤的放射治疗过程中或治疗后，其发生时间多在放疗后 1～4 年。临床表现为：较轻者可有尿频、尿急、尿痛；稍重者可伴有血尿反复发作；严重者可导致膀胱阴道瘘。

①湿毒下注症

【症候】　小便频急，灼热刺痛，尿黄赤，口干喜饮，大便秘结，舌质红，苔黄或黄腻，脉弦数或滑数。

【治法】　清热利湿，解毒活血。

膏方：八正散加减

【来源】　《太平惠民和剂局方》。

【组成】　生地黄 150g、萹蓄 100g、生甘草 60g、车前子 100g、生大黄 60g、灯心草 100g、炒栀子 90g、川牛膝 100g、陈皮 90g、滑石 100g、丹参 150g、当归 150g。

【图解】

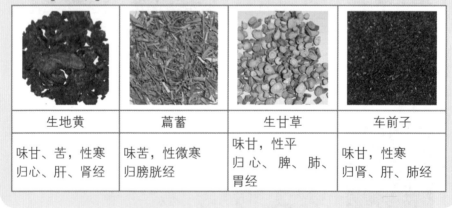

生地黄	萹蓄	生甘草	车前子
味甘、苦，性寒 归心、肝、肾经	味苦，性微寒 归膀胱经	味甘，性平 归心、脾、肺、胃经	味甘，性寒 归肾、肝、肺经

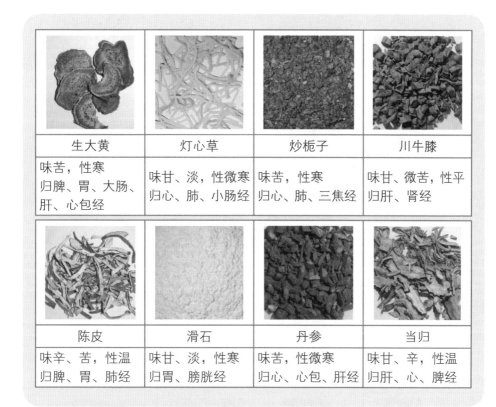

生大黄	灯心草	炒栀子	川牛膝
味苦，性寒 归脾、胃、大肠、肝、心包经	味甘、淡，性微寒 归心、肺、小肠经	味苦，性寒 归心、肺、三焦经	味甘、微苦，性平 归肝、肾经
陈皮	滑石	丹参	当归
味辛、苦，性温 归脾、胃、肺经	味甘、淡，性寒 归胃、膀胱经	味苦，性微寒 归心、心包、肝经	味甘、辛，性温 归肝、心、脾经

制法、用法等同前。

②肝肾亏损症

【症候】 尿频、尿急、尿痛，尿淡红，口干喜饮，五心烦热，或伴腰膝酸软，午后潮热，舌红苔少，脉细数。

【治法】 补益肝肾，养阴清热。

膏方：知柏地黄汤加减

【来源】 《医宗金鉴》。

【组成】 山茱萸200g、赤芍100g、白芍150g、山药300g、泽泻200g、牡丹皮100g、茯苓150g、知母150g、黄柏100g、生地黄100g、地骨皮100g、银柴胡90g、鳖甲150g。

【图解】

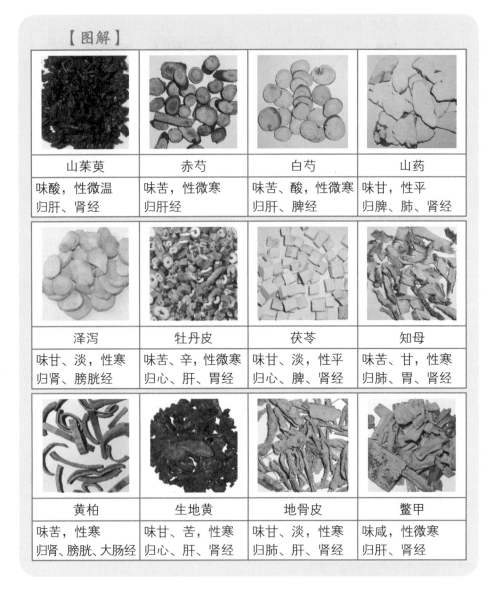

山茱萸	赤芍	白芍	山药
味酸，性微温 归肝、肾经	味苦，性微寒 归肝经	味苦、酸，性微寒 归肝、脾经	味甘，性平 归脾、肺、肾经
泽泻	牡丹皮	茯苓	知母
味甘、淡，性寒 归肾、膀胱经	味苦、辛，性微寒 归心、肝、胃经	味甘、淡，性平 归心、脾、肾经	味苦、甘，性寒 归肺、胃、肾经
黄柏	生地黄	地骨皮	鳖甲
味苦，性寒 归肾、膀胱、大肠经	味甘、苦，性寒 归心、肝、肾经	味甘、淡，性寒 归肺、肝、肾经	味咸，性微寒 归肝、肾经

制法、用法等同前。

2. 放射增敏作用

一些中药具有放射增敏的作用，可以提高肿瘤细胞对于放射线的敏感性，因此，在放疗过程中合理配合使用某些中药，可以增强肿瘤对放射线的敏感性，提高近期疗效。如在鼻咽癌放疗过程中配合使用活血化瘀、清热解毒等治则的中药，可以增加鼻咽癌对放射线的敏感性，使鼻咽癌原发灶消失时间缩短，近期疗效有所提高。

3. 提高远期治疗效果

中医药与放疗合理配合使用，可以提高有些肿瘤的远期疗效和中位生存时间。如在鼻咽癌放疗过程中配合使用活血化瘀等治则的中药，可以提高鼻咽癌的远期疗效，使生存时间延长，长期生存率提高；肝癌放疗过程中合理配合使用健脾理气等治则可以增加远期疗效，延长病人的生存时间。

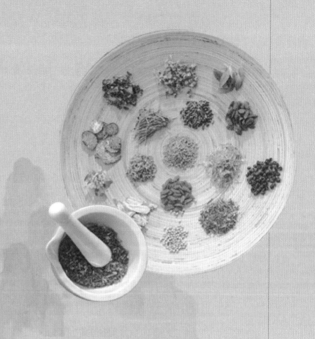

第二章

常见肿瘤的膏方

第一节　肺癌常用膏方

一、中西概述

原发性支气管肺癌（以下简称肺癌）是最常见的肺部原发性恶性肿瘤，绝大多数起源于支气管黏膜上皮，亦有起源于腺体或肺泡上皮者。临床以咳嗽咯血、胸痛、发热等为主要表现，随病情的进展会出现转移所造成的临床表现。

目前肺癌已知的致病因素有抽烟，电离辐射，空气污染，氡、石棉、砷等致癌物质暴露史和其他职业因素，慢性肺部疾病，结核继发肺部瘢痕，个体基因的遗传易感性等。其中抽烟是肺癌的主要危险因素，在所有肺癌死亡中，85% 可归因于抽烟。随着每天抽烟支数及抽烟年数的增多，患肺癌的危险增加。约 6% 的肺癌归因于氡，目前认为是肺癌的第 2 位病因。约 3% ~ 4% 的肺癌归因于石棉暴露。

在中医古代文献中未见肺癌病名，据其症状和体征，归属于肺积、息贲、咳嗽、喘息、胸痛、劳咳、痰饮等病症的范畴。《素问·咳论》说："肺咳之状，咳而喘息有音，甚则唾血；心咳之状，咳则心痛，喉中介介如梗状，甚则咽肿喉痹；肝咳之状，咳则两胁下痛，甚则不可以转，转则两胠下满……"这些症状在肺癌中均可见到。《金匮要略·肺痿肺痛咳嗽上气病脉证治》中的"寸口脉数，其人咳，口中反有浊唾涎沫"的肺痿，"咳即胸中隐隐痛，脉反滑数……咳唾脓血"的肺痛，也可见于肺癌病人。《素问·玉机真脏论》说："大骨枯槁，大肉陷下，胸中气满，喘息不便，内痛引肩项，身热脱肉破䐃……"等，颇似肺癌晚期之表现。后世医书《济生方》论述：“息贲之状，在右胁下，覆大如杯，喘息奔溢，是为肺积。诊其脉浮而毛，其色白，其病气逆，背痛少气，喜忘，目瞑，肤寒，皮中时痛，或如虱缘，或如针刺。”明代张景岳描述：“劳嗽，声哑，声不能出或喘息气促者，此肺脏败也，必死。”其对劳嗽症状的描述，大抵与晚期纵隔淋巴结转移压迫喉返神经而致声哑相似。几乎所有的古代和近代医学家都认为此类疾病的治疗十分困难，预后不佳。

二、临床表现

以近期发生的阵发性刺激性呛咳，顽固性干咳持续数周不愈，或反复咯血，或不明原因顽固性胸痛、气急、发热，或伴消瘦、疲乏等为诊断要点。肺癌早期可以无症状，周围型肿瘤患者局部症状较少。肺癌的临床表现包括肺部和肺外两方面的症状和体征。主要表现为以下几点：

（一）咳嗽

通常为肺癌的首发症状，大部分表现为阵发性刺激性呛咳，无痰或仅有少量白色泡沫样黏痰。查体可闻及单侧局限性喘鸣声，吸气相明显，咳嗽后不消失，是肺癌早期体征之一。

（二）咯血

以咯血为首发症状的患者占肺癌首次就诊人数的 35.9%，其特征为间断性反复咳少量血痰，往往血多于痰，色泽鲜，痰血不相混，偶见大咯血。

（三）发热

持续性中低程度发热。抗生素治疗不佳，称为癌性发热。

（四）胸痛

胸痛在肺癌早期较轻微，但部位固定，持续性尖锐而剧烈的疼痛往往提示肿瘤侵犯胸膜、胸壁或纵隔。

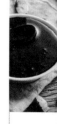

（五）胸闷气急

肿瘤在叶或主支气管口时可因堵塞气管而出现胸闷气急，也可见于晚期肿瘤在肺内广泛扩散伴有胸腔积液、心包积液时。

（六）肺外表现

主要是由于肿块压迫、侵犯邻近的组织、器官，远处转移及副瘤综合征。

三、辅助检查

（一）影像学检查

1. X 线检查

X 线检查为肺癌首选基本方法。正侧位胸片可全面观察病变的部位和形态，相应肺叶、肺段阻塞性改变，对气胸、胸腔积液等的诊断均有较高的价值。

2. CT 和 MRI

CT 和 MRI 为肺癌影像诊断不可缺少的检查手段，其对肿瘤分期、定位，了解肿瘤侵犯的部位和范围有重要意义，而且是目前用来作为实体瘤疗效评估最可靠和重复性最好的方法。

3. 正电子发射计算机断层显像（PET）

PET 主要用于胸内淋巴结、远处转移灶的排除，肺内小结节的鉴别，并对明确肿瘤的分期有着重要作用。

（二）病理学检查

1. 痰脱落细胞学检查

是获得病理学诊断最简单、经济、有效的方法，阳性率在 60% ~ 80%，一般认为中心型肺癌痰检阳性率较周围型高。痰液标本必须新鲜，从肺部咳出后在 1 ~ 2 小时取其黏液成分或带血的部分做涂片固定染色，痰液送检以 4 ~ 6 次为妥。

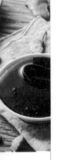

2. 纤维支气管镜检查

纤维支气管镜检查是肺癌的有效手段，可以检查段和段以下的支气管，直接观察肿瘤的部位和范围，提高细胞学和组织学检查的阳性率，并可进行局部治疗。

3. 胸腔积液细胞学检查

大多数肺癌患者胸腔积液是由肿瘤引起的，恶性胸腔积液可定义肿瘤发生远处转移，属于 M1a，表明患者 TNM 分期是 M 期，但有极少数患者的胸腔积液细胞学检查呈阴性，这时须要综合考虑以确定积液是否与肿瘤相关。

4. 淋巴结活检

手术摘除或穿刺浅表肿大的淋巴结，做病理切片检查，有助于判断细胞类型及有无转移。取材时应避开淋巴结液化坏死及血管等。

5. 经皮肺穿刺活检

CT 引导下取肺组织做病理检查，可用于肺、纵隔及胸膜病变的诊断与鉴别诊断，确诊率可达 80% ~ 90%。肺内较小病灶尤其是下肺野内病灶，由于随呼吸的活动幅度较大，穿刺活检有一定难度。纵隔旁病变或肺门区病变穿刺活检有一定风险性。对于穿刺途径上有肺大泡，有严重出血倾向，或有严重心、肺功能障碍，不能屏气或不能保持恒定体位，体质虚弱，恶病质等患者，不适宜进行经皮肺穿刺活检。

6. 纵隔镜检查

明确有无纵隔和肺门淋巴结转移，用于疾病分期，辅助判断手术切除的可能性。禁忌证包括不能耐受全身麻醉、有上腔静脉综合征、以往曾行纵隔放射治疗、主动脉弓动脉瘤。纵隔镜检查并发症的发生率小于 1%，包括出血、喉返神经损伤造成的声带麻痹、胸导管损伤引起的乳糜胸等。

7. 剖胸探查

高度怀疑肺癌并有手术切除适应证时，在其他诊断方法均不能

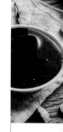

确诊时，可根据患者具体情况及时做剖胸探查术，以免延误手术治疗的时机。

8. 胸膜活检

当胸腔积液性质不明，疑有肺癌胸膜转移时，可在胸腔穿刺时用钝头钩针，钩取小块壁层胸膜做病理检查。当患者有出凝血机制障碍、严重心肺功能异常、局部化脓性感染、胸膜明显粘连时不宜进行。

9. 手术病理

进行手术病理检查，可以确定病变性质，了解病变扩散情况，判断手术切缘有无残留，为手术方案、术后治疗方案提供依据。

（三）免疫组化染色检查

免疫组化染色可以帮助鉴别胸膜间皮瘤、原发性肺腺癌、肺的转移性腺癌，确定肿瘤的神经内分泌状态。

（四）生物标记物检测

如癌胚抗原（CEA）神经元特异性烯醇化酶（NSE）、CFRA21-1、CA153 等。

四、中医辨证

（一）病因病机认识

肺癌的病因迄今尚未完全明了。中医认为，其发生与正气虚损（内因）和邪毒入侵（外因）关系密切。一般而言，多有饮食失调、劳倦过度、情志不畅等导致的正气不足，后六淫之邪乘虚袭肺，导致肺气宣降失司，气机不利，血行受阻，津液内停，日久化痰、化瘀、生毒，胶结于肺而成肿瘤。

1. 外邪袭肺

肺为娇脏，易受邪毒侵袭，致使肺气肃降失司：郁滞不宣、脉络不畅，气血瘀滞、毒瘀互结，久而形成肿块。

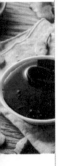

2. 饮食劳倦

饮食不节，或劳伤心脾，脾失健运，胃失和降，水湿痰浊内聚，痰贮肺络，肺失宣降，痰凝气滞，导致气血瘀阻，毒聚邪留，郁结胸中，渐成肿块。

3. 情志失调

七情不遂，而至脏腑功能失调，气机紊乱，津液输布失常，脉络瘀滞，积久成毒。

4. 脏腑虚损

年老体衰，肾气不足，或久病消耗，耗气伤津，初损脾肺，久则及肾，正气虚衰，无力御邪，易受外邪侵袭，或受邪后无力驱邪外出导致毒邪流连，不易好转。

因此，肺癌是因虚得病，因虚致实，虚以阴虚、气阴两虚多见，实以气滞、血瘀、痰凝、毒聚为主，病位在肺，与脾、肾关系密切，是一种全身属虚，局部属实的疾病。

（二）中医辨证分型

1. 症候要素

临床上肺癌虚实夹杂，可数型并见。在既往研究基础上，结合文献报道以及国内中医肿瘤专家的意见，肺癌可分为以下 5 种症候要素。

（1）气虚症。

主症：神疲乏力，少气懒言，咳喘无力。

主舌：舌淡胖。

主脉：脉虚。

或见症：面色淡白，自汗，纳少，腹胀，气短，夜尿频多，畏寒肢冷。

或见舌：舌边齿痕，苔白滑，薄白苔。

或见脉：脉沉细，脉细弱，脉沉迟。

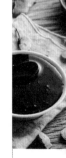

（2）阴虚症。

主症：五心烦热，口干咽燥，干咳少痰。

主舌：舌红少苔。

主脉：脉细数。

或见症：痰中带血，盗汗，大便干，小便短少，声音嘶哑，失眠。

或见舌：舌干裂，苔薄白或薄黄而干，花剥苔，无苔。

或见脉：脉洪数，脉强细数，脉沉细数。

（3）痰湿症。

主症：胸脘痞闷，恶心纳呆，咳吐痰涎。

主舌：舌淡苔白腻。

主脉：脉滑或濡。

或见症：胸闷喘憋，面浮肢肿，脘腹痞满，头晕目眩，恶心呕吐，大便溏稀。

或见舌：舌胖嫩，苔白滑，苔滑腻，苔厚腻，脓腐苔。

或见脉：脉浮滑，脉弦滑，脉濡滑，脉濡缓。

（4）血瘀症。

主症：胸部疼痛，刺痛固定，肌肤甲错。

主舌：舌质紫黯或有瘀斑、瘀点。

主脉：脉涩。

或见症：肢体麻木，出血，健忘，脉络瘀血（口唇、爪甲、肌表等），皮下瘀斑。

或见舌：舌胖嫩，苔白滑，苔滑腻，苔厚腻，脓腐苔。

或见脉：脉沉弦，脉结代，脉弦涩，脉沉细涩，牢脉。

（5）热毒症。

主症：口苦身热，尿赤便结，咳吐黄痰。

主舌：舌红或绛，苔黄而干。

主脉：脉滑数。

或见症：面红目赤，口苦，便秘，小便黄，出血，口渴饮冷，发热。

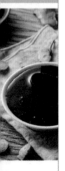

或见舌：舌有红点或芒刺，苔黄燥，苔黄厚。

或见脉：脉洪数，脉数，脉弦数。

2. 辨证方法

·符合主症 2 个，并见主舌、主脉者，即可辨为本症。

·符合主症 2 个，或见症 1 个，任何本症舌、脉者，即可辨为本症。

·符合主症 1 个，或见症不少于 2 个，任何本症舌、脉者，即可辨为本症 。

3. 辨证分型

治疗阶段	手术阶段	化疗阶段	放疗阶段	靶向治疗阶段	单纯中医治疗阶段
辨证分型	气血亏虚	脾胃不和	气阴两虚	血热毒盛	肺脾气虚
脾胃虚弱	气血亏虚	热毒瘀结	脾虚湿盛	痰湿瘀阻	
肝肾阴虚			热毒壅肺		
气阴两虚					

五、治疗原则

（一）中西医结合治疗

对于接受手术、放疗、化疗、分子靶向治疗且具备治疗条件的肺癌患者，采用中西医结合的治疗方式，在不同治疗阶段，分别发挥增强体质、促进康复、协同增效、减轻不良反应、巩固疗效等作用。在辨证用药的同时，应结合辨病治疗，把握肺癌正气不足、邪毒内存的基本病机，适当应用具有扶助正气和控制肿瘤作用的中药。

（二）单纯中医治疗

对于不适合或不接受手术、放疗、化疗、分子靶向治疗的肺癌患者，采用单纯中医治疗，发挥控制肿瘤、稳定病情、提高生存质量、延长生存期的作用。

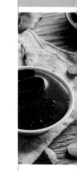

六、辨证膏方

（一）中西医结合治疗

1. 手术结合中医治疗

手术结合中医治疗是指在恶性肿瘤患者围手术期（中医防护治疗），或者手术后无须辅助治疗时（中医巩固治疗）所进行的中医治疗。恶性肿瘤患者在围手术期采用中医防护治疗促进术后康复，增强体质，为术后辅助治疗创造条件；采用中医巩固治疗，能够提高机体免疫功能，防治肿瘤复发转移。

（1）气血亏虚症。

【症候】　面色淡白或萎黄，唇甲淡白，神疲乏力，少气懒言，自汗，或肢体肌肉麻木，女性月经量少，舌体瘦薄，或者舌面有裂纹，苔少，脉虚细而无力。

【治法】　补气养血。

膏方：八珍汤加减

> 【来源】　《正体类要》。
>
> 【组成】　人参 100g、白术 100g、白茯苓 100g、当归100g、川芎 100g、白芍药 100g、熟地黄 100g、鸡血藤 300g、黄芪 450g、炙甘草 50g、生姜 30 片，大枣 50 枚。
>
> 【图解】

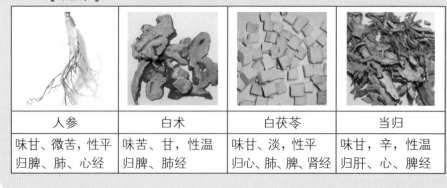

人参	白术	白茯苓	当归
味甘、微苦，性平归脾、肺、心经	味苦、甘，性温归脾、肺经	味甘、淡，性平归心、肺、脾、肾经	味甘、辛，性温归肝、心、脾经

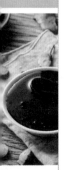

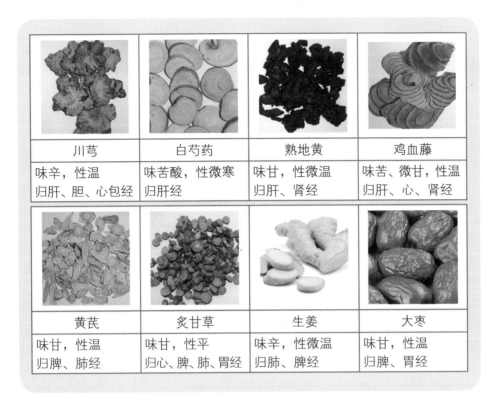

川芎	白芍药	熟地黄	鸡血藤
味辛，性温 归肝、胆、心包经	味苦酸，性微寒 归肝经	味甘，性微温 归肝、肾经	味苦、微甘，性温 归肝、心、肾经

黄芪	炙甘草	生姜	大枣
味甘，性温 归脾、肺经	味甘，性平 归心、脾、肺、胃经	味辛，性微温 归肺、脾经	味甘，性温 归脾、胃经

【制法】 上味共煎浓汁，文火熬糊，再入阿胶 150 克熔化，再加入白蜜 500 克收膏。

【用法】 每晨以沸水冲饮 1 匙。

【注意事项】 感冒时会加重感冒症状，或产生其他症状。月经来潮时会增加血气循环，造成经血量增加，严重时会造成血崩。脾胃虚寒者应先用理中汤调理脾胃的虚寒问题。体质湿热者，不适宜服用，应先祛湿清热方可服用。若使用期间发生异常反应，例如严重长痘痘、泻肚子、头晕或者流鼻血等，请立即停止服用。

【辨证加减】 兼痰湿内阻者，加半夏、陈皮、薏苡仁；若畏寒肢冷，食谷不化者，加补骨脂、肉苁蓉、鸡内金；若动则汗出，怕风等表虚不固之证，加防风、浮小麦。

（2）脾胃虚弱。

【症候】 纳呆食少，神疲乏力，大便稀溏，食后腹胀，面色萎黄，形体瘦弱，舌质淡，苔薄白。

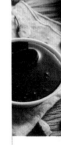

【治法】 健脾益胃。

膏方：补中益气汤加减

【来源】 《脾胃论》。

【组成】 黄芪480g、人参240g、白术200g、炙甘草60g、当归150g、陈皮200g、升麻100g、柴胡150g、白芍300g、何首乌200g、山药200g、生姜50g、大枣10枚。

【图解】

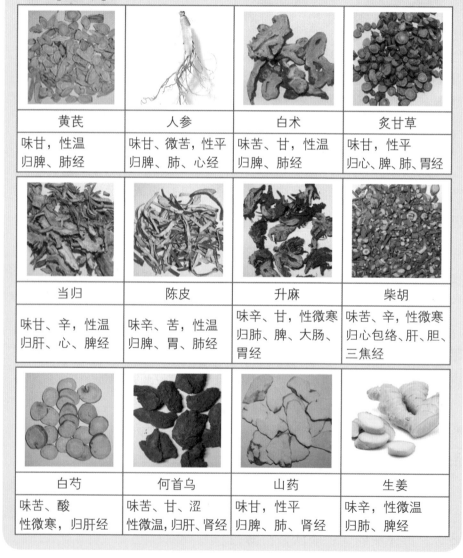

黄芪	人参	白术	炙甘草
味甘，性温 归脾、肺经	味甘、微苦，性平 归脾、肺、心经	味苦、甘，性温 归脾、肺经	味甘，性平 归心、脾、肺、胃经

当归	陈皮	升麻	柴胡
味甘、辛，性温 归肝、心、脾经	味辛、苦，性温 归脾、胃、肺经	味辛、甘，性微寒 归肺、脾、大肠、胃经	味苦、辛，性微寒 归心包络、肝、胆、三焦经

白芍	何首乌	山药	生姜
味苦、酸 性微寒，归肝经	味苦、甘、涩 性微温，归肝、肾经	味甘，性平 归脾、肺、肾经	味辛，性微温 归肺、脾经

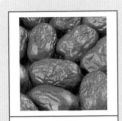

大枣
味甘，性温 归脾、胃经

【制法】　上味煎取浓汁，文火熬糊，再入阿胶 150 克熔化，再加入白蜜 500 克收膏。

【用法】　每晨以沸水冲饮 1 匙。

【注意事项】　忌服莱菔、蟹腥、辛辣等。如遇伤风停滞等暂缓再服可也。

【辨证加减】　若胃阴亏虚,加沙参、石斛、玉竹; 若兼痰湿证者,加茯苓、半夏、薏苡仁、瓜蒌。

2. 放射治疗结合中医治疗

放射治疗结合中医治疗是指在放疗期间所联合的中医治疗, 发挥放疗增敏、提高放疗疗效 (中医加载治疗), 防治放疗不良反应 (中医防护治疗) 的作用。

（1）热毒瘀结。

【症候】　发热，咽喉肿痛，皮肤黏膜溃疡，或见胸痛，呛咳，呼吸困难，呕血，呕吐，或见高热，头痛，大便秘结，舌红，苔黄或黄腻，脉滑数。多见于放射性肺炎、食管炎、皮炎，或者脑部放疗引起的脑水肿、颅内压升高。

【治法】　清热化痰，活血解毒。

膏方：清气化痰汤合桃红四物汤加减

【来源】 《医方考》《医宗金鉴》。

【组成】 黄芩200g、瓜蒌仁300g、半夏150g、胆南星250g、陈皮240g、杏仁210g、枳实150g、茯苓250g、桃仁150g、红花150g、当归300g、川芎200g、白芍300g、金银花300g、生地黄200g、玄参250g、知母240g、天花粉240g。

【图解】

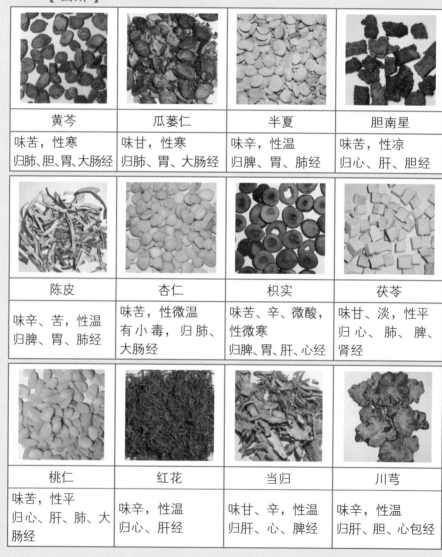

黄芩	瓜蒌仁	半夏	胆南星
味苦，性寒 归肺、胆、胃、大肠经	味甘，性寒 归肺、胃、大肠经	味辛，性温 归脾、胃、肺经	味苦，性凉 归心、肝、胆经
陈皮	杏仁	枳实	茯苓
味辛、苦，性温 归脾、胃、肺经	味苦，性微温 有小毒，归肺、大肠经	味苦、辛，微酸，性微寒 归脾、胃、肝、心经	味甘、淡，性平 归心、肺、脾、肾经
桃仁	红花	当归	川芎
味苦，性平 归心、肝、肺、大肠经	味辛，性温 归心、肝经	味甘、辛，性温 归肝、心、脾经	味辛，性温 归肝、胆、心包经

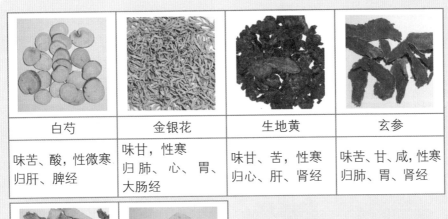

白芍	金银花	生地黄	玄参
味苦、酸，性微寒 归肝、脾经	味甘，性寒 归肺、心、胃、大肠经	味甘、苦，性寒 归心、肝、肾经	味苦、甘、咸，性寒 归肺、胃、肾经

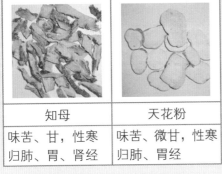

知母	天花粉
味苦、甘，性寒 归肺、胃、肾经	味苦、微甘，性寒 归肺、胃经

【制法】　上味煎取浓汁，文火熬糊，入鳖甲胶90克，白蜜500克，熔化收膏。

【用法】　清晨服30～35克，渐渐加至50克，开水冲调。

【注意事项】　忌服莱菔、蟹腥、辛辣等。

【辨证加减】　若局部皮肤红、肿、热、痛或破溃者，黄连、黄柏、虎杖煎汤外敷；若高热不退，加水牛角、白薇、紫雪丹；若头痛头晕重者，加牛膝、泽泻；若胃阴伤、胃失和降者，加石斛、竹茹、旋覆花；若大便秘结，加大黄。

（2）气阴亏虚。

【症候】　神疲乏力，少气懒言，干咳少痰或痰中带血，口干，纳呆，胸闷气短，面色淡白或晦滞，舌淡红或胖，苔白干或无苔，脉细或细数多见于放射性损伤后期，或迁延不愈，损伤正气者。

【治法】　益气养阴。

膏方：百合固金汤加减

【来源】 《医方集解》。

【组成】 生地黄200g、熟地黄200g、当归200g、白芍200g、甘草60g、百合260g、贝母150g、麦冬240g、桔梗200g、玄参260g、党参260g、五味子170g、黄芪300g、山药240g、枸杞子270g、黄精200g。

【图解】

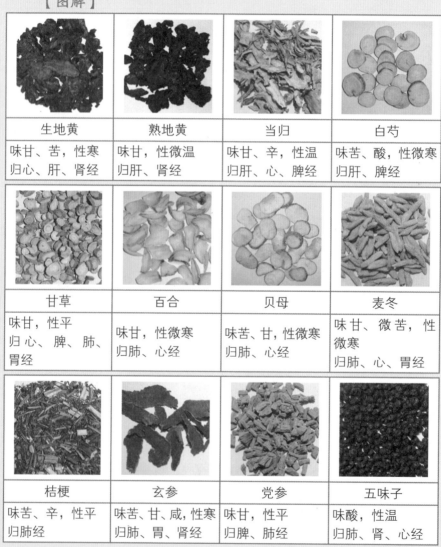

生地黄	熟地黄	当归	白芍
味甘、苦，性寒归心、肝、肾经	味甘，性微温归肝、肾经	味甘、辛，性温归肝、心、脾经	味苦、酸，性微寒归肝、脾经
甘草	百合	贝母	麦冬
味甘，性平归心、脾、肺、胃经	味甘，性微寒归肺、心经	味苦、甘，性微寒归肺、心经	味甘、微苦，性微寒归肺、心、胃经
桔梗	玄参	党参	五味子
味苦、辛，性平归肺经	味苦、甘、咸，性寒归肺、胃、肾经	味甘，性平归脾、肺经	味酸，性温归肺、肾、心经

中医
肿瘤病证
调养膏方

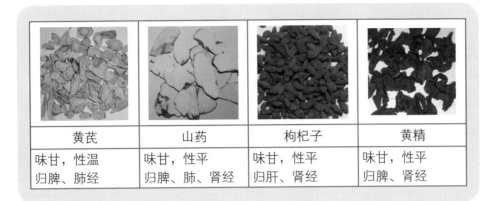

黄芪	山药	枸杞子	黄精
味甘，性温 归脾、肺经	味甘，性平 归脾、肺、肾经	味甘，性平 归肝、肾经	味甘，性平 归脾、肾经

【制法】 上味煎取浓汁，文火熬糊，入龟甲胶 90 克、阿胶 90 克、蜂蜜 500 克，熔化收膏。

【用法】 每晨以沸水冲饮 1 匙。

【注意事项】 忌服莱菔、蟹腥、辛辣等。如遇伤风停滞等暂缓再服可也。

【辨证加减】 若纳呆纳差，加焦三仙、生谷芽、砂仁；若痰中带血，加白及、花蕊石、三七；若兼血虚，加丹参；若久病阴损及阳，加菟丝子、肉桂。

3. 化疗结合中医治疗

化疗结合中医治疗是指在化疗期间所联合的中医治疗，发挥提高化疗疗效（中医加载治疗），防治化疗不良反应（中医防护治疗）的作用。

（1）脾胃不和。

【症候】 胃脘饱胀，食欲减退，恶心，呕吐，腹胀或腹泻，舌体多胖大，舌苔薄白、白腻或黄腻。

【治法】 健脾和胃，降逆止呕。

膏方：旋覆代赭汤加减

【来源】 《伤寒论》。

【组成】 旋覆花 90g、人参 60g、生姜 100g、代赭石 90g、炙甘草60g、半夏90g、枳实90g、香附70g、青皮80g、大枣40枚。

【图解】

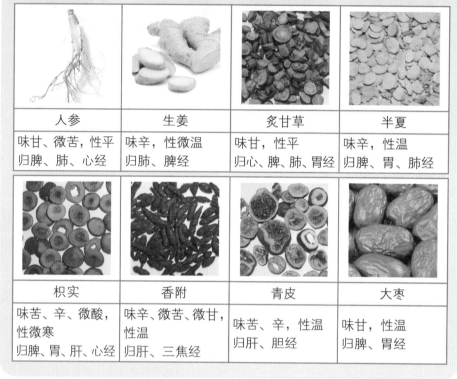

人参	生姜	炙甘草	半夏
味甘、微苦，性平 归脾、肺、心经	味辛，性微温 归肺、脾经	味甘，性平 归心、脾、肺、胃经	味辛，性温 归脾、胃、肺经

枳实	香附	青皮	大枣
味苦、辛、微酸， 性微寒 归脾、胃、肝、心经	味辛、微苦、微甘， 性温 归肝、三焦经	味苦、辛，性温 归肝、胆经	味甘，性温 归脾、胃经

【制法】　上味煎取浓汁，文火熬糊，入龟板胶90克，白蜜500克，熔化收膏。

【用法】　每次服10～15克，每日2次，在两餐之间，用温开水冲服。

【注意事项】　胃虚有热之呕吐、呃逆、嗳气者不宜使用本方。

【辨证加减】　若脾胃虚寒者，加吴茱萸、党参、焦白术；若肝气犯胃者，加炒柴胡、佛手、白芍。

（2）气血亏虚。

【症候】　疲乏，精神不振，头晕，气短，纳少，虚汗，面色淡白或萎黄，脱发，或肢体肌肉麻木，女性月经量少，舌体瘦薄，或者舌面有裂纹，苔少，脉虚细而无力。多见于化疗引起的疲乏或

中医
肿瘤病证
调养膏方

骨髓抑制。

【治法】 补气养血。

膏方：八珍汤加减，或当归补血汤加减，或十全大补汤加减

【来源】 《正体类要》《内外伤辨惑论》《太平惠民和剂局方》。

【组成】 人参 250g、白术 200g、茯苓 300g、当归 250g、川芎 200g、白芍 240g、熟地黄 300g、山药 240g、黄芪 300g、鸡血藤 300g。

【图解】

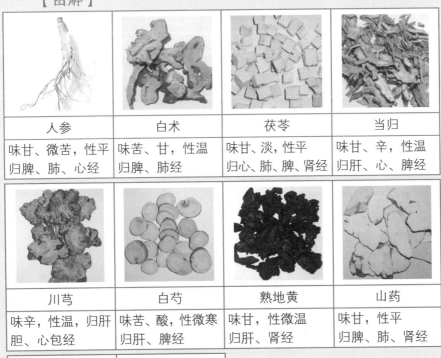

人参	白术	茯苓	当归
味甘、微苦，性平 归脾、肺、心经	味苦、甘，性温 归脾、肺经	味甘、淡，性平 归心、肺、脾、肾经	味甘、辛，性温 归肝、心、脾经
川芎	白芍	熟地黄	山药
味辛，性温，归肝 胆、心包经	味苦、酸，性微寒 归肝、脾经	味甘，性微温 归肝、肾经	味甘，性平 归脾、肺、肾经

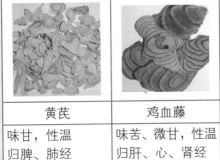

黄芪	鸡血藤
味甘，性温 归脾、肺经	味苦、微甘，性温 归肝、心、肾经

【制法】　上味煎取浓汁，文火熬糊，入阿胶150克，蜂蜜500克，熔化收膏。

【用法】　每晨以沸水冲饮1匙。

【注意事项】　忌服莱菔、蟹腥、辛辣等。如遇伤风停滞等暂缓再服可也。

【辨证加减】　兼痰湿内阻者，加半夏、陈皮、薏苡仁；若畏寒肢冷，食谷不化者，加补骨脂、肉苁蓉、鸡内金。

（3）肝肾阴虚。

【症候】　腰膝酸软，耳鸣，五心烦热，颧红盗汗，口干咽燥，失眠多梦，舌红苔少，脉细数。多见于化疗引起的骨髓抑制或脱发。

【治法】　滋补肝肾。

膏方：六味地黄丸加减

【来源】　《小儿药证直诀》。

【组成】　熟地黄270g、制山茱萸210g、山药210g、泽泻210g、牡丹皮270g、茯苓210g、玉竹150g、百合150g、黄精160g、益智仁150g、枸杞子200g。

【图解】

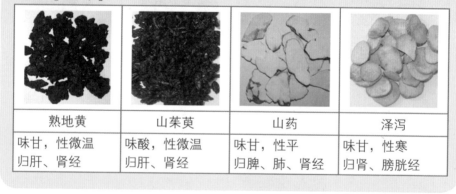

熟地黄	山茱萸	山药	泽泻
味甘，性微温 归肝、肾经	味酸，性微温 归肝、肾经	味甘，性平 归脾、肺、肾经	味甘，性寒 归肾、膀胱经

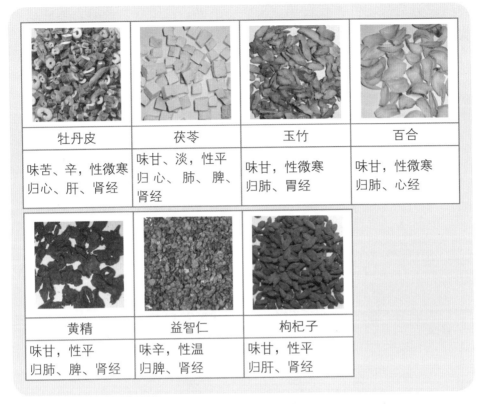

牡丹皮	茯苓	玉竹	百合
味苦、辛，性微寒 归心、肝、肾经	味甘、淡，性平 归心、肺、脾、肾经	味甘，性微寒 归肺、胃经	味甘，性微寒 归肺、心经

黄精	益智仁	枸杞子
味甘，性平 归肺、脾、肾经	味辛，性温 归脾、肾经	味甘，性平 归肝、肾经

【制法】　上味煎取浓汁，文火熬糊，入龟甲胶 150 克，饴糖 500 克，熔化收膏。

【用法】　每晨以沸水冲饮 1 匙。

【注意事项】　忌服莱菔、蟹腥、辛辣等。

【辨证加减】　若阴虚内热重者，加墨旱莲、女贞子、生地黄；若阴阳两虚者加菟丝子、杜仲、补骨脂；兼脱发者，加制首乌、黑芝麻。

4. 生物靶向治疗结合中医治疗

生物靶向治疗结合中医治疗是指在生物靶向治疗期间所联合的中医治疗，发挥延缓疾病进展（中医加载治疗），防治生物靶向治疗不良反应（中医防护治疗）的作用。

（1）血热毒盛。

【症候】　全身皮肤瘙痒，疹出色红，分布多以上半身为主，鼻唇口旁为甚，可伴有发热、头痛、咳嗽，舌质红，苔薄，脉浮数。多见于生物靶向治疗引起的皮疹、瘙痒等不良反应。

【治法】 凉血解毒。

膏方：清瘟败毒饮加减

【来源】 《疫疹一得》。

【组成】 生石膏210g、生地黄260g、乌犀角170g、生栀子210g、桔梗230g、黄芩150g、知母210g、赤芍300g、玄参300g，连翘150g、竹叶150g、甘草60g、牡丹皮150g、黄连60g。

【图解】

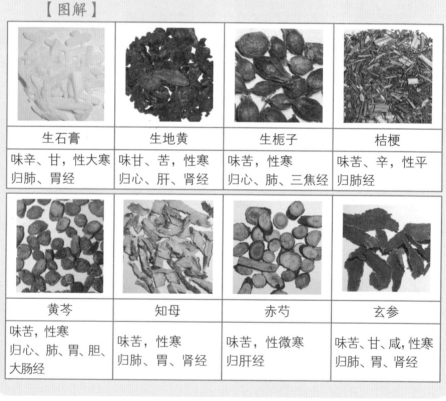

生石膏	生地黄	生栀子	桔梗
味辛、甘，性大寒 归肺、胃经	味甘、苦，性寒 归心、肝、肾经	味苦，性寒 归心、肺、三焦经	味苦、辛，性平 归肺经

黄芩	知母	赤芍	玄参
味苦，性寒 归心、肺、胃、胆、大肠经	味苦，性寒 归肺、胃、肾经	味苦，性微寒 归肝经	味苦、甘、咸，性寒 归肺、胃、肾经

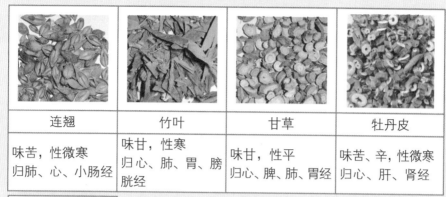

连翘	竹叶	甘草	牡丹皮
味苦，性微寒 归肺、心、小肠经	味甘，性寒 归心、肺、胃、膀胱经	味甘，性平 归心、脾、肺、胃经	味苦、辛，性微寒 归心、肝、肾经

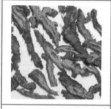

黄连
味苦，性寒 归心、肝、胆、胃、大肠、脾经

【制法】　上味煎取浓汁，文火熬糊，入龟甲胶 150 克，白蜜 500 克，熔化收膏。

【用法】　每晨以沸水冲饮 1 匙。

【注意事项】　忌食辛辣、生冷油腻不易消化食物。

【辨证加减】　若头痛殊甚，两目昏花者，加菊花、夏枯草。

（2）脾虚湿盛。

【症候】　腹胀、大便稀溏，脘痞食少，肢体倦怠，舌苔薄白腻。多见于生物靶向治疗引起的腹泻等不良反应。

【治法】　健脾利湿，涩肠止泻。

【来源】 《太平惠民和剂局方》《六科证治准绳》。

【组成】 党参250g、茯苓270g、白术300g、白扁豆270g、陈皮240g、山药300g、薏苡仁300g、补骨脂220g、肉豆蔻210g、五味子270g、吴茱萸230g。

【图解】

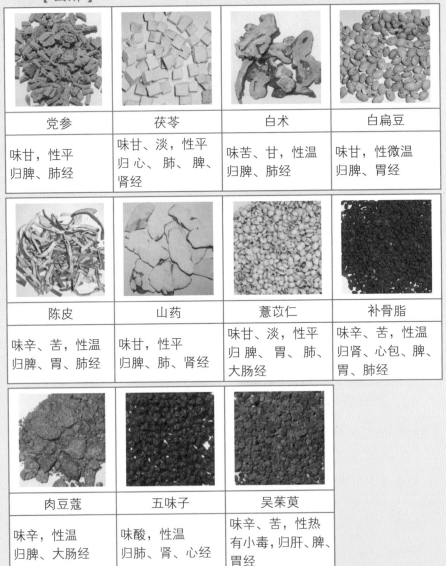

党参	茯苓	白术	白扁豆
味甘，性平 归脾、肺经	味甘、淡，性平 归心、肺、脾、肾经	味苦、甘，性温 归脾、肺经	味甘，性微温 归脾、胃经
陈皮	山药	薏苡仁	补骨脂
味辛、苦，性温 归脾、胃、肺经	味甘，性平 归脾、肺、肾经	味甘、淡，性平 归脾、胃、肺、大肠经	味辛、苦，性温 归肾、心包、脾、胃、肺经
肉豆蔻	五味子	吴茱萸	
味辛，性温 归脾、大肠经	味酸，性温 归肺、肾、心经	味辛、苦，性热 有小毒，归肝、脾、胃经	

【制法】 上味煎取浓汁，文火熬糊，入龟板胶 150 克，白蜜 500 克，熔化收膏。

【用法】 每晨以沸水冲饮 1 匙。

【注意事项】 忌食辛辣、生冷油腻不易消化食物，忌食萝卜。

【辨证加减】 若湿热内蕴者，加马齿苋、败酱草：若腹痛里急后重明显者，加木香，槟榔。

（二）单纯中医治疗

1. 肺脾气虚

【症候】 咳喘不止，短气乏力，痰多稀白，食欲不振，腹胀便溏，声低懒言，舌淡苔白，脉细弱。

【治法】 健脾补肺，益气化痰。

膏方：六君子汤加减

【来源】 《校注妇人良方》。

【组成】 人参 90g、白术 90g、茯苓 90g、炙甘草 60g、陈皮 30g、半夏 45g、瓜蒌 60g、贝母 90g、杏仁 60g、苏子 60g、黄芪 90g、山药 70g。

【图解】

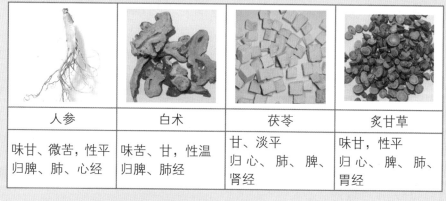

人参	白术	茯苓	炙甘草
味甘、微苦，性平 归脾、肺、心经	味苦、甘，性温 归脾、肺经	甘、淡平 归心、肺、脾、肾经	味甘，性平 归心、脾、肺、胃经

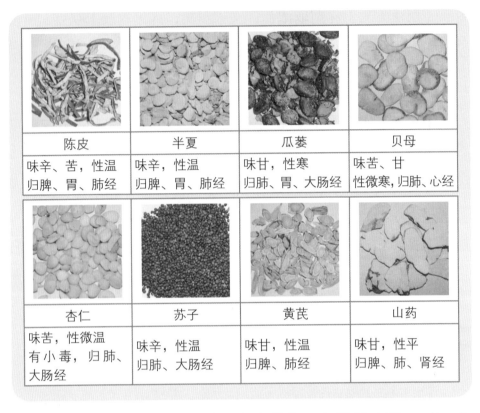

陈皮	半夏	瓜蒌	贝母
味辛、苦，性温 归脾、胃、肺经	味辛，性温 归脾、胃、肺经	味甘，性寒 归肺、胃、大肠经	味苦、甘 性微寒,归肺、心经

杏仁	苏子	黄芪	山药
味苦，性微温 有小毒，归肺、大肠经	味辛，性温 归肺、大肠经	味甘，性温 归脾、肺经	味甘，性平 归脾、肺、肾经

【制法】 上味煎取浓汁，文火熬糊，入枇杷叶膏90克，龟甲胶90克，蜂蜜500克，熔化收膏。

【用法】 每次服15～20克，每日2次，餐前用温开水冲服。

【注意事项】 忌食辛辣、生冷油腻不易消化食物，忌食萝卜。不适用于口干舌燥，大便干结者。真阴亏虚者禁服。

【辨证加减】 痰湿盛者,加生苡仁、川贝、炒莱菔子; 肾气虚者,加蛤蚧、五味子、枸杞子。

2. 痰湿瘀阻

【症候】 咳嗽痰多，质黏色白易咯出，胸闷，甚则气喘痰鸣，舌淡苔白腻脉滑。或走窜疼痛，急躁易怒，胸部刺痛拒按，舌质紫黯或见瘀斑，脉涩。

【治法】 化痰祛湿，化瘀散结。

膏方：二陈汤加减

【来源】 《太平惠民和剂局方》。

【组成】 半夏、橘红各 150g、茯苓 90g、炙甘草 50g、前胡 60g、竹茹 60g、佩兰 60g、藿香 50g、砂仁 60g、白豆蔻 50g、生姜 30 片，乌梅 10 个。

【图解】

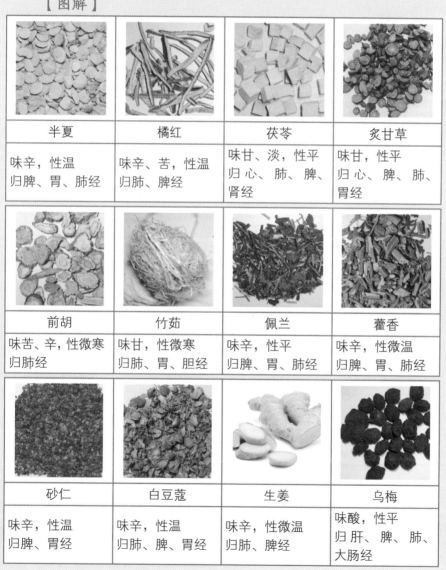

半夏	橘红	茯苓	炙甘草
味辛，性温 归脾、胃、肺经	味辛、苦，性温 归肺、脾经	味甘、淡，性平 归心、肺、脾、肾经	味甘，性平 归心、脾、肺、胃经

前胡	竹茹	佩兰	藿香
味苦、辛，性微寒 归肺经	味甘，性微寒 归肺、胃、胆经	味辛，性平 归脾、胃、肺经	味辛，性微温 归脾、胃、肺经

砂仁	白豆蔻	生姜	乌梅
味辛，性温 归脾、胃经	味辛，性温 归肺、脾、胃经	味辛，性微温 归肺、脾经	味酸，性平 归肝、脾、肺、大肠经

【制法】 上味煎取浓汁，文火熬糊，入枇杷叶膏90克，龟甲胶90克，蜂蜜500克，熔化收膏。

【用法】 每晨以沸水冲饮1匙。

【注意事项】 吐血、消渴、阴虚、血虚者忌用本方。

【辨证加减】 痰热盛者，加瓜蒌、黄芩、鱼腥草。

3. 热毒壅肺

【症候】 身有微热，咳嗽痰多，甚则咳吐腥臭脓血，气急胸痛，便秘口干，舌红，苔黄腻，脉滑数。

【治法】 清热解毒。

膏方：千金苇茎汤加减

【来源】 《金匮要略》。

【组成】 苇茎600g、薏苡仁300g、冬瓜仁240g、桃仁90g、金银花300g、连翘150g、射干140g、赤芍300g、生地黄300g、玄参210g、前胡90g、竹茹90g。

【图解】

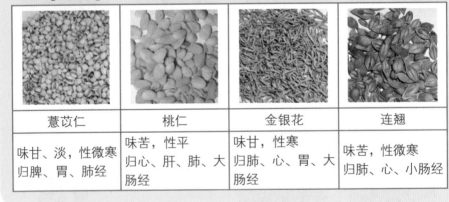

薏苡仁	桃仁	金银花	连翘
味甘、淡，性微寒 归脾、胃、肺经	味苦，性平 归心、肝、肺、大肠经	味甘，性寒 归肺、心、胃、大肠经	味苦，性微寒 归肺、心、小肠经

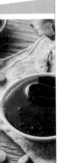

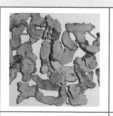	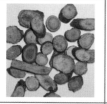	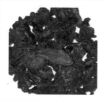	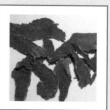
射干	赤芍	生地黄	玄参
味苦，性寒 归肺、肝经	味苦，性微寒 归肝经	味甘、苦，性寒 归心、肝、肾经	味苦、甘、咸，性寒 归肺、胃、肾经
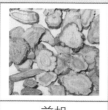	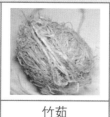		
前胡	竹茹		
味苦、辛，性微寒 归肺经	味甘，性微寒 归肺、胃、胆经		

【制法】　上味煎取浓汁，文火熬糊，入鳖甲胶 140 克，蜂蜜 500 克，熔化收膏。

【用法】　每次服 6 ~ 10 克，每日 2 次，在两餐之间，用温开水冲服。

【注意事项】　忌食辛辣、生冷油腻不易消化食物。不适用于便溏，咯血者。

【辨证加减】　若咳痰黄稠不利，加射干、瓜蒌、贝母；胸满而痛，转侧不利者，加乳香、没药、郁金；烦渴者，加生石膏、天花粉。

4. 气阴两虚

【症候】　干咳少痰，咳声低弱，痰中带血，气短喘促，神疲乏力，恶风，自汗或盗汗，口干不欲多饮，舌质淡红有齿印，苔薄白，脉细弱。

【治法】　益气养阴。

膏方：生脉散合沙参麦冬汤加减

【来源】 《内外伤辨惑论》《温病条辨》。

【组成】 太子参150g、麦冬200g、五味子200g、沙参210g、知母240g、生地黄300g、女贞子210g、白芍210g、当归240g、枇杷叶170g、白术170g、炙甘草60g。

【图解】

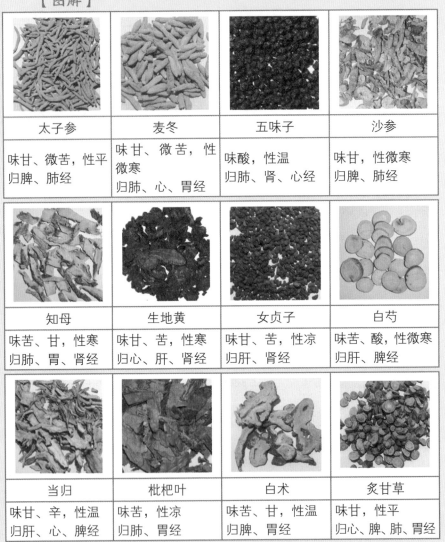

太子参	麦冬	五味子	沙参
味甘、微苦，性平 归脾、肺经	味甘、微苦，性微寒 归肺、心、胃经	味酸，性温 归肺、肾、心经	味甘，性微寒 归脾、肺经
知母	生地黄	女贞子	白芍
味苦、甘，性寒 归肺、胃、肾经	味甘、苦，性寒 归心、肝、肾经	味甘、苦，性凉 归肝、肾经	味苦、酸，性微寒 归肝、脾经
当归	枇杷叶	白术	炙甘草
味甘、辛，性温 归肝、心、脾经	味苦，性凉 归肺、胃经	味苦、甘，性温 归脾、胃经	味甘，性平 归心、脾、肺、胃经

【制法】 上味煎取浓汁，文火熬糊，入阿胶140克，蜂蜜

500 克，熔化收膏。

【用法】 每晨以沸水冲饮 1 匙。

【注意事项】 忌食辛辣、生冷油腻不易消化食物。

【辨证加减】 咳嗽重者，加杏仁、桔梗、贝母；阴虚发热者，加银柴胡、地骨皮、知母。

第二节　乳腺癌常用膏方

一、中西概述

乳腺癌是乳腺导管上皮细胞在各种内外致癌因素的作用下失去正常特性异常增生，以致超过自我修复限度而发生的疾病。临床以乳腺肿块为主要表现，与其他恶性肿瘤相比具有发病率高、侵袭性强但病情进展缓慢、自然生存期长等特点。乳腺癌是一种女性最常见和致死率最高的恶性肿瘤。年龄、家族史、遗传和内分泌因素对乳腺癌的发生有较大的影响，饮食、饮酒和外源激素的应用（避孕及激素替代疗法）对乳腺癌的发生也有影响。微观上特殊基因的突变，尤其是 BRCA1 和 BRCA2 在乳腺癌的发生发展上起着重要作用。

中医很早就注意到了乳腺恶性肿瘤的存在。乳腺癌在中医文献中常被冠之以"乳石痈""乳岩""妬乳""乳癌""乳栗""乳痞""妒乳""乳痛坚""乳毒""苟抄乳""石榴翻花发"等名称。

二、临床表现

早期乳腺癌往往不具备典型的症状和体征，不易引起重视，常通过体检或乳腺癌筛查发现。以下为乳腺癌的典型体征。

（一）症状

乳腺肿块为乳腺癌的首发症状，当肿瘤细胞继续生长，侵及局部相邻组织时，可引起一系列相应临床症状或体征。

（二）体征

1. 乳房肿块

常为乳腺癌的最常见体征，约80%以上的乳腺癌患者以乳腺肿块为首发症状。多数患者为无意中触知，不伴或偶伴疼痛，多为单发，质地较硬，增大较快，可活动，如侵及胸肌或胸壁则活动差或固定。肿块表面皮肤可呈橘皮样改变。

2. 乳头改变

乳头脱屑和糜烂是 Paget 病的特有表现，乳头内陷为癌侵及皮肤和乳头的表现，部分患者可见乳头血性溢液，有溢液患者适宜行乳腺导管内镜检查。

3. 区域淋巴肿大

腋窝和锁骨上淋巴结肿大、质硬、活动、融合或固定。

4. 晚期乳腺癌表现

血行转移至肺、肝、骨、脑而出现相应的临床表现。

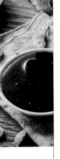

中医
肿瘤病证
调养膏方

三、辅助检查

（一）影像学检查

1. 乳腺 X 线照相检查

可见乳腺内密度增高、边缘不规则的肿块阴影，有时中心可见钙化，如 1 平方厘米范围内钙化点超过 5 个则应警惕恶性。

2. 乳腺 B 超检查

非创伤性，可同时检查双腋下淋巴结，对乳腺组织致密者较有价值。B 超下可见形状不规则的低回声区，准确率 80% ～ 85%，如能同时发现腋窝淋巴结肿大、融合、固定则提示乳腺肿块很可能是乳腺癌。对有病理性溢液的患者，可行导管造影或导管镜检查以观察导管有无中段扩张，受压移位和占位性病变。

（二）病理或细胞学检查

病理或细胞学检查的诊断准确性高。主要包括：

1. 乳头分泌物细胞学检查

无创且操作简便，但阳性率低，仅适用于有乳头溢液者。

2. 肿块穿刺检查

细针针吸细胞学涂片或 B 超引导下穿刺活检，应用简单，准确性高，创伤小。

3. 切除活检

先做肿物整块切除，冷冻切片病理确诊后行乳腺癌保乳手术或扩大切除术。

（三）肿瘤标志物检查

1. CA153

其表达与乳腺癌的分化程度和雌激素受体状态有关，分化好的肿瘤和雌激素受体阳性者 CA153 阳性率较高。

2. CEA

绝大多数浸润性导管癌患者 CEA 为阳性，原位癌和小叶癌的阳性率仅为 30%，而良性病变很少见阳性。

（四）乳腺癌内分泌受体检查

雌激素受体（ER）、孕激素受体（PR）检查是乳腺癌病理检查必须包括的项目，阳性者内分泌治疗有效，检测结果决定术后治疗方案的选择和患者的预后。

（五）基因检查

1. CerB-2（HER2/neu）

结果阳性者，靶向治疗有效，阴性者靶向治疗无效。是否阳性

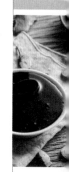

影响到化疗方案和生物治疗方案的选择以及患者的预后。

2. BRCA 基因检查

遗传性乳腺癌占全部乳腺癌的 5% ~ 10%，BRCA 基因突变发生于 70% 的遗传性乳腺癌中。

四、中医辨证

（一）病因病机认识

中医认为，乳腺癌的成因包括外因和内因两方面。本病的发生与肝、脾、冲脉、任脉关系最为密切。正虚为乳腺癌致病之本，气滞、血瘀、痰湿为本病之标。所以"扶正祛邪"是中医治疗乳腺癌的宗旨和总则。

1. 感受外邪

足阳明胃经经气衰弱，风寒之气外袭，邪气客于经络，导致气血运行涩滞，结成乳岩。

2. 情志因素

忧怒抑郁，情志失调，肝郁气逆犯脾，脾失健运，加之嗜食肥甘厚味，则痰湿内生，气滞、血瘀、痰湿相互搏结于乳络形成乳岩。

3. 肝肾亏虚

年事已高致肝肾亏虚，或房劳过度致冲任失调，气血不足，经络气血运行不畅，气滞、血瘀阻于乳络而发病。

（二）中医辨证分型

1. 症候要素

临床上乳腺癌虚实夹杂，可数型并见。根据患者的临床表现，在既往研究基础上，结合文献报道以及国内中医肿瘤专家意见，乳腺癌可分为以下 6 种症候要素：

（1）气虚症。

主症：神疲乏力，少气懒言，胸闷气短。

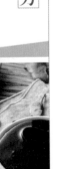

中医
肿瘤病证
调养膏方

主舌：舌淡胖。

主脉：脉虚。

或见症：食少纳呆，形体消瘦，自汗，畏寒肢冷。

或见舌：舌边齿痕，苔白滑，薄白苔。

或见脉：脉沉细，脉细弱，脉沉迟。

（2）阴虚症。

主症：五心烦热，口咽干燥，潮热盗汗。

主舌：舌红少苔。

主脉：脉细数。

或见症：口咽干燥，面色潮红，失眠，消瘦，大便干结，小便短少。

或见舌：舌干裂，苔薄白或薄黄而干，花剥苔，无苔。

或见脉：脉浮数，脉弦细数，脉沉细数。

（3）痰湿症。

主症：胸脘痞闷，恶心纳呆，呕吐痰涎。

主舌：舌淡苔白腻。

主脉：脉滑或濡。

或见症：口渴少饮，口黏纳呆，头身困重，痰核。

或见舌：舌胖嫩，苔白滑，苔滑腻，苔厚腻，脓腐苔。

或见脉：脉浮滑，脉弦滑，脉濡滑，脉濡缓。

（4）血瘀症。

主症：乳房包块，刺痛固定，肌肤甲错。

主舌：舌质紫黯或有瘀斑、瘀点。

主脉：脉涩。

或见症：面色黧黑，唇甲青紫，阴道出血色暗瘀血，或夹血块。

或见舌：舌胖嫩，苔白滑，苔滑腻，苔厚腻，脓腐苔。

或见脉：脉沉弦，脉结代，脉弦涩，脉沉细涩，牢脉。

（5）热毒症。

主症：口苦身热，尿赤便结，局部肿痛。

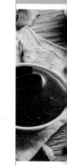

主舌：舌红或绛，苔黄而干。

主脉：脉滑数。

或见症：发热，面红目赤，口苦，便秘，小便黄，出血，疮疡痈肿，口渴饮冷。

或见舌：舌有红点或芒刺，苔黄燥，苔黄厚黏腻。

或见脉：脉洪数，脉数，脉弦数。

（6）气滞症。

主症：胸胁胀满，痛无定处。

主舌：舌淡黯。

主脉：脉弦。

或见症：烦躁易怒，情志抑郁或喜叹息，嗳气或呃逆。

或见舌：舌边红，苔薄白，苔薄黄，苔白腻或黄腻。

或见脉：脉弦细。

2. 辨证方法

·符合主症 2 个，并见主舌、主脉者，即可辨为本症。

·符合主症 2 个，或见症 1 个，任何本症舌、脉者，即可辨为本症。

·符合主症 1 个，或见症不少于 2 个，任何本证舌、脉者，即可辨为本证。

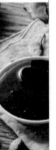

五、治疗原则

（一）中西医结合治疗原则

对于接受手术、放疗、化疗、内分泌治疗、靶向治疗且具备治疗条件的乳腺癌患者，采用中西医结合的治疗方式。西医治疗根据 ESMO 乳腺癌指南的治疗原则进行。中医根据治疗阶段的不同，可以分为以下 4 种治疗方法：

1. 中医防护治疗

适应人群：围手术期、放化疗、内分泌治疗、靶向治疗期间的患者。

治疗原则：以扶正为主。

治疗目的：减轻手术、放化疗、内分泌治疗、靶向治疗等治疗手段引起的不良反应，促进机体功能恢复，改善症状，提高生存质量。

治疗手段：辨证汤药 ± 口服中成药 ± 中药注射剂 ± 其他中医治法。

治疗周期：围手术期，或与放疗、化疗、内分泌治疗、靶向治疗等治疗手段同步。

2. 中医加载治疗

适应人群：有合并症，老年 PS 评分 2，不能耐受多药化疗而选择单药化疗的患者。

治疗原则：以祛邪为主。

治疗目的：提高上述治疗手段的疗效。

治疗手段：中药注射剂 ± 辨证汤药 ± 口服中成药 ± 其他中医治法。

治疗周期：与化疗同步。

3. 中医巩固治疗

适应人群：手术后无须辅助治疗或已完成辅助治疗的患者。

治疗原则：扶正祛邪。

治疗目的：防止复发转移，改善症状，提高生存质量。

治疗手段：辨证汤药 ± 口服中成药 ± 中药注射剂 ± 其他中医治法。

治疗周期：3 个月为 1 个治疗周期。

4. 中医维持治疗

适应人群：放化疗后疾病稳定的带瘤患者。

治疗原则：扶正祛邪。

治疗目的：控制肿瘤生长，延缓疾病进展或下一阶段放化疗时间，提高生存质量，延长生存时间。

治疗手段：中药注射剂 ± 辨证汤药 ± 口服中成药 ± 其他中医

治法。

治疗周期：2个月为1个治疗周期。

（二）单纯中医治疗原则

适应人群：不适合或不接受手术、放疗、化疗、内分泌治疗、靶向治疗的患者。

治疗原则：扶正祛邪。

治疗目的：控制肿瘤生长，减轻症状，提高生存质量，延长生存时间。

治疗手段：中药注射剂 ± 口服中成药 ± 辨证汤药 ± 中医其他疗法。

治疗周期：2个月为1个治疗周期。

六、辨证膏方

（一）中西医结合治疗

中西医结合治疗要采取辨病与辨证相结合的原则，根据不同的病理类型、不同的西医治疗背景、不同的临床表现，对于接受手术、放疗、化疗、内分泌治疗且具备治疗条件的乳腺癌患者，予以不同的中医药治疗。在不同治疗阶段，分别发挥增强体质、促进康复、协同增效、减轻不良反应、巩固疗效等作用。

1. 膏方结合手术治疗

（1）气血亏虚。

【症候】 神疲乏力，气短懒言，面色淡白或萎黄，头晕目眩，唇甲色淡，心悸失眠，便不成形或脱肛下坠，舌淡脉弱。

【治法】 补气养血。

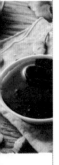

膏方：八珍汤加减

【来源】 《正体类要》。

【组成】 人参 150g、白术 200g、茯苓 200g、当归 200g、川芎 150g、白芍 150g、熟地黄 150g、炙甘草 150g。

【图解】

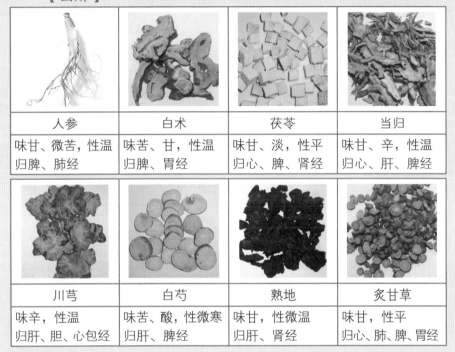

人参	白术	茯苓	当归
味甘、微苦，性温 归脾、肺经	味苦、甘，性温 归脾、胃经	味甘、淡，性平 归心、脾、肾经	味甘、辛，性温 归心、肝、脾经
川芎	白芍	熟地	炙甘草
味辛，性温 归肝、胆、心包经	味苦、酸，性微寒 归肝、脾经	味甘，性微温 归肝、肾经	味甘，性平 归心、肺、脾、胃经

【制法】 以上药加水煎煮 3 次，滤汁去渣，合并 3 次滤液，加热浓缩为清膏状，再加冰糖 300 克收膏即成。

【用法】 每次服 15～20 克，每日 2 次，在两餐之间，用温开水冲服。

【注意事项】 感冒、发热期间禁服。

（2）脾胃虚弱。

【症候】 纳呆食少，神疲乏力，大便稀溏，食后腹胀，面色萎黄，形体瘦弱，舌质淡，苔薄白。

【治法】 健脾益胃。

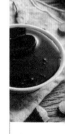

膏方：补中益气汤加减

【来源】 《脾胃论》。

【组成】 黄芪 200g、人参 150g、白术 200g、炙甘草 150g、当归 150g、陈皮 100g、升麻 100g、柴胡 150g、生姜 100g、大枣 100g。

【图解】

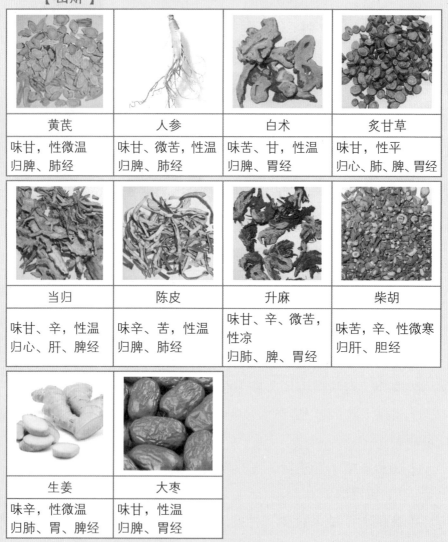

黄芪	人参	白术	炙甘草
味甘，性微温 归脾、肺经	味甘、微苦，性温 归脾、肺经	味苦、甘，性温 归脾、胃经	味甘，性平 归心、肺、脾、胃经

当归	陈皮	升麻	柴胡
味甘、辛，性温 归心、肝、脾经	味辛、苦，性温 归脾、肺经	味甘、辛、微苦，性凉 归肺、脾、胃经	味苦，辛，性微寒 归肝、胆经

生姜	大枣
味辛，性微温 归肺、胃、脾经	味甘，性温 归脾、胃经

【制法】 以上药加水煎煮 3 次，滤汁去渣，合并 3 次滤液，

中医
肿瘤病证
调养膏方

加热浓缩为清膏状，再加冰糖 300 克收膏即成。

【用法】 每次服 15 ~ 20 克，每日 2 次，在两餐之间，用温开水冲服。

【注意事项】 不宜和感冒类药物同时服用；服用时不宜同时服用藜芦或其制剂；宜空腹或饭前服用，亦可在进食时同时服用。

2. 膏方结合化疗治疗

是指在化疗期间所联合的中医治疗，发挥提高化疗疗效（中医加载治疗），防治化疗不良反应（中医防护治疗）的作用。

（1）脾胃不和。

【症候】 胃脘饱胀、食欲减退、恶心、呕吐、腹胀或腹泻，舌体多胖大，舌苔薄白、白腻或黄腻。多见于化疗引起的消化道反应。

【治法】 降逆化痰，益气和胃。

膏方一：旋覆代赭汤加减

【来源】 《伤寒论》。

【组成】 旋覆花 150g、人参 100g、生姜 150g、代赭石 50g、甘草 100g、半夏 150g、大枣 150g。

【图解】

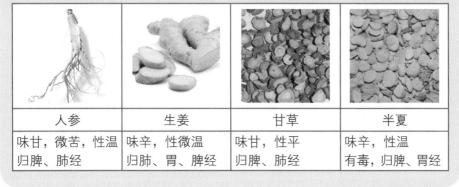

人参	生姜	甘草	半夏
味甘，微苦，性温 归脾、肺经	味辛，性微温 归肺、胃、脾经	味甘，性平 归脾、肺经	味辛，性温 有毒，归脾、胃经

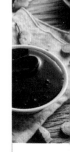

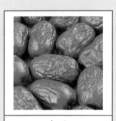

大枣
味甘，性温 归脾、胃经

【制法】 以上药加水煎煮 3 次，滤汁去渣，合并滤液，加热浓缩为膏，加冰糖 300 克收膏即成。

【用法】 每次服 15 ~ 20 克，每日两次，两餐之间用温开水冲服。

【注意事项】 在服药治疗期间应做好自我调摄。

膏方二：橘皮竹茹汤加减

【来源】 《金匮要略》。

【组成】 半夏 150g、橘皮 150g、枇杷叶 150g、麦冬 200g、竹茹 150g、赤茯苓 200g、人参 100g、甘草 100g。

【图解】

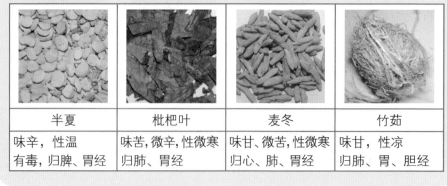

半夏	枇杷叶	麦冬	竹茹
味辛，性温 有毒，归脾、胃经	味苦，微辛，性微寒 归肺、胃经	味甘、微苦，性微寒 归心、肺、胃经	味甘，性凉 归肺、胃、胆经

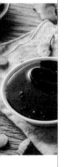

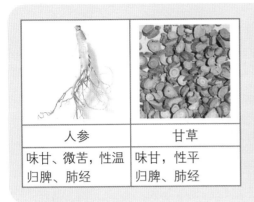

人参	甘草
味甘、微苦，性温 归脾、肺经	味甘，性平 归脾、肺经

【制法】 以上药加水煎煮 3 次，滤汁去渣，合并滤液，加热浓缩为膏，加冰糖 300 克收膏即成。

【用法】 每次服 15 ~ 20 克，每日两次，在两餐之间，用温开水冲服。

【注意事项】 服用时不宜同时服用藜芦或其制剂；胃虚有热之呕吐、呃逆、嗳气者不宜使用。

（2）气血亏虚。

【症候】 疲乏、精神不振、头晕、气短、纳少、虚汗、面色淡白或萎黄，脱发，或肢体肌肉麻木、女性月经量少，舌体瘦薄，或者舌面有裂纹，苔少，脉虚细而无力。多见于化疗引起的疲乏或骨髓抑制。

【治法】 补益气血。

膏方一：八珍汤加减

【来源】 《正体类要》。

【组成】 人参 150g、白术 200g、茯苓 200g、当归 200g、川芎 200g、白芍 200g、熟地黄 200g、炙甘草 100g。

【图解】

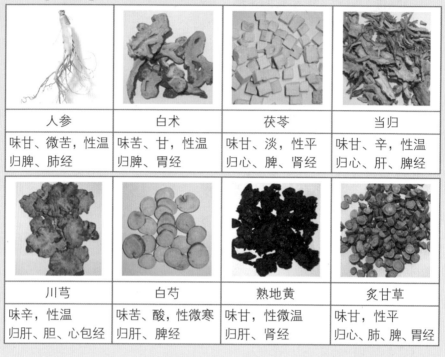

人参	白术	茯苓	当归
味甘、微苦，性温 归脾、肺经	味苦、甘，性温 归脾、胃经	味甘、淡，性平 归心、脾、肾经	味甘、辛，性温 归心、肝、脾经
川芎	白芍	熟地黄	炙甘草
味辛，性温 归肝、胆、心包经	味苦、酸，性微寒 归肝、脾经	味甘，性微温 归肝、肾经	味甘，性平 归心、肺、脾、胃经

【制法】 以上药加水煎煮 3 次，滤汁去渣，合并滤液，加热浓缩为膏，加冰糖 300 克收膏即成。

【用法】 每次服 15 ~ 20 克，每日 2 次，两餐之间用温开水冲服。

【注意事项】 在服药治疗期间应做好自我调摄。

膏方二：十全大补汤加减

【来源】 《太平惠民和剂局方》。

【组成】 人参 150g、肉桂 150g、川芎 200g、熟地黄 200g、茯苓 200g、白术 200g、甘草 150g、黄芪 300g、当归 200g、白芍 200g、生姜 100g、大枣 150g。

【图解】

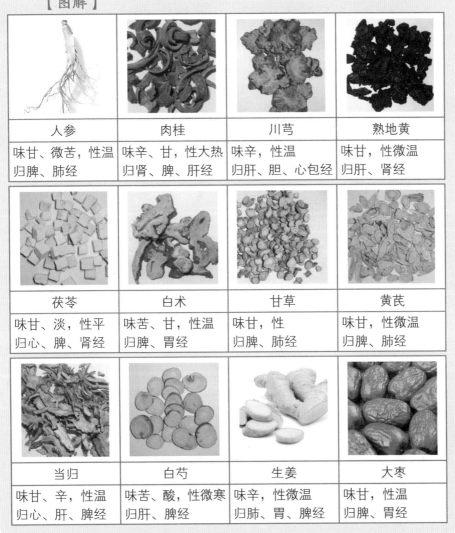

人参	肉桂	川芎	熟地黄
味甘、微苦，性温 归脾、肺经	味辛、甘，性大热 归肾、脾、肝经	味辛，性温 归肝、胆、心包经	味甘，性微温 归肝、肾经
茯苓	白术	甘草	黄芪
味甘、淡，性平 归心、脾、肾经	味苦、甘，性温 归脾、胃经	味甘，性 归脾、肺经	味甘，性微温 归脾、肺经
当归	白芍	生姜	大枣
味甘、辛，性温 归心、肝、脾经	味苦、酸，性微寒 归肝、脾经	味辛，性微温 归肺、胃、脾经	味甘，性温 归脾、胃经

　　【制法】　　加水煎煮 3 次，滤汁去渣，合并滤液，加热浓缩为膏，加冰糖 300 克收膏即成。

　　【用法】　　每次服 15 ~ 20 克，每日 2 次，在两餐之间，用温开水冲服。

　　【注意事项】　　感冒、发热期间禁服；服用时不宜同时服用藜芦或其制剂。

（3）肝肾阴虚。

【症候】　腰膝酸软，耳鸣，五心烦热，颧红盗汗，口干咽燥，失眠多梦，舌红苔少，脉细数。多见于化疗引起的骨髓抑制或脱发。

【治法】　滋补肝肾。

膏方：六味地黄丸

【来源】　《小儿药证直诀》。

【组成】　熟地黄300g、山茱萸（制）150g、山药200g、泽泻150g、牡丹皮150g、茯苓150g。

【图解】

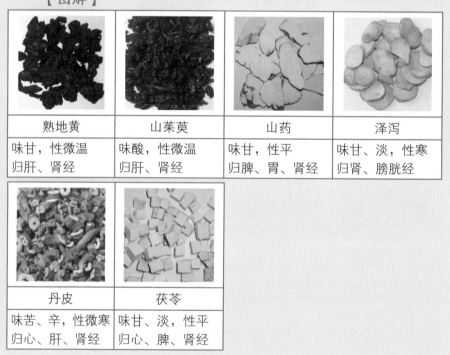

熟地黄	山茱萸	山药	泽泻
味甘，性微温 归肝、肾经	味酸，性微温 归肝、肾经	味甘，性平 归脾、胃、肾经	味甘、淡，性寒 归肾、膀胱经

丹皮	茯苓
味苦、辛，性微寒 归心、肝、肾经	味甘、淡，性平 归心、脾、肾经

【制法】　以上药加水煎煮3次，滤汁去渣，合并滤液，加热浓缩为膏，加冰糖300克收膏即成。

【用法】　每次服15～20克，每日2次，在两餐之间，用温开水冲服。

中医
肿瘤病证
调养膏方

【注意事项】　忌辛辣食物；不宜在服药期间服感冒药；脾胃虚弱的人可以选择在饭后半小时以后再服用；不适用于肾阳虚的病人。

3. 膏方结合放疗治疗

是指在放疗期间所联合的中医治疗，发挥提高放疗疗效（中医加载治疗），防治放疗不良反应（中医防护治疗）的作用。

（1）气阴两虚。

【症候】　神疲乏力，少气懒言，口干，纳呆，干咳少痰或痰中带血，胸闷气短，面色淡白或晦滞，舌淡红或胖，苔白干或无苔，脉细或细数。多见于放射性损伤后期，或迁延不愈，损伤正气者。

【治法】　益气养阴。

膏方：百合固金汤加减

【来源】　《医方集解》。

【组成】　生地黄 150g、熟地黄 150g、当归 150g、芍药 150g、甘草 100g、百合 200g、贝母 200g、麦冬 200g、桔梗 100g、玄参 100g、党参 200g、五味子 150g。

【图解】

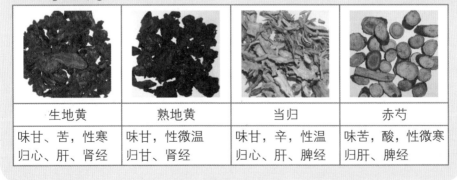

生地黄	熟地黄	当归	赤芍
味甘、苦，性寒 归心、肝、肾经	味甘，性微温 归甘、肾经	味甘，辛，性温 归心、肝、脾经	味苦，酸，性微寒 归肝、脾经

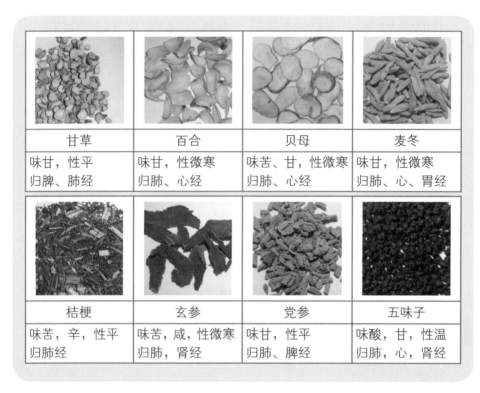

甘草	百合	贝母	麦冬
味甘，性平 归脾、肺经	味甘，性微寒 归肺、心经	味苦、甘，性微寒 归肺、心经	味甘，性微寒 归肺、心、胃经
桔梗	玄参	党参	五味子
味苦，辛，性平 归肺经	味苦，咸，性微寒 归肺，肾经	味甘，性平 归肺、脾经	味酸，甘，性温 归肺，心，肾经

【制法】 以上药加水煎煮3次，滤汁去渣，合并滤液，加热浓缩为膏，加冰糖300克收膏即成。

【用法】 每次服15～20克，每日2次，在两餐之间，用温开水冲服。

【注意事项】 服药期间忌辛辣和过于油腻的食物。

（2）热毒瘀结。

【症候】 发热，皮肤黏膜溃疡，咽喉肿痛，或见胸痛，呛咳，呼吸困难，呕吐，呕血，或见高热，头痛，恶心呕吐，大便秘结，舌红，苔黄或黄腻，脉滑数。多见于放射性肺炎、皮炎。

【治法】 清热化痰，活血解毒。

膏方：清气化痰汤合桃红四物汤加减

【来源】 《医方考》《医宗金鉴》。

【组成】 黄芩300g、瓜蒌仁300g、半夏300g、胆南星300g、陈皮300g、杏仁300g、枳实300g、茯苓300g、桃仁200g、红花200g、当归200g、川芎200g、白芍200g。

【图解】

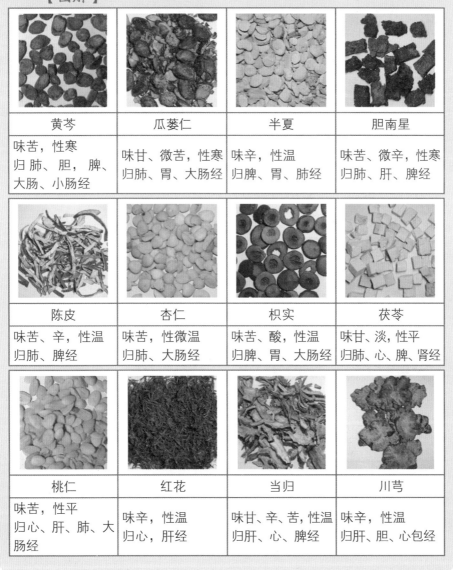

黄芩	瓜蒌仁	半夏	胆南星
味苦，性寒 归肺、胆，脾、大肠、小肠经	味甘、微苦，性寒 归肺、胃、大肠经	味辛，性温 归脾、胃、肺经	味苦、微辛，性寒 归肺、肝、脾经
陈皮	杏仁	枳实	茯苓
味苦、辛，性温 归肺、脾经	味苦，性微温 归肺、大肠经	味苦、酸，性温 归脾、胃、大肠经	味甘、淡，性平 归肺、心、脾、肾经
桃仁	红花	当归	川芎
味苦，性平 归心、肝、肺、大肠经	味辛，性温 归心，肝经	味甘、辛、苦，性温 归肝、心、脾经	味辛，性温 归肝、胆、心包经

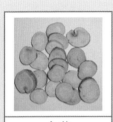

白芍

味苦、酸，性微寒
归肝、脾经

【制法】 以上药加水煎煮 3 次，滤汁去渣，合并滤液，加热浓缩为膏，加冰糖 300 克收膏即成。

【用法】 每次服 15 ～ 20 克，每日 2 次，在两餐之间，用温开水冲服。

【注意事项】 服药期间忌烟、酒及辛辣、生冷、油腻食物。不宜在服药期间同时服用滋补性中药。

4. 膏方结合内分泌治疗

阴虚内热。

【症候】 月经紊乱，头目晕眩，耳鸣，烘热汗出，五心烦热，腰膝酸软，皮肤干燥，舌红，少苔，脉细数。

【治法】 滋阴清热。

膏方：丹栀逍遥丸合二至丸加减

【来源】 《太平惠民和剂局方》《医方集解》。

【组成】 丹皮 150g、栀子 100g、柴胡 100g、当归 150g、白芍 150g、茯苓 150g、白术 150g、橘核 100g、瓜蒌 150g、山慈菇 150g、土贝母 150g、薄荷 150g、女贞子 200g、墨旱莲 200g。

【图解】

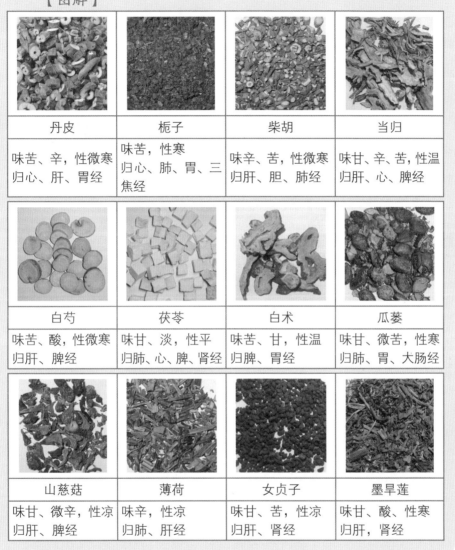

丹皮	栀子	柴胡	当归
味苦、辛，性微寒 归心、肝、胃经	味苦，性寒 归心、肺、胃、三焦经	味辛、苦，性微寒 归肝、胆、肺经	味甘、辛、苦,性温 归肝、心、脾经

白芍	茯苓	白术	瓜蒌
味苦、酸，性微寒 归肝、脾经	味甘、淡，性平 归肺、心、脾、肾经	味苦、甘，性温 归脾、胃经	味甘、微苦，性寒 归肺、胃、大肠经

山慈菇	薄荷	女贞子	墨旱莲
味甘、微辛，性凉 归肝、脾经	味辛，性凉 归肺、肝经	味甘、苦，性凉 归肝、肾经	味甘、酸、性寒 归肝，肾经

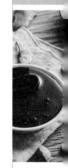

【制法】 以上药加水煎煮3次，滤汁去渣，合并滤液，加热浓缩为膏，加冰糖300克收膏即成。

【用法】 每次服15～20克，每日2次，在两餐之间，用温开水冲服。

【注意事项】 少吃生冷及油腻难消化的食物。服药期间要保持情绪乐观，忌生气恼怒。

（二）单纯中医治疗

对于不适合或不接受手术、放疗、化疗、内分泌治疗、靶向治疗的乳腺癌患者，采用单纯中医治疗，发挥控制肿瘤、稳定病情、提高生存质量、延长生存期的作用。

1. 肝气郁结

【症候】　乳房内单发肿块，或结块如石，伴或不伴胀痛，两胁胀痛，易怒易躁，胸胁苦满，饮食不振，舌苔薄黄或薄白，舌红有瘀点，脉弦有力。

【治法】　舒肝散结。

膏方：逍遥散加减

【来源】　《太平惠民和剂局方》。

【组成】　柴胡 200g、当归 200g、白芍 200g、茯苓 200g、白术 200g、橘核 150g、瓜蒌 200g、山慈菇 200g、土贝母 200g、薄荷 150g。

【图解】

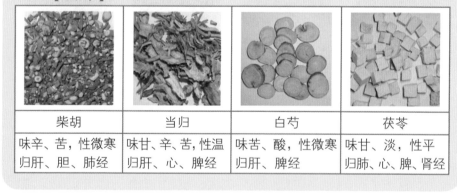

柴胡	当归	白芍	茯苓
味辛、苦，性微寒 归肝、胆、肺经	味甘、辛、苦，性温 归肝、心、脾经	味苦、酸，性微寒 归肝、脾经	味甘、淡，性平 归肺、心、脾、肾经

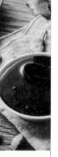

中医
肿瘤病证
调养膏方

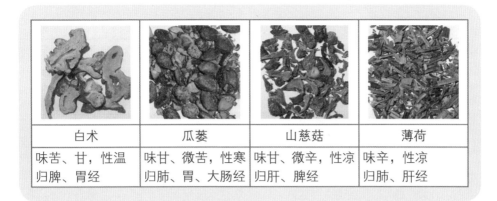

白术	瓜蒌	山慈菇	薄荷
味苦、甘，性温 归脾、胃经	味甘、微苦，性寒 归肺、胃、大肠经	味甘、微辛，性凉 归肝、脾经	味辛，性凉 归肺、肝经

【制法】 以上药加水煎煮 3 次，滤汁去渣，合并滤液，加热浓缩为膏，加冰糖 300 克收膏即成。

【用法】 每次服 15 ~ 20 克，每日 2 次，在两餐之间，用温开水冲服。

【注意事项】 少吃生冷及油腻难消化的食物。服药期间要保持情绪乐观，切忌生气恼怒。

2. 毒热蕴结

【症候】 心烦发热或身微热，乳房肿块红硬增大，溃烂疼痛，有恶臭，便干尿黄，口苦咽干，头痛失眠，面红目赤，舌质红绛无苔，脉滑数有力。

【治法】 清热解毒。

膏方：五味消毒饮加减

【来源】 《医宗金鉴》。

【组成】 银花 200g、野菊花 200g、紫花地丁 200g、山慈菇 200g、土鳖虫 200g、天葵 100g、蒲公英 200g、七叶一枝花 200g、薏苡仁 200g、白花蛇舌草 200g、象贝母 200g、海藻 200g、甘草 150g。

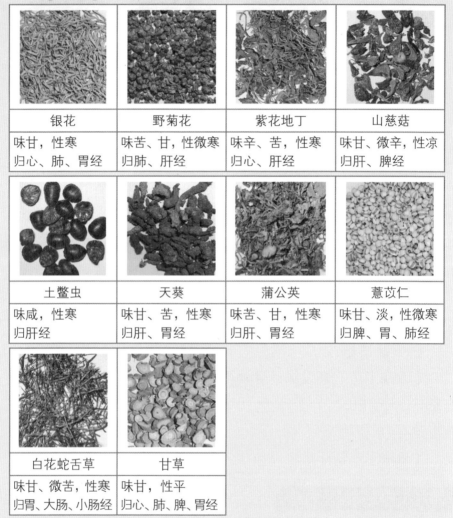

【图解】

银花	野菊花	紫花地丁	山慈菇
味甘，性寒 归心、肺、胃经	味苦、甘，性微寒 归肺、肝经	味辛、苦，性寒 归心、肝经	味甘、微辛，性凉 归肝、脾经
土鳖虫	天葵	蒲公英	薏苡仁
味咸，性寒 归肝经	味甘、苦，性寒 归肝、胃经	味苦、甘，性寒 归肝、胃经	味甘、淡，性微寒 归脾、胃、肺经
白花蛇舌草	甘草		
味甘、微苦，性寒 归胃、大肠、小肠经	味甘，性平 归心、肺、脾、胃经		

【制法】 以上药加水煎煮 3 次，滤汁去渣，合并滤液，加热浓缩为膏，加冰糖 300 克收膏即成。

【用法】 每次服 15～20 克，每日两次，在两餐之间，用温开水冲服。

【注意事项】 服用期间脾胃虚弱者忌用；大便溏薄者慎用；阴疽肿痛者忌用。

3. 气血亏虚

【症候】　头晕耳鸣，倦怠乏力，形体消瘦，心悸气短，面色无华，夜寐不安，乳腺肿块未切除可出现乳房结块溃烂，色黯，时流污水；或乳腺根治术后多脏器转移，少气懒言，舌质黯淡，苔薄，脉细或细弱，沉细，无力。

【治法】　补气养血。

膏方：八珍汤合归脾汤加减

【来源】　《正体类要》《济生方》。

【组成】　党参200g、白术200g、茯苓200g、甘草100g、黄芪200g、龙眼肉150g、大枣150g、当归200g、香附150g、白芍200g、鸡血藤200g、桂心150g。

【图解】

党参	白术	茯苓	甘草
味甘，性平 归脾、肺经	味苦、甘，性温 归脾、胃经	味甘、淡，性平 归心、肺、脾、肾经	味甘，性平 归心、肺、脾、胃经

黄芪	龙眼肉	大枣	当归
味甘，性微温 归肺、脾、肝、肾经	味甘，性温 归心、肾脾经	味甘，性温 归心、肝、脾、胃经	味甘、辛，性温 归心、肝、脾经

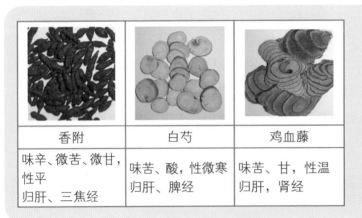

香附	白芍	鸡血藤
味辛、微苦、微甘，性平 归肝、三焦经	味苦、酸，性微寒 归肝、脾经	味苦、甘，性温 归肝，肾经

【制法】 以上药加水煎煮 3 次，滤汁去渣，合并滤液，加热浓缩为膏，加冰糖 300 克收膏即成。

【用法】 每次服 15 ~ 20 克，每日 2 次，在两餐之间，用温开水冲服。

【注意事项】 感冒、发热期间禁服。

4. 肝肾阴虚

【症候】 经事紊乱，伴有腰膝酸软，头晕目眩耳鸣，身倦乏力，经前期乳房胀痛，乳肿结块，或坚硬如石，推之不移，舌质黯，苔薄，脉弦细或无力。

【治法】 滋补肝肾。

膏方：知柏地黄丸加减

【来源】 《医宗金鉴》。

【组成】 知母 150g、黄柏 150g、熟地黄 150g、山药 100g、山茱萸 100g、茯苓 100g、丹皮 100g、泽泻 100g。

【图解】

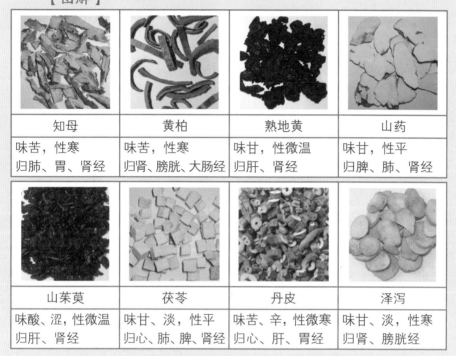

知母	黄柏	熟地黄	山药
味苦，性寒 归肺、胃、肾经	味苦，性寒 归肾、膀胱、大肠经	味甘，性微温 归肝、肾经	味甘，性平 归脾、肺、肾经
山茱萸	茯苓	丹皮	泽泻
味酸、涩，性微温 归肝、肾经	味甘、淡，性平 归心、肺、脾、肾经	味苦、辛，性微寒 归心、肝、胃经	味甘、淡，性寒 归肾、膀胱经

【制法】 加水煎煮 3 次，滤汁去渣，合并滤液，加热浓缩为膏，加冰糖 300 克收膏即成。

【用法】 每次服 15 ~ 20 克，每日 2 次，在两餐之间，用温开水冲服。

【注意事项】 虚寒性病症患者不适用，其表现为怕冷，手足凉，喜热饮。不宜和感冒类药物同服。宜空腹或饭前服用。

第三节 食管癌常用膏方

一、中西概述

食管癌是从下咽到食管胃结合部之间食管上皮来源的恶性肿瘤，占所有恶性肿瘤的 2%。全世界每年约有 30 万人死于食管癌。我国是食管癌的高发国家，又是食管癌死亡率最高的国家，每年因食管癌死亡者约 15 万人，占全部恶性肿瘤死亡者近 25%。发病年龄多在40 岁以上，男性多于女性。但近年来 40 岁以下发病者有增长趋势。食管癌具有阳性家族史和家族聚集性的特点。

在古代中医文献中，尚未见有食管癌之病名，但有丰富的类似食管肿瘤的病症记载。食管癌在中医文献中，多属"噎膈""噎塞""关格"等范畴。

中医药在防治食管癌复发、转移及改善中晚期患者症状、提高生存质量、延长生存期等方面具有明显优势，是食管癌综合治疗中不可缺少的手段之一。本节着重探讨食管癌的相关膏方治疗。

二、临床表现

（一）症状

主要为进行性吞咽困难，咽食梗阻，疼痛，进行性消瘦。轻症患者主要为胸骨后不适，烧灼感或疼痛，食物通过有滞留感或轻度梗阻感，咽部干燥或有紧缩感。重症患者见持续性、进行性吞咽困难，咽下梗阻即吐，吐出黏液或白色泡沫黏痰，严重时伴有胸骨后或背

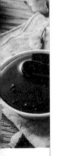

中医肿瘤病证调养膏方

部肩胛区持续性钝痛，进行性消瘦。病情进入中晚期还可出现声音嘶哑、呼吸困难、锁骨上淋巴结肿大、严重消瘦等症状，如压迫气管可出现气急、干咳，如果形成食管气管瘘则发生进食呛咳。当肿瘤侵及相邻器官并发生穿孔时，可发生食管气管炎、纵隔脓肿、肺炎、肺脓肿及主动脉穿破大出血，导致死亡。疾病进入终末期，可出现全身广泛转移及相应的症状、体征，肿瘤阻塞食管引起完全梗阻、脱水、电解质紊乱、恶病质及全身衰竭。

（二）体征

早期无明显阳性体征，中期可有营养不良、消瘦。晚期，营养不良加重、消瘦、脱水、全身衰竭呈恶病质，也可出现肿瘤转移所引起的体征，如锁骨上淋巴结肿大，压迫上腔静脉引起上腔静脉压迫综合征，肝转移引起黄疸、腹水等。

三、辅助检查

（一）影像学检查

1. 食管造影检查

食管造影检查是食管癌患者影像学诊断的首选，应尽可能采用低张双对比方法。对隐伏型等早期食管癌无明确食管造影阳性征象者应进行食管镜检查，对食管造影提示有外侵可能者应进行胸部 CT 检查。

2. CT 检查

胸部 CT 是食管癌确诊后的常规检查手段。目前主要用于食管癌临床分期、确定治疗方案和治疗后随访，增强扫描有利于提高诊断准确率。CT 能够观察肿瘤外侵范围，分期的准确率较高，可以帮助临床判断肿瘤切除性及制订放疗计划，对有远处转移者，可以避免不必要的探查术。

3. 超声检查

主要用于腹部脏器、腹部及颈部淋巴结有无转移的检查。

4. MRI 和 PET-CT 检查

均不作为常规应用，需要时到上级医院进一步检查。MRI 和 PET-CT 有助于鉴别放化疗后肿瘤未控、复发和瘢痕组织；PET 检查还能发现胸部以外更多的远处转移。

5. 内镜超声检查

内镜超声既可观察食管病变，又能进行超声扫描，显示食管壁层次及周围结构的清晰图像。食管超声内镜检查应用的主要目的是比较客观地判断食管癌浸润深度，其准确率为70%～87%，对癌周是否有肿大的淋巴结诊断准确率可达80%左右。这对外科制定合理的手术方案，特别是内镜下治疗早期食管适应证的选择及疗效判定有重要的参考价值。

（二）食管脱落细胞学检查

最常采用的方法为我国学者创造的食管拉网法，使用双腔管带网气囊。原理是首先吞网进入胃腔贲门部，然后充气，上下往复擦取细胞，可以按食管上、中、下部位分段检查。由拉网取出的细胞直接涂片，酒精固定，染色，检查其细胞形态。

食管脱落细胞学检查安全、方便，患者依从性好，准确率可以达90%以上，常可以发现一些早期病理，检查方法简便、安全、痛苦小，是食管癌大规模普查的重要方法。但食管癌有出血及出血倾向者，或伴有食管静脉曲张，或严重狭窄有梗阻者应禁忌做食管拉网细胞学检查，对于全身情况差、高血压、心脏病或孕妇应慎用或不用此方法。

（三）纤维食管镜

可在直视下观察肿瘤的形态、大小、部位、范围并钳取活组织行病理学检查，是最可靠的食管癌的诊断方法。与影像学检查结合，

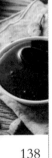

中医 肿瘤病证 调养膏方

对食管良性疾病、食管间质肿瘤、食管外肿瘤和食管癌有重要的鉴别诊断价值。也可用于钳取食管异物、扩张狭窄食管和安装食管支架等治疗。

（四）肿瘤标记物

目前实验室检查对食管癌诊断无特异性。肿瘤相关标记物如SCC、CEA、CA199、CA125、CA724、CA242等，具有取材容易、病人痛苦少的特点，但存在特异性和敏感性不高的问题。联合检测可提高诊断的特异性和敏感性，虽然不能作为诊断和评估疗效的标准，但对判断食管癌患者的病情、预后、疗效及检测术后复发有一定意义，术前CEA、CA199升高者多提示预后不良。另外，食管癌病人血液碱性磷酸酶或血钙升高考虑骨转移的可能，血液碱性磷酸酶、谷草转氨酶、乳酸脱氢酶或胆红素升高考虑肝转移的可能。

四、中医辨证

（一）病因病机认识

1. 饮食不节

嗜酒过度，过食肥甘和辛辣之品，或助湿生热，酿成痰浊，日久痰热互结，或积热消阴，津伤血燥，食管失于濡润，而发噎膈。进食过快过热，食物粗糙或霉变，刺激食管，久而食管脉络受损，血瘀阻于食管而发本病。

2. 情志内伤

《内经》指出："隔塞闭绝，上下不通，则暴忧之病也。"《景岳全书·噎膈》亦谓："必以忧愁思虑，积劳积郁，或酒色过度，损伤而成。"忧思伤脾，脾失健运，津液失布，湿聚酿痰，痰气相搏，阻于食管，而见吞咽困难；恼怒伤肝，肝失条达，肝气郁结，久则可致血瘀；气滞、血瘀、痰浊三者互结，阻于食管，饮食不下而发噎膈。正如清代徐灵胎所言："噎膈之证，必有瘀血顽痰逆气，阻隔胃气。"

3. 脏腑失调

脏腑阴阳失调,正气虚损是患病的主要内在原因。张景岳曾指出:"少年少见此证,而惟中衰耗伤者多有之。"老年肾虚,房事不节,或久病失治,均可致气血不足,阴津耗损,食管失于濡养,久则发为本病。

肝脾肾功能失调,导致气、痰、血互结,津枯血燥,以致食管狭窄或干涩是本病的基本病机,病位在食管,但与肝、脾、肾、气血津液密切相关。本病的性质为本虚标实,气血津液不足、脾肾虚损为本,气滞、血瘀、痰凝、燥热为标。初起多以标实为主,中期虚实夹杂,晚期以本虚为主。病程短者多因脏腑功能失调而致痰气交阻、气血郁滞、燥热内生,以实为主;病程长者,气滞血瘀痰凝经久不化,耗伤阴津,转化为气血两伤,以虚为主。

(二)中医辨证分型

1. 症候要素

临床上食管癌虚实夹杂,可数型并见。根据患者的临床表现,在既往研究基础上,结合文献报道及国内中医肿瘤专家意见,食管癌可分为以下 7 种症候要素:

(1)气虚症。

主症:神疲乏力,少气懒言,饮食不下,面色苍白或萎黄,甚则滴水难进。

主舌:舌淡胖。

主脉:脉虚。

或见症:胸背疼痛,声音嘶哑,形体枯瘦,头晕心悸,咯吐清涎,形寒气短。

或见舌:舌边齿痕,苔白滑,薄白苔。

或见脉:脉沉细,脉细弱,脉沉迟。

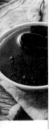

（2）阴虚症。

主症：五心烦热，口咽干燥，吞咽干涩，胸背灼痛。

主舌：舌红少津。

主脉：脉弦细。

或见症：心烦不寐或烦躁盗汗，大便干涩，小便短赤，咽干灼痛，口苦泛酸。

或见舌：舌干裂，苔薄白或薄黄而干，花剥苔，无苔。

或见脉：脉浮数，脉弦细数，脉沉细数。

（3）血瘀症。

主症：胸背疼痛，刺痛固定，肌肤甲错，食不能下，或食入易吐，黏涎较多，甚则滴水不入。

主舌：舌质紫黯或有瘀斑、瘀点。

主脉：脉涩。

或见症：肌肤焦枯，大便坚硬，形体消瘦。

或见舌：舌青紫、苔腻。

或见脉：脉弦滑。

（4）阳虚症。

主症：面色㿠白，畏寒肢冷，痰涎清稀。

主舌：舌苔薄白，舌质淡。

主脉：脉细弱无力。

或见症：饮食不下，形体枯瘦，口淡不渴，或喜热饮，小便清长，大便溏泄，或浮肿，小便不利。

或见舌：舌胖大，苔滑。

或见脉：脉细弱。

（5）痰湿症。

主症：胸脘痞闷，恶心纳呆，泛吐清涎。

主舌：舌淡苔白腻。

主脉：脉滑或濡。

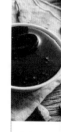

或见症：头晕目眩，食欲不振，胸胁胀痛引及背肋。

或见舌：舌胖嫩，苔白滑，苔滑腻，苔厚腻，脓腐苔。

或见脉：脉浮滑，脉弦滑，脉濡滑，脉濡缓。

（6）热毒症。

主症：口苦身热，尿赤便结，胸背灼痛。

主舌：舌红或绛，苔黄而干。

主脉：脉滑数。

或见症：口腔糜烂，心烦不寐或烦躁盗汗，大便干涩，小便短赤，干咳或咳血，吞咽困难，咽干痛，梗阻较重。

或见舌：舌有红点或芒刺，苔黄燥，苔黄厚黏腻。

或见脉：脉洪数，脉数，脉弦数。

（7）气滞症。

主症：胸背胀痛，痛无定处。

主舌：舌淡黯。

主脉：脉弦。

或见症：头晕目眩，食欲不振，胸胁胀痛引及背肋，吞咽梗阻，泛吐清涎，梗阻时与情绪有关。

或见舌：舌边红，苔薄白，苔薄黄，苔白腻或黄腻。

或见脉：脉弦细。

2. 辨证方法

·符合主症2个，并见主舌、主脉者，即可辨为本证。

·符合主症2个，或见症1个，任何本证舌、脉者，即可辨为本证。

·符合主症1个，或见症不少于2个，任何本证舌、脉者，即可辨为本证。

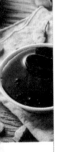

五、治疗原则

（一）中西医结合治疗原则

对于接受手术、放疗、化疗且具备治疗条件的食管癌患者，采用中西医结合的治疗方式。西医治疗根据 NCCN 肿瘤学临床实践指南原则进行。中医根据治疗阶段的不同,可以分为以下4种治疗方法:①中医防护治疗:适应人群为围手术期、放化疗期间的患者,治疗原则以扶正为主;②中医加载治疗:适应人群为有合并症,老年 PS 评分2分,不能耐受多药化疗而选择单药化疗的患者,治疗原则以祛邪为主。③中医巩固治疗:适应人群为手术后无须辅助治疗或已完成辅助治疗的患者,治疗原则为扶正祛邪。④中医维持治疗:适应人群为放化疗后疾病稳定的带瘤患者,治疗原则以扶正祛邪为主。

(二)单纯中医治疗原则

适应人群为不适合或不接受手术、放疗、化疗的患者,治疗原则以扶正祛邪为主。

六、辨证膏方

(一)中西医结合治疗

1. 膏方结合手术治疗

手术结合中医治疗是指在恶性肿瘤围手术期(中医防护治疗),或手术后无须辅助治疗时(中医巩固治疗)所进行的中医治疗。恶性肿瘤患者在围手术期采用中医防护治疗促进术后康复,增强体质,为术后辅助治疗创造条件;采用中医巩固治疗,能够提高机体免疫能力,防止肿瘤复发转移。

(1)气血亏虚。

【症候】 面色淡白或萎黄,唇甲淡白,神疲乏力,少气懒言,自汗,或肢体肌肉麻木,女性月经量少,舌体瘦薄,或者舌面有裂纹,苔少,脉虚细而无力。

【治法】 补气养血。

膏方一：八珍汤加减

【来源】 《正体类要》。

【组成】 人参30g、白术100g、茯苓80g、当归100g、川芎50g、白芍80g、熟地黄150g、炙甘草50g。

【图解】

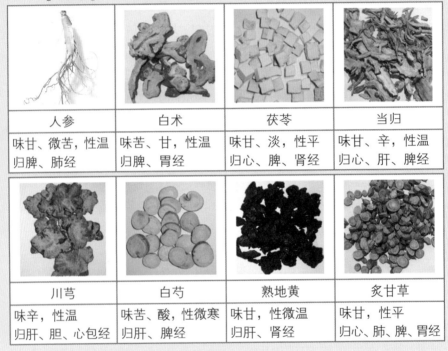

人参	白术	茯苓	当归
味甘、微苦，性温 归脾、肺经	味苦、甘，性温 归脾、胃经	味甘、淡，性平 归心、脾、肾经	味甘、辛，性温 归心、肝、脾经
川芎	白芍	熟地黄	炙甘草
味辛，性温 归肝、胆、心包经	味苦、酸，性微寒 归肝、脾经	味甘，性微温 归肝、肾经	味甘，性平 归心、肺、脾、胃经

【制法】 以上药加水煎煮3次，滤汁去渣，合并滤液，加热浓缩为膏，加冰糖300克收膏即成。

【用法】 每次服15～20克，每日2次，两餐之间用温开水冲服。

【注意事项】 在服药治疗期间应做好自我调摄。

膏方二：当归补血汤加减

【来源】 《内外伤辨惑论》。

【组成】 黄芪300g、当归120g。

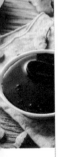

【图解】

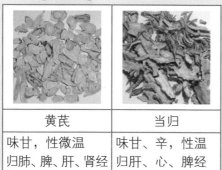

黄芪	当归
味甘，性微温 归肺、脾、肝、肾经	味甘、辛，性温 归肝、心、脾经

【制法】 以上药加水煎煮 3 次，滤汁去渣，合并滤液，加热浓缩为膏，加冰糖 300 克收膏即成。

【用法】 每次服 15 ~ 20 克，每日 2 次，两餐之间用温开水冲服。

【注意事项】 在服药治疗期间应做好自我调摄。

膏方三：十全大补汤加减

【来源】 《太平惠民和剂局方》。

【组成】 党参 120g、白术（炒）150g、茯苓 150g、炙甘草 100g、当归 150g、川芎 120g、白芍（酒炒）150g、熟地黄 200g、炙黄芪 200g、肉桂 60g。

【图解】

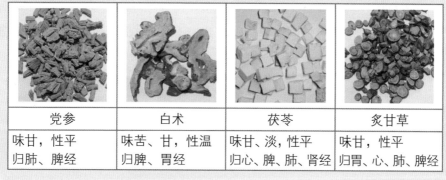

党参	白术	茯苓	炙甘草
味甘，性平 归肺、脾经	味苦、甘，性温 归脾、胃经	味甘、淡，性平 归心、脾、肺、肾经	味甘，性平 归胃、心、肺、脾经

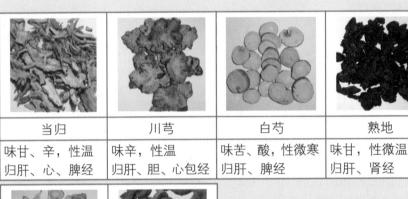

当归	川芎	白芍	熟地
味甘、辛，性温 归肝、心、脾经	味辛，性温 归肝、胆、心包经	味苦、酸，性微寒 归肝、脾经	味甘，性微温 归肝、肾经

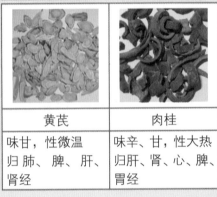

黄芪	肉桂
味甘，性微温 归肺、脾、肝、肾经	味辛、甘，性大热 归肝、肾、心、脾、胃经

【制法】 以上药加水煎煮 3 次，滤汁去渣，合并滤液，加热浓缩为膏，加冰糖 300 克收膏即成。

【用法】 每次服 15 ~ 20 克，每日 2 次，两餐之间用温开水冲服。

【注意事项】 在服药治疗期间应做好自我调摄。

（2）脾胃虚弱。

【症候】 纳呆食少，神疲乏力，大便稀溏，食后腹胀，面色萎黄，形体瘦弱，舌质淡，苔薄白。

【治法】 补中益气，升阳举陷。

膏方：补中益气汤加减

【来源】 《脾胃论》。

【组成】 黄芪200g、人参100g、白术100g、炙甘草60g、当归100g、陈皮60g、升麻30g、柴胡30g、生姜60g、大枣150g。

【图解】

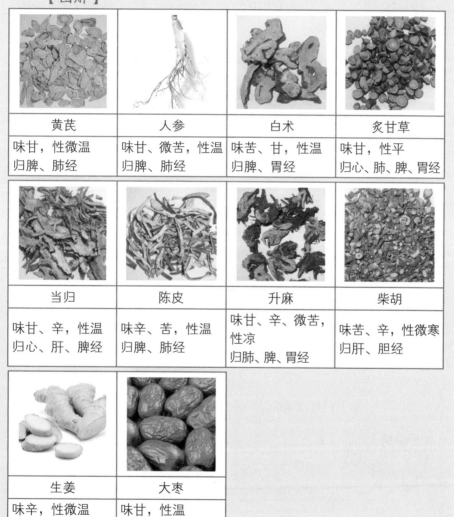

黄芪	人参	白术	炙甘草
味甘，性微温 归脾、肺经	味甘、微苦，性温 归脾、肺经	味苦、甘，性温 归脾、胃经	味甘，性平 归心、肺、脾、胃经

当归	陈皮	升麻	柴胡
味甘、辛，性温 归心、肝、脾经	味辛、苦，性温 归脾、肺经	味甘、辛、微苦，性凉 归肺、脾、胃经	味苦、辛，性微寒 归肝、胆经

生姜	大枣
味辛，性微温 归肺、胃、脾经	味甘，性温 归脾、胃经

【制法】 以上药加水煎煮3次，滤汁去渣，合并滤液，加热浓缩为膏，加冰糖300克收膏即成。

147

【用法】 每次服 15 ~ 20 克，每日 2 次，两餐之间用温开水冲服。

【注意事项】 在服药治疗期间应做好自我调摄。

2. 膏方结合放疗治疗

放射治疗结合中医治疗是指在放疗期间所联合的中医治疗，发挥放疗增敏、提高放疗疗效（中医加载治疗），防治放疗不良反应（中医防护治疗）的作用。

（1）热毒瘀结症。

【症候】 发热，皮肤黏膜溃疡，咽喉肿痛，或胸骨后烧灼感，吞咽困难伴吞咽疼痛，甚则滴水难进，食入即吐，或泛吐黏痰，舌红，苔黄或黄腻，脉滑数。多见于放射性食管炎患者。

【治法】 清热化痰，活血解毒。

膏方：清气化痰汤合桃红四物汤加减

【来源】 清气化痰汤来源于《医方考》，桃红四物汤来源于《医宗金鉴》。

【组成】 陈皮 120g、杏仁 100g、枳实 100g、黄芩 100g、瓜蒌仁 100g、茯苓 150g、胆南星 150g、制半夏 150g、当归 150g、熟地 150g、川芎 150g、白芍 150g、桃仁 150g、红花 150g。

【图解】

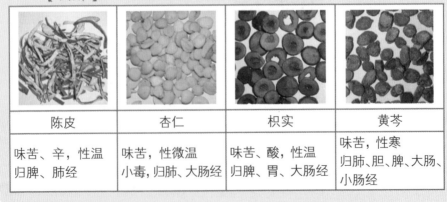

陈皮	杏仁	枳实	黄芩
味苦、辛，性温 归脾、肺经	味苦，性微温 小毒，归肺、大肠经	味苦、酸，性温 归脾、胃、大肠经	味苦，性寒 归肺、胆、脾、大肠、小肠经

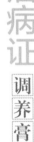

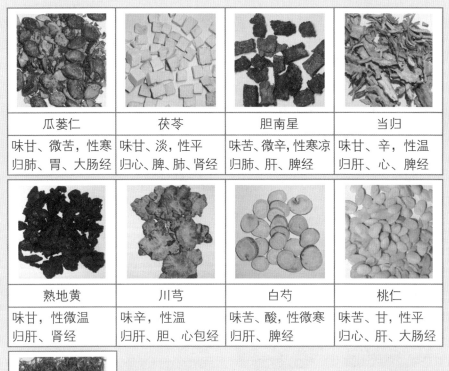

瓜蒌仁	茯苓	胆南星	当归
味甘、微苦,性寒 归肺、胃、大肠经	味甘、淡,性平 归心、脾、肺、肾经	味苦、微辛,性寒凉 归肺、肝、脾经	味甘、辛,性温 归肝、心、脾经
熟地黄	川芎	白芍	桃仁
味甘,性微温 归肝、肾经	味辛,性温 归肝、胆、心包经	味苦、酸,性微寒 归肝、脾经	味苦、甘,性平 归心、肝、大肠经

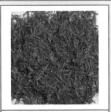

红花
味辛,性温 归心、肝经

【制法】　以上药加水煎煮3次，滤汁去渣，合并滤液，加热浓缩为膏，加冰糖300克收膏即成。

【用法】　每次服15～20克，每日2次，两餐之间用温开水冲服。

【注意事项】　在服药治疗期间应做好自我调摄。

（2）气阴亏虚症。

【症候】　吞咽梗阻，胃纳不佳，或有黏液、稀痰，胃胀不适，神疲乏力，少气懒言，口干，面色淡白或晦滞，舌红或淡红，少苔或无苔、或有裂纹，脉细或细数。多见于放射性损伤后期，或迁延不愈，损伤正气者。

【治法】 养阴润肺，化痰止咳。

膏方：百合固金汤加减

【来源】 《医方集解》。

【组成】 熟地黄150g、生地黄150g、当归150g、白芍120g、甘草100g、桔梗120g、玄参120g、贝母120g、麦冬120g、百合120g。

【图解】

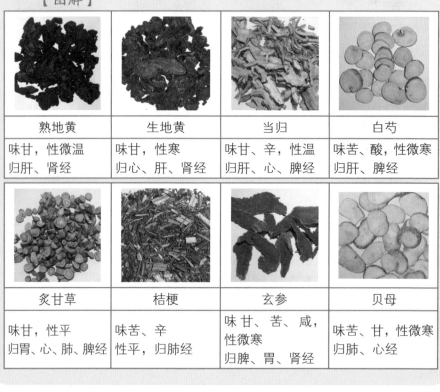

熟地黄	生地黄	当归	白芍
味甘，性微温 归肝、肾经	味甘，性寒 归心、肝、肾经	味甘、辛，性温 归肝、心、脾经	味苦、酸，性微寒 归肝、脾经
炙甘草	桔梗	玄参	贝母
味甘，性平 归胃、心、肺、脾经	味苦、辛 性平，归肺经	味甘、苦、咸， 性微寒 归脾、胃、肾经	味苦、甘，性微寒 归肺、心经

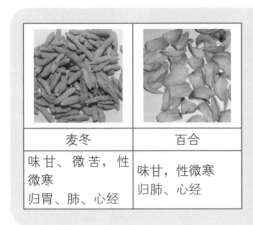

麦冬	百合
味甘、微苦，性微寒 归胃、肺、心经	味甘，性微寒 归肺、心经

【制法】 以上药加水煎煮 3 次，滤汁去渣，合并滤液，加热浓缩为膏，加冰糖 300 克收膏即成。

【用法】 每次服 15 ~ 20 克，每日 2 次，两餐之间用温开水冲服。

【注意事项】 在服药治疗期间应做好自我调摄。

3. 膏方结合化疗治疗

化疗结合中医治疗是指在化疗期间所联合的中医治疗，发挥提高化疗疗效（中医加载治疗），防治化疗不良反应（中医防治治疗）的作用。

（1）脾胃不和。

【症候】 胃脘饱胀，食欲减退，恶心，呕吐，腹胀或腹泻，舌体多胖大，舌苔薄白、白腻或黄腻。多见于化疗引起的消化道反应。

【治法】 健脾和胃，降逆止呕。

膏方一：旋覆代赭汤加减

【来源】 《伤寒论》。

【组成】 旋覆花 90g、人参 60g、生姜 15g、代赭石 30g、甘草 90g、半夏 90g、大枣 120g。

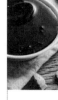

【图解】

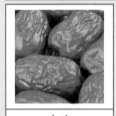			
人参	生姜	甘草	半夏
味甘、微苦，性温 归脾、肺经	味辛，性微温 归肺、胃、脾经	味甘，性平 归脾、肺经	味辛，性温 有毒，归脾、胃经

大枣
味甘，性温 归脾、胃经

【制法】 以上药加水煎煮 3 次，滤汁去渣，合并滤液，加热浓缩为膏，加冰糖 300 克收膏即成。

【用法】 每次服 15 ～ 20 克，每日 2 次，两餐之间用温开水冲服。

【注意事项】 在服药治疗期间应做好自我调摄。

膏方二：橘皮竹茹汤加减

【来源】《金匮要略》。

【组成】 半夏 90g、橘皮 120g、枇杷叶 90g、麦冬 100g、竹茹 120g、赤茯苓 60g、人参 30g、甘草 60g。

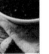

【图解】

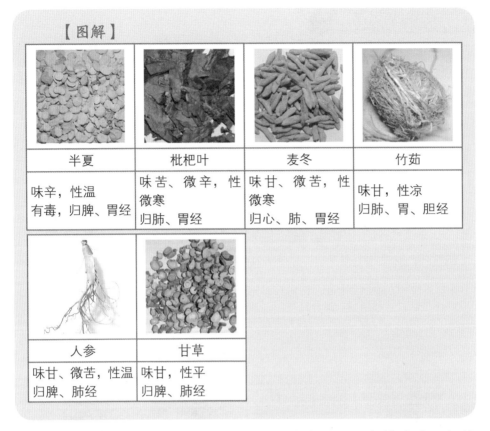

半夏	枇杷叶	麦冬	竹茹
味辛，性温 有毒，归脾、胃经	味苦、微辛，性微寒 归肺、胃经	味甘、微苦，性微寒 归心、肺、胃经	味甘，性凉 归肺、胃、胆经

人参	甘草
味甘、微苦，性温 归脾、肺经	味甘，性平 归脾、肺经

【制法】　以上药加水煎煮 3 次，滤汁去渣，合并滤液，加热浓缩为膏，加冰糖 300 克收膏即成。

【用法】　每次服 15 ~ 20 克，每日 2 次，两餐之间用温开水冲服。

【注意事项】　在服药治疗期间应做好自我调摄。

（2）气血亏虚。

【症候】　疲乏，精神不振，头晕，气短，纳少，虚汗，面色淡白或萎黄，脱发，或肢体肌肉麻木、女性月经量少，舌体瘦薄，或者舌面有裂纹，苔少，脉虚细而无力。多见于化疗引起的疲乏或骨髓抑制。

【治法】　补气养血。

膏方一：八珍汤加减

【来源】 《正体类要》。

【组成】 人参30g、白术100g、茯苓80g、当归100g、川芎50g、白芍80g、熟地黄150g、炙甘草50g。

【图解】

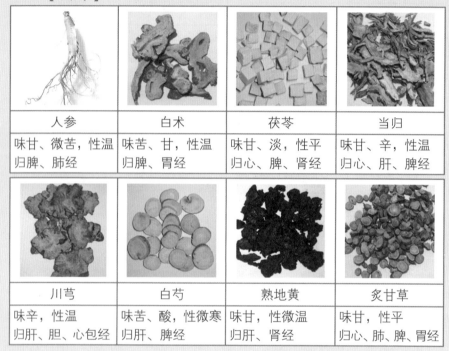

人参	白术	茯苓	当归
味甘、微苦，性温 归脾、肺经	味苦、甘，性温 归脾、胃经	味甘、淡，性平 归心、脾、肾经	味甘、辛，性温 归心、肝、脾经
川芎	白芍	熟地黄	炙甘草
味辛，性温 归肝、胆、心包经	味苦、酸，性微寒 归肝、脾经	味甘，性微温 归肝、肾经	味甘，性平 归心、肺、脾、胃经

【制法】 以上药加水煎煮3次，滤汁去渣，合并滤液，加热浓缩为膏，加冰糖300克收膏即成。

【用法】 每次服15～20克，每日2次，两餐之间用温开水冲服。

【注意事项】 在服药治疗期间应做好自我调摄。

膏方二：当归补血汤加减

【来源】 《内外伤辨惑论》。

【组成】 黄芪300g、当归100g。

【图解】

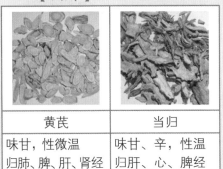

黄芪	当归
味甘，性微温 归肺、脾、肝、肾经	味甘、辛，性温 归肝、心、脾经

【制法】 以上药加水煎煮 3 次，滤汁去渣，合并滤液，加热浓缩为膏，加冰糖 300 克收膏即成。

【用法】 每次服 15 ~ 20 克，每日 2 次，两餐之间用温开水冲服。

【注意事项】 在服药治疗期间应做好自我调摄。

膏方三：十全大补汤加减

【来源】 《太平惠民和剂局方》。

【组成】 人参 100g、肉桂 30g、川芎 60g、熟地黄 150g、茯苓 100g、白术 100g、甘草 60g、黄芪 100g、当归 150g、白芍 100g、生姜 60g、大枣 120g。

【图解】

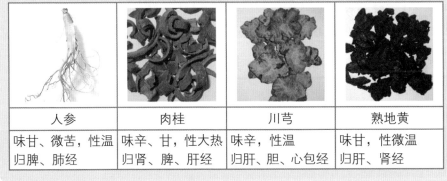

人参	肉桂	川芎	熟地黄
味甘、微苦，性温 归脾、肺经	味辛、甘，性大热 归肾、脾、肝经	味辛，性温 归肝、胆、心包经	味甘，性微温 归肝、肾经

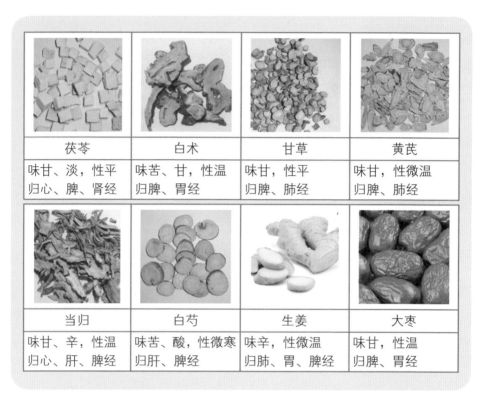

茯苓	白术	甘草	黄芪
味甘、淡，性平 归心、脾、肾经	味苦、甘，性温 归脾、胃经	味甘，性平 归脾、肺经	味甘，性微温 归脾、肺经

当归	白芍	生姜	大枣
味甘、辛，性温 归心、肝、脾经	味苦、酸，性微寒 归肝、脾经	味辛，性微温 归肺、胃、脾经	味甘，性温 归脾、胃经

【制法】 以上药加水煎煮3次，滤汁去渣，合并滤液，加热浓缩为膏，加冰糖300克收膏即成。

【功效】 温补气血。

【用法】 每次服15～20克，每日2次，两餐之间用温开水冲服。

【注意事项】 在服药治疗期间应做好自我调摄。

（3）肝肾阴虚。

【症候】 腰膝酸软，耳鸣，五心烦热，颧红盗汗，口干咽燥，失眠多梦，舌红苔少，脉细数。多见于化疗引起的骨髓抑制或脱发。

【治法】 滋补肝肾。

膏方：六味地黄丸加减

【来源】 《小儿药证直诀》。

【组成】 熟地黄 240g、山茱萸（制）120g、山药 120g、泽泻 90g、牡丹皮 90g、茯苓 90g。

【图解】

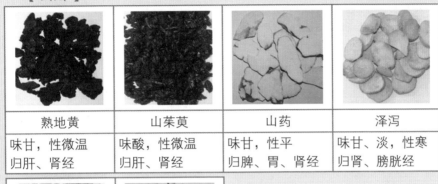

熟地黄	山茱萸	山药	泽泻
味甘，性微温 归肝、肾经	味酸，性微温 归肝、肾经	味甘，性平 归脾、胃、肾经	味甘、淡，性寒 归肾、膀胱经

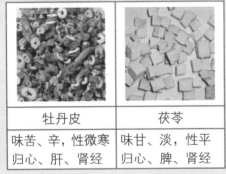

牡丹皮	茯苓
味苦、辛，性微寒 归心、肝、肾经	味甘、淡，性平 归心、脾、肾经

【制法】 以上药加水煎煮 3 次，滤汁去渣，合并滤液，加热浓缩为膏，加冰糖 300 克收膏即成。

【用法】 每次服 15～20 克，每日 2 次，两餐之间用温开水冲服。

【注意事项】 在服药治疗期间应做好自我调摄。

（二）单纯中医膏方治疗

对于不适合或不接受手术、放疗、化疗的食管癌患者，采用单纯中医治疗，发挥控制肿瘤，稳定病情，提高生存质量，延长生存期的作用。

1. 痰气交阻症

【症候】　吞咽梗阻，泛吐清涎，梗阻时与情绪有关，头晕目眩，食欲不振，胸胁胀痛引及背肋，舌质黯红，苔薄黄腻，脉弦细而滑。

【治法】　理气降逆，燥湿化痰。

膏方：旋覆代赭汤加减

【来源】　《伤寒论》。

【组成】　旋覆花90g、代赭石30g、甘草90g、半夏90g、太子参100g、柴胡120g、急性子60g、威灵仙120g、茯苓150g。

【图解】

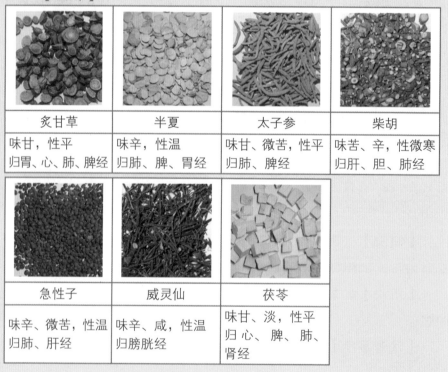

炙甘草	半夏	太子参	柴胡
味甘，性平 归胃、心、肺、脾经	味辛，性温 归肺、脾、胃经	味甘、微苦，性平 归肺、脾经	味苦、辛，性微寒 归肝、胆、肺经

急性子	威灵仙	茯苓
味辛、微苦，性温 归肺、肝经	味辛、咸，性温 归膀胱经	味甘、淡，性平 归心、脾、肺、肾经

【制法】　以上药加水煎煮3次，滤汁去渣，合并滤液，加热浓缩为膏，加冰糖300克收膏即成。

【功效】　降逆化痰，益气和胃。

【用法】 每次服 15 ~ 20 克，每日 2 次，两餐之间用温开水冲服。

【注意事项】 在服药治疗期间应做好自我调摄。

2. 津亏热结症

【症候】 吞咽困难，咽干痛，梗阻较重，胸背灼痛，唇焦舌燥，心烦不寐或烦躁盗汗，大便干涩，小便短赤，舌红少津或紫绛或裂纹，苔黄燥或黄腻，脉弦细。

【治法】 清热解毒，养阴生津。

膏方：增液汤加减

【来源】 《温病条辨》。

【组成】 生地黄 250g、麦冬 250g、玄参 300g、银柴胡 120g、知母 300g、金银花 200g、山豆根 60g、蜂房 120g、丹参 150g、牡丹皮 150g。

【图解】

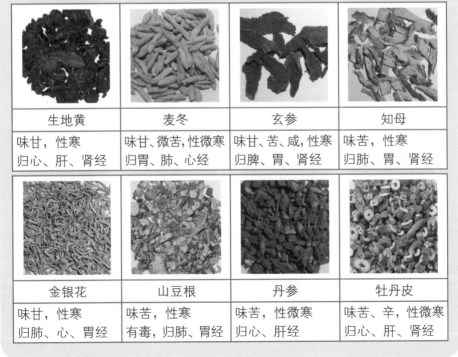

生地黄	麦冬	玄参	知母
味甘，性寒 归心、肝、肾经	味甘、微苦,性微寒 归胃、肺、心经	味甘、苦、咸,性寒 归脾、胃、肾经	味苦，性寒 归肺、胃、肾经

金银花	山豆根	丹参	牡丹皮
味甘，性寒 归肺、心、胃经	味苦，性寒 有毒,归肺、胃经	味苦，性微寒 归心、肝经	味苦、辛,性微寒 归心、肝、肾经

【制法】 以上药加水煎煮3次，滤汁去渣，合并滤液，加热浓缩为膏，加冰糖300克收膏即成。

【用法】 每次服15～20克，每日2次，两餐之间用温开水冲服。

【注意事项】 在服药治疗期间应做好自我调摄。

3. 痰瘀互结症

【症候】 食不能下，或食入易吐，黏涎较多，甚则滴水不入，胸膈疼痛，固定不移，肌肤焦枯，大便坚硬，形体消瘦，舌有瘀斑或带青紫、苔腻，脉细涩或弦滑。

【治法】 理气化痰，活血散瘀。

膏方：二陈汤合桃红四物汤加减

【来源】 二陈汤来源于《太平惠民和剂局方》，桃红四物汤来源于《医宗金鉴》。

【组成】 甘草（炙）100g、陈皮150g、茯苓120g、制半夏150g、当归150g、桃仁150g、红花150g、党参150g、炒白术150g、广木香100g、青皮100g、白豆蔻100g、麦芽200g、厚朴120g、沉香120g、丹参150g、急性子60g、蜂房120g。

【图解】

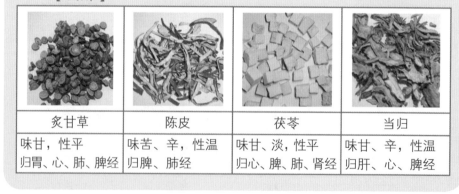

炙甘草	陈皮	茯苓	当归
味甘，性平 归胃、心、肺、脾经	味苦、辛，性温 归脾、肺经	味甘、淡，性平 归心、脾、肺、肾经	味甘、辛，性温 归肝、心、脾经

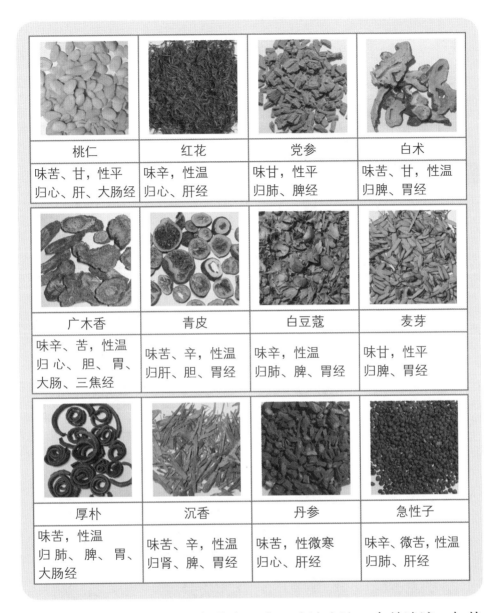

桃仁	红花	党参	白术
味苦、甘，性平 归心、肝、大肠经	味辛，性温 归心、肝经	味甘，性平 归肺、脾经	味苦、甘，性温 归脾、胃经
广木香	青皮	白豆蔻	麦芽
味辛、苦，性温 归心、胆、胃、大肠、三焦经	味苦、辛，性温 归肝、胆、胃经	味辛，性温 归肺、脾、胃经	味甘，性平 归脾、胃经
厚朴	沉香	丹参	急性子
味苦，性温 归肺、脾、胃、大肠经	味苦、辛，性温 归肾、脾、胃经	味苦，性微寒 归心、肝经	味辛、微苦，性温 归肺、肝经

【制法】 以上药加水煎煮3次，滤汁去渣，合并滤液，加热浓缩为膏，加冰糖300克收膏即成。

【用法】 每次服15～20克，每日2次，两餐之间用温开水冲服。

【注意事项】 在服药治疗期间应做好自我调摄。

4. 气虚阳微症

【症候】 饮食不下，病日长久，面色苍白或萎黄，甚则滴水难进，或形寒气短，或胸背疼痛，或声音嘶哑，形体枯瘦，头晕心悸，咯吐清涎，舌苔薄白，舌质淡，脉搏细弱无力。

【治法】 补气养血。

膏方：八珍汤加减

【来源】 《正体类要》。

【组成】 党参120g、白术150g、当归200g、白芍150g、生地黄200g、黄芪300g、玄参200g、丹参150g、生牡蛎300g、夏枯草150g、海藻150g、昆布150g。

【图解】

党参	白术	当归	生地黄
味甘，性平 归肺、脾经	味苦、甘，性温 归脾、胃经	味甘、辛，性温 归肝、心、脾经	味甘，性寒 归心、肝、肾经
黄芪	玄参	丹参	生牡蛎
味甘，性微温 归肺、脾、肝、肾经	味甘、苦、咸，性微寒 归脾、胃、肾经	味苦，性微寒 归心、肝经	味咸，性微寒 归肝、肾经

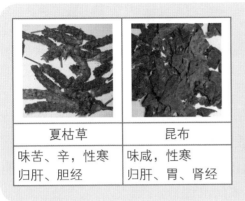

夏枯草	昆布
味苦、辛，性寒 归肝、胆经	味咸，性寒 归肝、胃、肾经

【制法】 以上药加水煎煮 3 次，滤汁去渣，合并滤液，加热浓缩为膏，加冰糖 300 克收膏即成。

【用法】 每次服 15～20 克，每日 2 次，两餐之间用温开水冲服。

【注意事项】 在服药治疗期间应做好自我调摄。

第四节　胃癌常用膏方

一、中西概述

　　胃癌是发生于胃黏膜上皮细胞的恶性肿瘤，可分为早期胃癌和进展期胃癌，其发病部位包括：贲门、胃体、幽门。早期胃癌是指癌组织浸润深度限于胃黏膜层内或黏膜下层的胃癌，不论癌的大小及淋巴结转移；进展期胃癌是指癌组织浸润到黏膜下层以下的胃癌。临床表现为食欲不振、胃酸缺乏、贫血及上腹部肿块等。

　　中医的历代文献中没有胃癌的病名，类似记载有"胃脘痛""噎膈""反胃""翻胃""积聚""伏梁""心腹病"等疾病名称。

（一）症状

1. 早期症状

早期胃癌患者多无明显症状，随着病情的发展可逐渐出现非特异性的症状，如上腹部饱胀不适或隐痛、泛酸、嗳气、食欲减退、恶心、呕吐、黑便、乏力、消瘦、吞咽困难等，常易被误诊为胃炎或其他胃良性疾患，因此应高度警惕胃癌的可能性。

2. 中、晚期症状

进展期胃癌症状同早期胃癌症状相似，其特点是上腹痛，同时具有早期胃癌症状。但肿瘤的部位及性质可以决定症状出现的早晚，如位于幽门、贲门附近，或属于隆起型、溃疡型的肿瘤症状出现较早；位于胃底或属于浸润型的肿瘤症状出现较晚。

①胃脘痛：疼痛可缓可急，随着病情的逐步发展，疼痛可进一步加剧，频繁发作或持续不解，呈不节律性。患者若出现持续胃痛，常提示肿瘤累及胃壁之外。胃贲门部肿瘤可有胸骨下或心前区疼痛。当胃癌侵及胰腺时，胃痛持续而且剧烈，常向腰背部放射。胃癌穿孔引起腹膜炎时，则有全腹疼痛等急腹症表现。

②恶心、呕吐：胃癌初起可只有饱胀感或轻度恶心，随着癌肿的发展可出现呕吐。发生幽门梗阻时，呕吐物常为隔夜宿食，多呈腐败臭味；发生贲门梗阻时，初起可表现为进食不利，以后可有吞咽困难及食物反流现象，贲门部位肿瘤出现梗阻现象较早。胃小弯癌可因胃动力紊乱而出现呕吐现象。弥漫性癌则可无明显的梗阻现象。

③食欲减退、消瘦、乏力：这类症状在胃癌患者中常常出现，部分患者早期即可出现。胃癌患者首先出现食后饱胀、嗳气，常在多食之后发生，以后发作频繁。因此患者常自动限制饮食，体重逐渐减轻，但常不为人重视。当肿瘤进展，进食减少时，患者出现日

益消瘦、乏力及贫血等，甚至出现恶病质。

④呕血、黑便：上消化道出血的发生率约为30%，表现为呕血和黑便，多数为小量出血，黑便为柏油样便，表明出血量较大，呕血多为咖啡色。当肿瘤侵及较大血管时，可发生大量呕血或黑便，常是胃癌患者临床表现的一个突出症状，不少胃癌患者直到出现呕血或黑便症状时，才发现已患胃癌，此时已多为中晚期。

⑤腹泻或便秘：由于进展期胃癌常伴有胃酸低下或缺乏，约10%的患者可出现腹泻，有的则表现为便秘或下腹痛，常被误诊为结肠疾患。也有仅表现为贫血及乏力的，有时患者还可出现午后低热。

⑥转移症状：胃癌转移至肺并累及胸膜产生胸腔积液时，可出现咳嗽、胸痛和呼吸困难，大量胸腔积液时纵隔脏器受压，心悸和呼吸困难更加明显。胃癌转移至肝和腹膜时，常会引起腹部胀满不适。骨转移时，会有全身骨骼疼痛。中枢神经系统转移可出现头痛、恶心、呕吐、偏瘫等表现。

（二）体征

1. 上腹部压痛

一般胃癌皆无明显体征，多数患者仅见于腹部触诊时上腹部轻度深压痛，伴有轻度肌抵抗感，是值得注意的体征。

2. 腹部肿块

剑突下及中上腹部触及肿块，质地较坚硬，结节状，常有压痛，一般可随呼吸上下有一定度的活动，如固定不动，多表示癌肿已与周围组织、器官粘连。肿块多见于广泛浸润胃癌、胃体癌，贲门癌、胃底部癌，一般不能触及。

3. 肿大淋巴结

左锁骨上触及肿大淋巴结，质硬，黏连或融合成块。有时在腋下或右锁骨上触及上述性质的淋巴结，应予以重视。

4. 腹腔积液及胸腔积液

晚期胃癌因腹膜转移，或肝脏转移、门静脉癌栓阻塞而引起腹腔积液。胸腔积液可能由于胃癌细胞的种植转移，也可能是胸膜刺激，出现反应性胸腔积液。

5. 肝脏肿大及黄疸

晚期胃癌发生肝转移时，肝脏可肿大，并扪及坚实结节。肝十二指肠韧带、膜十二指肠后淋巴结转移或胃癌局部浸润压迫胆总管，可发生梗阻性黄疸。

6. 盆腔肿块

当胃癌发生盆腔转移时，肛门指检直肠及膀胱凹陷或子宫处可触及的肿块或结节；女性患者发生卵巢转移（Krukenberg 瘤）时，双合诊常可扪及可推动的盆腔肿块。

三、辅助检查

（一）实验室检查

1. 常规检查

全血细胞分析、便常规 + 潜血、尿常规、胃液分析。

2. 生化检查

用于诊断和检测实体肿瘤放化疗的毒性反应，包括肝功能（ALT、AST、白蛋白、球蛋白及胆红素）、肾功能（电解质浓度）。

3. 肿瘤标志物

现有的胃癌相关标志如 CEA、FSA、CA199、CA125、TAG72、胃蛋白酶原、胃蛋白酶原 -1 等，都存在特异性和敏感性不高的问题，更难以早期检出，故对胃癌的诊断价值不大。但不少肿瘤标志物对判断胃癌患者的病情、预后、疗效及检测术后复发有一定的意义。

（二）内镜检查

内镜检查是胃癌的首选检查手段，目前临床上用胃镜可直接观

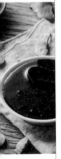

察胃的各个部位，并可摄影、冲洗、涂片、钳取活检及细胞学检查，大大提高了早期胃癌的诊断率。

（三）影像学检查

（1）X线检查：胃的X线检查为胃癌的诊断提供了可靠的依据，目前大力提倡开展双重造影检查与胃镜相结合以提高早期胃癌的诊断率。

（2）CT检查：CT一般不作为胃癌诊断的首选方法。CT对进展期胃癌的诊断有以下特点：能明确了解胃癌浸润深度和范围；确定是否侵及邻近器官和有无淋巴结转移；确定有无肝、肺、脑等转移；为临床分期提供依据，结合胃镜或钡餐检查对确定手术方案有参考价值。

（3）超声检查：由于超声检查可清楚的显示胃壁的层次和结构，近年来逐渐被用于胃部病变的检测和分期，特别是内镜超声的发展，因其在鉴别早期胃癌和进展期胃癌及判断胃周淋巴结累及情况等方面的优点，使胃癌超声检查受到重视。

（4）PET-CT：PET-CT是可选择的检查。PET-CT扫描有助于预测胃癌患者术前化疗的疗效及评估复发。PET-CT扫描对隐匿性转移也可能有价值，尽管可能会出现假阳性。

四、中医辨证

（一）病因病机认识

多数医家认为胃癌的病因有内外之分，内因主要有情志不遂，忧思恼怒，久病失治、误治，脏腑功能失调；外因主要是指饮食失节或感受外邪。其病因病机可归纳为以下几个方面：

1. 外感六淫

六淫外邪，从皮毛及脏腑，稽留不去，脏腑受损，气机阻滞，痰湿内生，瘀血留滞，脾胃升降失常，当升不升，当降不降，成朝

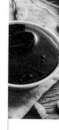

食暮吐，或暮食朝吐。

2. 饮食失调

嗜好烟酒辛辣，或饥饱失当，或感食肥甘厚腻，损伤脾胃，脾失健运，胃失和降，导致正气亏虚，聚湿生痰，留捕中焦，日久血络瘀啼，形成积聚。

3. 情志失调

情志不遂，肝气郁结，横逆犯胃，致使中焦失运，久则气滞血瘀，津聚成痰，日久而生肿块。

4. 正气不足

素体虚弱，脾虚胃寒，或劳倦过度，久病伤脾，均可致中焦受纳运化无权，水谷留滞，客邪不去，气机不畅，终致血行瘀滞，结而成块。

本病往往是内因和外因共同作用而产生，从病机来看多是因虚致病，本虚标实，正虚和邪实共同存在。初期以标实为主，多呈气滞、血瘀、痰湿、邪热；后期以本虚为主，出现气血亏虚、津液枯槁、脏器衰弱。

（二）中医辨证分型

1. 症候要素

临床上胃癌虚实夹杂，可数型并见。在既往研究基础上，结合文献报道以及国内中医肿瘤专家意见，肺癌可分为以下 8 种症候要素：

（1）气虚症。

主症：神疲乏力，少气懒言，腹痛绵绵。

主舌：舌淡胖。

主脉：脉虚。

或见症：食少纳呆，形体消瘦，气短，自汗，畏寒肢冷。

或见舌：舌边齿痕，苔白滑，薄白苔。

或见脉：沉细，脉细弱，脉沉迟。

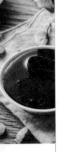

（2）阴虚症。

主症：五心烦热，口咽干燥，胃脘灼痛。

主舌：舌红少苔。

主脉：脉细数。

或见症：形体消瘦，大便干结，潮热盗汗，五心烦热，口干泛酸。

或见舌：舌干裂，苔薄白或薄黄而干，花剥苔，无苔。

或见脉：浮数，脉弦细数，脉沉细数。

（3）阳虚症。

主症：面色晄白，畏寒肢冷，胃脘隐痛，喜温喜按。

主舌：舌淡苔白。

主脉：脉沉迟。

或见症：精神萎靡，口淡不渴，或喜热饮，小便清长，大便溏泄或浮肿，小便不利。

或见舌：胖大苔滑。

或见脉：脉细弱。

（4）血虚症。

主症：面色无华、头晕眼花、爪甲色淡，胃痛隐隐。

主舌：舌淡。

主脉：脉细。

或见症：心悸怔忡、失眠健忘、月经闭止或阴道出血色淡量少。

或见舌：苔白，苔薄白。

或见脉：脉沉细，脉细弱。

（5）痰湿症。

主症：胸脘痞闷，恶心纳呆，呕吐痰涎。

主舌：舌淡苔白腻。

主脉：脉滑或濡。

或见症：少腹胀满膨隆，或可触及包块，口渴少饮，神倦无力。

或见舌：舌胖嫩，苔白滑，苔滑腻，苔厚腻，脓腐苔。

或见脉：脉浮滑，脉弦滑，脉濡滑，脉濡缓。

（6）血瘀症。

主症：胃脘疼痛，刺痛固定，肌肤甲错，少腹包块，坚硬固定，小腹刺痛，夜间痛甚，肌肤甲错。

主舌：舌质紫黯或有瘀斑、瘀点。

主脉：脉涩。

或见症：面色黧黑，唇甲青紫，阴道出血色暗瘀，或夹血块。

或见舌：舌胖嫩，苔白滑，苔滑腻，苔厚腻，脓腐苔。

或见脉：脉沉弦，脉结代，脉弦涩，脉沉细涩，牢脉。

（7）热毒症。

主症：口苦身热，尿赤便结，泛酸嘈杂。

主舌：舌红或绛，苔黄而干。

主脉：脉滑数。

或见症：口渴，面红目赤，心烦汗出，烦躁、吐血，斑疹，躁扰发狂。

或见舌：舌有红点或芒刺，苔黄燥，苔黄厚秽腻。

或见脉：脉洪数，脉数，脉弦数。

（8）气滞症。

主症：脘腹胀满，痛无定处。

主舌：舌淡黯。

主脉：脉弦。

或见症：烦躁易怒，口苦咽干，嗳气，胀满闷痛，走窜不定，少腹包块，攻撑作痛，腹胀胁痛。

或见舌：舌边红，苔薄白，苔薄黄，苔白腻或黄腻。

或见脉：脉弦细。

2. 辨证方法

·符合主症 2 个，并见主舌、主脉者，即可辨为本证。

·符合主症 2 个，或见症 1 个，任何本证舌、脉者，即可辨为本证。

·符合主症 1 个，或见症不少于 2 个，任何本证舌、脉者，即可辨为本证。

3. 辨证分型

治疗阶段	手术阶段	化疗阶段	放疗阶段	单纯中医治疗阶段
辨证分型	气血亏虚	脾胃不和	气阴两虚	肝胃不和
脾胃虚弱	气血亏虚	热毒瘀结	脾胃虚寒	
肝肾阴虚		痰瘀互结		
胃热伤阴				
气血双亏				

五、治疗原则

（一）中西医结合治疗

对于接受手术、放疗、化疗且具备治疗条件的胃癌患者，采用中西医结合的治疗方式。在不同治疗阶段，分别发挥增强体质，促进康复，协同增效，减轻不良反应，巩固疗效等作用。在辨证用药的同时，应结合辨病治疗，把握胃癌正气不足，邪毒内存的基本病机，适当应用具有扶助正气和控制肿瘤作用的中药。

（二）单纯中医治疗

对于不适合或不接受手术、放疗、化疗的胃癌患者，采用单纯中医治疗，发挥控制肿瘤，稳定病情，提高生存质量，延长生存期的作用。

六、辨证膏方

（一）中西医结合治疗

1. 手术结合中医治疗

手术前使用中药，可以改善机体状况，增强体力，调理其他疾

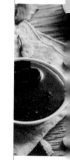

病引起的肝、肾功能障碍，以利于手术；手术后组织与器官受损，表现为气血不是，故常予益气固表、补气养血中药，使患者早日从手术造成的损伤中康复，利于接受其他治疗。围手术期辅助中药治疗；可减少复发，防止转移，延长生存时间。

（1）气血亏虚。

【症候】 面色淡白或萎黄，唇甲淡白，神疲乏力，少气懒言，自汗，或肢体肌肉麻木、女性月经量少，舌体瘦薄，或者舌面有裂纹，苔少，脉虚细而无力。

【治法】 补气养血。

膏方：八珍汤加减

【来源】 《正体类要》。
其组成、图解、制法、服用方法及禁忌等如前所述。

【辨证加减】 兼痰湿内阻者，加半夏、陈皮、薏苡仁；若畏寒肢冷，食谷不化者，加补骨脂、肉苁蓉、鸡内金；若动则汗出，怕风等表虚不固之证，加防风、浮小麦。

（2）脾胃虚弱。

【症候】 纳呆食少，神疲乏力，大便稀溏，食后腹胀，面色萎黄，形体瘦弱，舌质淡，苔薄白。

【治法】 健脾益胃。

膏方：补中益气汤加减

【来源】 《脾胃论》。
其组成、图解、制法、服用方法及禁忌等如前所述。

【辨证加减】 若胃阴亏虚，加沙参、石斛、玉竹；若兼痰湿证者，加茯苓、半夏、瓜蒌。

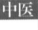

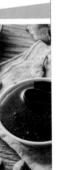

中医
肿瘤病证
调养膏方

2. 放射治疗结合中医治疗

放射治疗结合中医治疗是指在放疗期间所联合的中医治疗，发挥放疗增敏、提高放疗疗效（中医加载治疗），防治放疗不良反应（中医防护治疗）的作用。

（1）热毒瘀结。

【症候】　发热，皮肤黏膜溃疡，胃脘灼痛，食后痛剧，脘胀拒按，心下痞块，或有呕血便血，肌肤甲错，舌质紫黯或瘀点，苔黄，脉沉弦，细涩或弦数。多见于食管炎、胃肠炎、皮炎等。

【治法】　清热，解毒，活血。

膏方：黄连解毒汤合桃红四物汤加减

【来源】　《外台秘要》《医宗金鉴》。

【组成】　黄芩 150g、黄连 60g、黄柏 150g、栀子 150g、桃仁 150g、红花 120g、当归 200g、川芎 170g、白芍 200g、生地黄 200g、丹参 120g、鸡血藤 300g、赤芍 150g。

【图解】

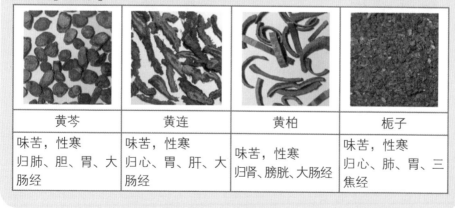

黄芩	黄连	黄柏	栀子
味苦，性寒 归肺、胆、胃、大肠经	味苦，性寒 归心、胃、肝、大肠经	味苦，性寒 归肾、膀胱、大肠经	味苦，性寒 归心、肺、胃、三焦经

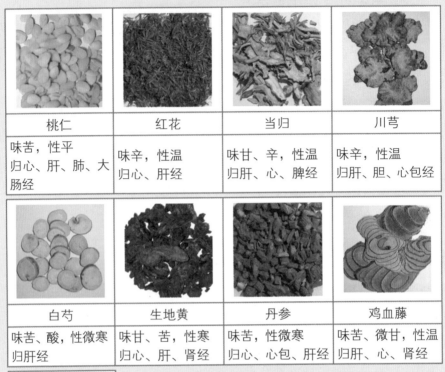

桃仁	红花	当归	川芎
味苦，性平 归心、肝、肺、大肠经	味辛，性温 归心、肝经	味甘、辛，性温 归肝、心、脾经	味辛，性温 归肝、胆、心包经

白芍	生地黄	丹参	鸡血藤
味苦、酸，性微寒 归肝经	味甘、苦，性寒 归心、肝、肾经	味苦，性微寒 归心、心包、肝经	味苦、微甘，性温 归肝、心、肾经

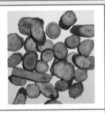

赤芍

味苦，性微寒
归肝经

【制法】　以上药煎取浓汁，文火熬糊，入鳖甲胶150克，白蜜500克，熔化收膏。

【用法】　每晨以沸水冲饮1匙。

【注意事项】　忌服莱菔、蟹腥、辛辣等。

【辨证加减】　若局部皮肤红、肿、热、痛或破溃，黄连、黄柏、虎杖煎汤外敷；若胃疼，延胡索、香附、白屈菜、降香、五灵脂、乌头、八月札等；若腹胀，厚朴、枳壳、莱菔子、砂仁、沉香、大腹皮等；若呕血、便血，加仙鹤草、血余炭、棕榈炭、白及等。

（2）气阴亏虚。

【症候】　胃脘疼痛，纳食后加重，纳呆或纳差，神疲乏力，少气懒言，口干欲饮，面色淡白或晦滞，舌红或淡红，苔少或无苔、或有裂纹，脉细或细数。多见于放射性损伤后期，或迁延不愈，损伤正气者。

【治法】　益气养阴。

膏方：玉女煎加减

【来源】　《景岳全书》。

【组成】　石膏 120g、熟地黄 200g、麦冬 150g、知母 150g、牛膝 100g、炒白术 170g、山药 140g、木香 140g。

【图解】

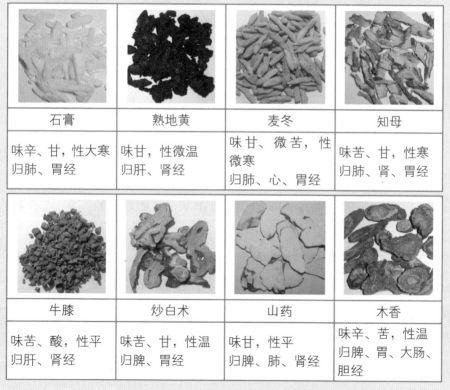

石膏	熟地黄	麦冬	知母
味辛、甘，性大寒 归肺、胃经	味甘，性微温 归肝、肾经	味甘、微苦，性微寒 归肺、心、胃经	味苦、甘，性寒 归肺、肾、胃经

牛膝	炒白术	山药	木香
味苦、酸，性平 归肝、肾经	味苦、甘，性温 归脾、胃经	味甘，性平 归脾、肺、肾经	味辛、苦，性温 归脾、胃、大肠、胆经

【制法】 以上药煎取浓汁，文火熬糊，入龟甲胶 150 克，蜂蜜 500 克，熔化收膏。

【用法】 每晨以沸水冲饮 1 匙。

【注意事项】 忌服莱菔、蟹腥、辛辣等。

【辨证加减】 若纳差，不思饮食，加茯苓、焦三仙；若口干津少，加石斛，知母；若大便干结，加火麻仁、大黄。

3. 化学治疗结合中医治疗

化疗药物损伤人体气血、精津，导致五六腑功能失调，健脾和胃、补气养血、滋补肝肾类中药可以减轻和改善化疗后的副反应，如骨髓抑制、胃肠道反应等，并提高化疗的效果。

（1）脾胃不和。

【症候】 胃脘饱胀、食欲减退、恶心、呕吐、腹胀或腹泻，舌体多胖大，舌苔薄白、白腻或黄腻。多见于化疗引起的消化道反应。

【治法】 健脾和胃，降逆止呕。

膏方：旋覆代赭汤加减

【来源】 《伤寒论》。

其组成、图解、制法、服用方法及禁忌等如前所述。

【辨证加减】 若脾胃虚寒者，加吴茱萸、党参、焦白术；若肝气犯胃者，加炒柴胡、佛手、白芍；胃脘痛甚，加白屈菜、元胡、香附；吐血，酌加三七粉、仙鹤草、血余炭；便血，加地榆炭、仙鹤草。

（2）气血亏虚。

【症候】 疲乏、精神不振、头晕、气短、纳少、虚汗、面色淡白或萎黄，脱发，或肢体肌肉麻木、女性月经量少，舌体瘦薄，或者舌面有裂纹，苔少，脉虚细而无力。多见于化疗引起的疲乏或骨髓抑制。

【治法】 补气养血。

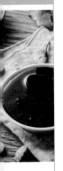

膏方：八珍汤加减，或当归补血汤加减，或十全大补汤加减

【来源】 《正体类要》《内外伤辨证论》《太平惠民和剂局方》。

【组成】 人参250g、白术200g、茯苓300g、当归250g、川芎200g、白芍240g、熟地黄300g、山药240g、黄芪300g、鸡血藤300g。

【图解】

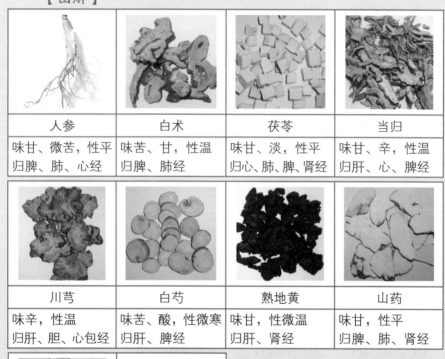

人参	白术	茯苓	当归
味甘、微苦，性平 归脾、肺、心经	味苦、甘，性温 归脾、肺经	味甘、淡，性平 归心、肺、脾、肾经	味甘、辛，性温 归肝、心、脾经

川芎	白芍	熟地黄	山药
味辛，性温 归肝、胆、心包经	味苦、酸，性微寒 归肝、脾经	味甘，性微温 归肝、肾经	味甘，性平 归脾、肺、肾经

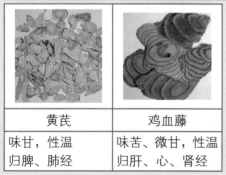

黄芪	鸡血藤
味甘，性温 归脾、肺经	味苦、微甘，性温 归肝、心、肾经

【制法】 上味煎取浓汁，文火熬糊，入阿胶150克，蜂蜜500克，熔化收膏。

【用法】 每晨以沸水冲饮1匙。

【注意事项】 忌服莱菔、蟹腥、辛辣等。如遇伤风停滞等暂缓再服可也。

【辨证加减】 兼痰湿内阻者，加半夏、陈皮、薏苡仁；若畏寒肢冷，食谷不化者，加补骨脂、肉苁蓉、鸡内金；若血虚甚，加鹿角胶、龟甲胶、紫河车。

（3）肝肾阴虚。

【症候】 腰膝酸软，耳鸣，五心烦热，颧红盗汗，口干咽燥，失眠多梦，舌红苔少，脉细数。多见于化疗引起的骨髓抑制或脱发。

【治法】 滋补肝肾。

膏方：六味地黄丸加减

【来源】 《小儿药证直诀》。

【组成】 熟地黄270g、制山茱萸210g、山药210g、泽泻210g、牡丹皮270g、茯苓210g、玉竹150g、百合150g、黄精160g、益智仁150g、枸杞子200g。

【图解】

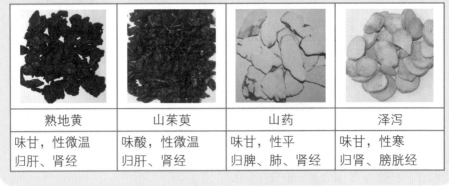

熟地黄	山茱萸	山药	泽泻
味甘，性微温 归肝、肾经	味酸，性微温 归肝、肾经	味甘，性平 归脾、肺、肾经	味甘，性寒 归肾、膀胱经

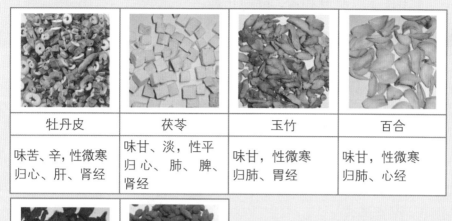

牡丹皮	茯苓	玉竹	百合
味苦、辛,性微寒 归心、肝、肾经	味甘、淡,性平 归心、肺、脾、肾经	味甘,性微寒 归肺、胃经	味甘,性微寒 归肺、心经

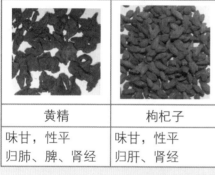

黄精	枸杞子
味甘,性平 归肺、脾、肾经	味甘,性平 归肝、肾经

【制法】 上味煎取浓汁,文火熬糊,入龟甲胶 150 克,饴糖 500 克,熔化收膏。

【用法】 每晨以沸水冲饮 1 匙。

【注意事项】 忌服莱菔、蟹腥、辛辣等。

【辨证加减】 若阴虚内热重者,加墨旱莲、女贞子、生地;若阴阳两虚者,加菟丝子,杜仲,补骨脂;兼脱发者,加制首乌、黑芝麻。

辨证论治同"单纯中医治疗"。

(二)单纯中医治疗

1. 肝胃不和

【症候】 胃脘胀满疼痛,窜及两胁,吞咽困难,呕吐反胃,嗳气或呃逆,口苦心烦,食欲不振,舌淡红,苔薄白,脉沉或强。

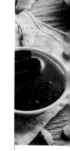

【治法】　疏肝和胃，降逆止痛。

膏方：逍遥散加减

【来源】　《太平惠民和剂局方》。

其组成、图解、制法、服用方法及禁忌等如前所述。

【辨证加减】　若兼腑实便结，加大黄、槟榔；兼火热内郁，加黄连、栀子、黄芩。

2. 脾胃虚寒

【症候】　胃脘隐痛，喜温喜按，朝食暮吐，或暮食朝吐，呕吐清水，面色㿠白五华，或四肢发凉，神倦乏力，浮肿便溏。

【治法】　温中散寒，健脾和胃。

膏方：理中汤加减

【来源】　《太平惠民和剂局方》。

【组方】　人参150g、白术100g、干姜60g、炙甘草50g、薏苡仁200g、白芍150g、黄芪300g。

【图解】

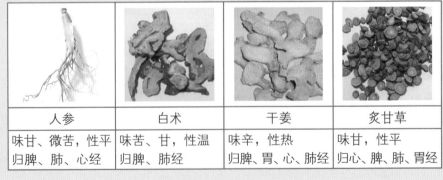

人参	白术	干姜	炙甘草
味甘、微苦，性平 归脾、肺、心经	味苦、甘，性温 归脾、肺经	味辛，性热 归脾、胃、心、肺经	味甘，性平 归心、脾、肺、胃经

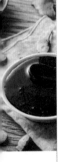

中医
肿瘤病证
调养膏方

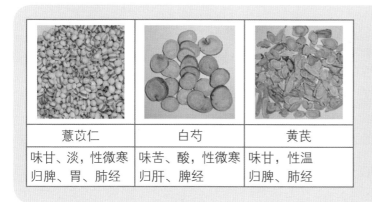

薏苡仁	白芍	黄芪
味甘、淡，性微寒 归脾、胃、肺经	味苦、酸，性微寒 归肝、脾经	味甘，性温 归脾、肺经

【制法】 上味煎取浓汁，文火熬糊，入阿胶膏150克，饴糖500克，熔化收膏。

【用法】 每次服10～14克，每日2次，在两餐之间，用温开水冲服。

【注意事项】 饮食以温热为宜，忌食生冷与烈性酒浆。感冒发热者忌服。不适用于脾胃阴虚，不适用于急性肠道传染病之剧烈恶心、呕吐、水泻不止。

【辨证加减】 痛甚者，加五灵脂、高良姜、三棱。

3. 痰瘀互结

【症候】 膈满胸闷，心下结块，胃脘刺痛，或腹胀便溏，或呕血便血，舌紫黯或有斑点，苔腻，脉弦涩。

【治法】 化痰祛瘀，活血止痛。

膏方：二陈汤合膈下逐瘀汤加减

【来源】 《太平惠民和剂局方》《医林改错》。

【组成】 法半夏150g、陈皮200g、茯苓200g、灵脂150g、当归200g、川芎150g、桃仁100g、丹皮100g、赤芍200g、乌药150g、延胡索300g、香附250g、红花100g、枳壳200g、甘草60g。

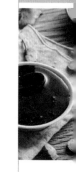

【图解】

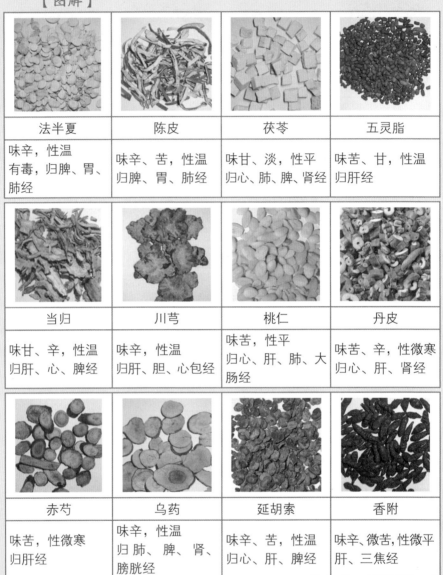

法半夏	陈皮	茯苓	五灵脂
味辛，性温 有毒，归脾、胃、肺经	味辛、苦，性温 归脾、胃、肺经	味甘、淡，性平 归心、肺、脾、肾经	味苦、甘，性温 归肝经
当归	川芎	桃仁	丹皮
味甘、辛，性温 归肝、心、脾经	味辛，性温 归肝、胆、心包经	味苦，性平 归心、肝、肺、大肠经	味苦、辛，性微寒 归心、肝、肾经
赤芍	乌药	延胡索	香附
味苦，性微寒 归肝经	味辛，性温 归肺、脾、肾、膀胱经	味辛、苦，性温 归心、肝、脾经	味辛、微苦，性微平 肝、三焦经

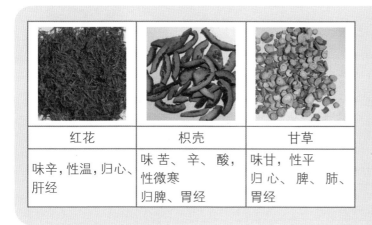

红花	枳壳	甘草
味辛,性温,归心、肝经	味苦、辛、酸,性微寒 归脾、胃经	味甘,性平 归心、脾、肺、胃经

【制法】 上味煎取浓汁,文火熬糊,入枇杷膏90克,蜂蜜500克,熔化收膏。

【用法】 每次服10～15克,每日2次,在两餐之间,用温开水冲服。

【注意事项】 忌食辛辣、生冷油腻不易消化食物,有出血倾向者慎用。

【辨证加减】 大便溏泻,加赤石脂,水肿明显,加猪苓、茯苓。

4. 胃热伤阴

【症候】 胃脘灼热,干呕嘈杂,食后痛剧,口干欲饮,喜冷饮,五心烦热,大便干燥或便血,舌质红绛,或光红少苔,脉细数。

【治法】 清热养阴。

膏方:麦门冬汤加减

【来源】 《金匮要略》。

【组成】 麦门冬300g、半夏150g、人参200g、甘草60g、梗米150g、大枣10枚,知母200g、黄精100g、北沙参100g。

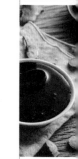

【图解】

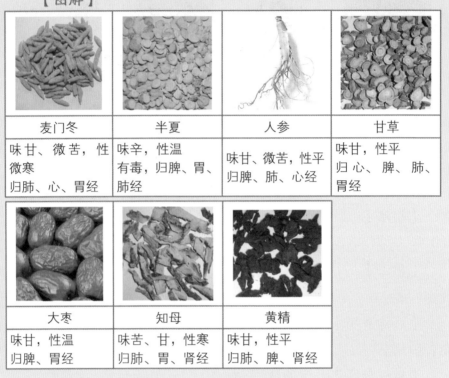

麦门冬	半夏	人参	甘草
味甘、微苦，性微寒 归肺、心、胃经	味辛，性温 有毒，归脾、胃、肺经	味甘、微苦，性平 归脾、肺、心经	味甘，性平 归心、脾、肺、胃经

大枣	知母	黄精
味甘，性温 归脾、胃经	味苦、甘，性寒 归肺、胃、肾经	味甘，性平 归肺、脾、肾经

【制法】　上味煎取浓汁，文火熬糊，入龟甲膏90克，蜂蜜500克，熔化收膏。

【用法】　每次服15～18克，每日2次，在两餐之间，用温开水冲服。

【注意事项】　忌食辛辣、生冷油腻不易消化食物，属于虚寒者不宜用。

【辨证加减】　胃脘灼热疼痛明显，嘈杂泛酸者，加黄连、吴茱萸。

5. 气血双亏

【症候】　面苍无华，面目虚肿，畏寒身冷，全身乏力，心悸气短，头晕目眩，虚烦不寐，自汗盗汗，纳少乏味，形体羸瘦，上腹包块明显，舌质淡胖，苔白，脉虚细无力或虚大。

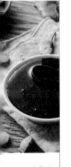

【治法】 补气养血。

膏方：十全大补汤加减

【来源】 《太平惠民和剂局方》。

【组成】 人参150g、肉桂150g、川芎150g、地黄200g、茯苓200g、白术150g、甘草60g、黄芪300g、当归150g、白芍200g。

【图解】

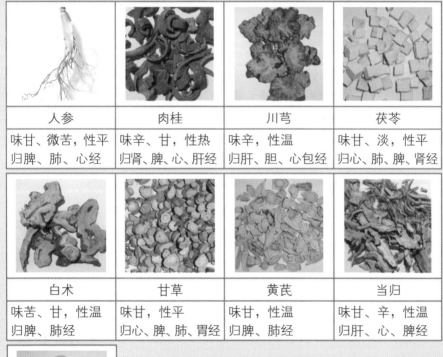

人参	肉桂	川芎	茯苓
味甘、微苦，性平 归脾、肺、心经	味辛、甘，性热 归肾、脾、心、肝经	味辛，性温 归肝、胆、心包经	味甘、淡，性平 归心、肺、脾、肾经

白术	甘草	黄芪	当归
味苦、甘，性温 归脾、肺经	味甘，性平 归心、脾、肺、胃经	味甘，性温 归脾、肺经	味甘、辛，性温 归肝、心、脾经

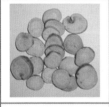

白芍
味苦、酸，性微寒， 归肝、脾经

【制法】 上味煎取浓汁，文火熬糊，入龟甲膏90克，阿胶90克，蜂蜜500克，熔化收膏。

【用法】 每次服16~20克，每日2次，在两餐之间，用温开水冲服。

【注意事项】 忌食辛辣、生冷油腻不易消化食物，有湿、热、火的慎用，便秘、口干、口苦的禁用。

【辨证加减】 兼痰湿内阻者，加半夏、陈皮、薏苡仁；若畏寒肢冷，食谷不化者，加补骨脂、肉苁蓉、鸡内金。

第五节 结直肠癌常用膏方

一、中西概述

结直肠癌是常见恶性肿瘤之二。结肠癌是指结肠黏膜上皮在环境或遗传等多种致癌因素作用下发生的恶性肿瘤。直肠癌是指发生于肛缘至直肠乙状结肠交界处之间的恶性肿瘤。临床以腹痛、大便带血、大便变细、腹泻等为主要表现，随病情的进展会出现转移所造成的临床表现。目前认为结直肠癌主要是环境因素与遗传因素综合作用的结果，其中高脂肪、高蛋白摄入和食物纤维摄入不足是重要的致病因素，过食煎炸食品也是导致结直肠癌的一个原因。

在中医古籍文献中并无"肠癌"病名，结直肠癌属于"肠覃""积聚""脏毒""锁肛痔""肠风""下痢""肠癖"等疾病范畴。中医关于积聚、脏毒、锁肛痔等症状的描写与直肠癌、肛管癌很相似，同时指出其难治性和不良预后。

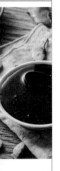

中医

肿瘤病证

调养膏方

二、临床表现

（一）症状

结直肠癌早期无明显症状，病情发展到一定程度才出现临床症状，主要有下列几个方面的表现：

1. 排便习惯与粪便性状改变

多以血便为突出表现，或有痢疾样脓血便伴里急后重；有时表现为顽固性便秘，大便形状变细。

2. 便血

肿瘤破溃出血，黯红或鲜红，量一般不多，间歇出现。肿瘤位置较高时，血与大便相混则呈柏油样大便。

3. 腹痛

多见于右侧结直肠癌，表现于右侧钝痛，或同时涉及右上腹、中上腹。

4. 腹部肿块

常以右半结肠癌多见（95%）。初期推之可活动，侵及周围组织后多固定。

5. 直肠肿块

多经直肠指诊发现，质地坚硬，表面呈结节状，常伴有肠腔狭窄。直肠指诊可检出低位直肠癌、肛管癌。

6. 全身情况

可有贫血、低热，多见于右侧结直肠癌，晚期患者有进行性消瘦、恶病质、腹水等。

（二）体征

局部可以用直肠指检扪及，乙状结肠镜或纤维结肠镜看到肠腔肿块，腹部亦常扪及包块；全身检查可以发现贫血以及转移征象如锁骨上淋巴结肿大、肝肿块等。

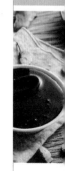

三、辅助检查

（一）实验室检查

1. 大便潜血检查

该检测为结直肠癌普查的初筛方法和诊断的辅助检查，20%～30%的结直肠癌患者大便潜血试验阳性，不到1/3的息肉病患者的大便中查到潜血。

2. 肿瘤标志物

癌胚抗原（CEA）为结直肠癌较为敏感的标志物，是一种结直肠癌细胞产生的糖蛋白，其分子表面具有不同的抗原决定簇，对结直肠癌诊断的敏感性及特异性不理想，除结直肠癌以外，在乳腺癌、肺癌、胚胎性肿瘤也可出现血清CEA水平增高，故该指标可作为诊断及肿瘤复发转移的监测指标。糖类抗原CA-199是一种黏蛋白型的糖类蛋白肿瘤标志物，在结直肠癌患者检出阳性率为18%～58%，同时测定CEA可提高敏感度，并与肿瘤分期有关，因此可用来监测肿瘤的复发。

（二）影像学检查

1. 结肠钡剂灌肠检查

目前结肠气钡双重对比造影是诊断大肠癌的常用方法。对于距肛门5cm以上的结肠癌有重要的诊断意义，对直肠癌的诊断价值较小。此技术可清晰显示肠黏膜的肿物、溃疡和狭窄等病变，但小于0.5cm的息肉有可能漏诊。该检查准确率较高，但容易发生假阴性，多发生在盲肠、脾曲及乙状结肠的悬雍垂部。

2. 内镜检查

检查前需做彻底的肠道准备，其优点是可弥补钡剂灌肠的不足，并对同时多发的病变和较小的病变有诊断价值。

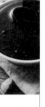

中医
肿瘤病证
调养膏方

3. CT、MRI 及 PET-CT 检查

CT、MRI 检查可以很好的显示肿瘤的大小、部位、形态及其与周围组织的关系、是否有系膜淋巴结受累及远处脏器转移等，为判断肿瘤分期，了解周围组织转移情况，制订治疗计划和判断预后提供依据。PET-CT 在肿瘤的定性及了解全身转移情况有重要意义，但价格昂贵，必要时可行该项检查。

4. B 超检查

普通超声检查可帮助发现结直肠癌肝转移和腹腔淋巴结转移的情况。直肠内 B 超检查，可检测肿瘤的范围及侵犯邻近脏器如膀胱、前列腺等的情况。

（三）病理学检查

活检诊断为浸润性癌的病例进行规范性结直肠癌治疗。如因活检取材的限制，活检病理不能确定浸润深度，诊断为高级别上皮内瘤变的病例，建议临床医师综合其他临床情况，确定治疗方案。

（四）基因学检测

包括粪便和癌组织的癌基因或癌基因产物的检测，据研究显示：结直肠癌患者往往存在 P53 和 K-ras 基因的阳性高表达，部分患者存在 K-ras 基因和 B-raf 基因的突变，因此基因检测为结肠癌的早期临床诊断提供了崭新的手段，同时为分子靶向药的治疗提供依据。

四、中医辨证

（一）病因病机认识

结直肠癌的发生以正气虚损为内因，邪毒入侵为外因，两者相互影响。正气虚损，易招致邪毒入侵，更伤正气，且正气既虚，无力抗邪，致邪气留恋，气、瘀、毒留滞肠道，壅蓄不散，大肠传导失司，日久则积生于内，发为癌瘤。

1. 外感湿热

久居湿地，外感湿邪，导致水湿困脾，脾失健运，则内外之水湿日久不去，可引发本病。

2. 饮食不节

恣食膏粱厚味、酒酪之品，或过食生冷，或暴饮暴食，均可损伤脾胃，滋生水湿，水湿不去，化热而下迫大肠，与肠中之糟粕交阻搏击，日久成毒，损伤肠络而演化为本病。

3. 情志所伤

所愿不遂，肝气郁结，肝木太过克伐脾土，脾失健运，水湿内生，郁而化热，湿热合邪，下迫大肠，也可诱生本病。

4. 正气亏虚

先天不足或年高体虚之人，脾虚肾亏。肾为先天之本，脾为后天之本，两者与水湿的运化也有密切的关系，两脏虚损，导致水湿内停，日久也可导致本病的发生。

本病病位在肠，但与脾、胃、肝、肾的关系尤为密切。其病性早期以湿热、瘀毒邪实为主，晚期则多为正虚邪实，正虚又以脾肾（气）阳虚、气血两虚、肝肾阴虚多见。外感湿热或脾胃损伤导致水湿内生，郁久化热，是发病的重要原因；而湿热久羁，留连肠道，阻滞气机，热渐成毒，损伤脉络，致使气滞、湿热、毒聚、血瘀，在肠道结积成块是发病的主要病机环节。

（二）中医辨证分型

1. 症候要素

临床上结直肠癌虚实夹杂，可数型并见。根据患者的临床表现，在既往研究基础上，结合文献报道以及国内中医肿瘤专家意见，结直肠癌可分为以下 8 种症候要素：

（1）气虚症。

主症：神疲乏力，少气懒言，腹部隐痛，喜热喜按；或大便不畅，数日不通；或虽有便意，但解之困难；或不时欲便，大便时干时溏。

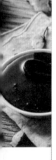

主舌：舌淡胖。

主脉：脉虚。

或见症：食欲不振，食后作胀，面色萎黄。

或见舌：舌边齿痕，苔白滑，薄白苔。

或见脉：脉沉细，脉细弱，脉沉迟。

（2）阴虚症。

主症：五心烦热，口咽干燥，大便干结，腹部隐痛。

主舌：舌红少苔。

主脉：脉细数。

或见症：消瘦乏力，低热盗汗，头晕耳鸣，心烦少寐，腰膝酸软；大便形状细扁，或带黏液脓血。

或见舌：舌干裂，苔薄白或薄黄而干，花剥苔，无苔。

或见脉：脉浮数，脉弦细数，脉沉细数。

（3）阳虚症。

主症：面色㿠白，畏寒肢冷，大便溏薄。

主舌：舌淡苔白。

主脉：脉沉迟。

或见症：腰膝酸软，畏寒肢冷，四肢不温，小便清长，或夜尿频多，面色苍白，少气乏力，纳食不振或五更泄泻，或大便失约，时时流出黏液；或脐周作痛，肠鸣则泻，泻后痛减。

或见舌：舌胖大苔滑。

或见脉：脉细弱。

（4）血虚症。

主症：面色无华，头晕眼花，爪甲色淡，腹痛绵绵。

主舌：舌淡。

主脉：脉细。

或见症：面色萎黄，唇甲不华，少气乏力，神疲懒言，大便秘结难下，往往数周一次；或大便变形，或带黏液脓血，肛门空坠。

或见舌：苔白，苔薄白。

或见脉：脉沉细，脉细弱。

（5）痰湿症。

主症：胸脘痞闷，恶心纳呆，腹痛便溏。

主舌：舌淡苔白腻。

主脉：脉滑或濡。

或见症：身目发黄而晦暗，口淡不渴，胸脘痞闷，口黏纳呆，头身困重。

或见舌：舌胖嫩，苔白滑，苔滑腻，苔厚腻，脓腐苔。

或见脉：脉浮滑，脉弦滑，脉濡滑，脉濡缓。

（6）血瘀症。

主症：腹部疼痛，刺痛固定，拒按肌肤甲错，泻下脓血色紫黯、量多，里急后重。

主舌：舌质紫黯或有瘀斑、瘀点。

主脉：脉涩。

或见症：可触及固定不移的包块。

或见舌：舌胖嫩，苔白滑，苔滑腻，苔厚腻，脓腐苔。

或见脉：脉沉弦，脉结代，脉弦涩，脉沉细涩，牢脉。

（7）热毒症。

主症：口苦身热，尿赤便结，大便脓血。

主舌：舌红或绛，苔黄而干。

主脉：脉滑数。

或见症：里急后重，面赤身热，口臭唇疮，小便短赤，或大便脓血腥臭，干结，数目不通；腹中胀痛，疼痛拒按；或泻下如注，泻出黄色水便或带黏液或带脓血或血水样便，秽臭异常，肛门灼痛。

或见舌：舌有红点或芒刺，苔黄燥，苔黄厚黏腻。

或见脉：脉洪数，脉数，脉弦数。

（8）气滞症。

主症：腹部胀满，痛无定处。

主舌：舌淡黯。

主脉：脉弦。

或见症：情绪抑郁或急躁易怒，喜太息，胃脘嘈杂，嗳气频繁，大便多日不通，后重窘迫，欲便不得；腹部胀痛，泻后不减或加重；脘腹胀满或胀痛。

或见舌：舌边红，苔薄白，苔薄黄，苔白腻或黄腻。

或见脉：脉弦细。

2. 辨证方法

·符合主症 2 个，并见主舌、主脉者，即可辨为本证。

·符合主症 2 个，或见症 1 个，任何本证舌、脉者，即可辨为本证。

·符合主症 1 个，或见症不少于 2 个，任何本证舌、脉者，即可辨为本证。

五、治疗原则

（一）中西医结合治疗原则

对于接受手术、放疗、化疗、靶向治疗且具备治疗条件的结直癌患者采用中西医结合的治疗方式。西医治疗根据 NCCN 肿瘤学临床实践指南原则进行，中医根据治疗阶段的不同，可以分为以下 4 种治疗方法：

1. 中医防护治疗

适应人群：围手术期、放化疗、靶向治疗期间的患者。

治疗原则：以扶正为主。

治疗目的：减轻手术、放化疗、靶向治疗等治疗手段引起的不良反应，促进机体功能恢复，改善症状，提高生存质量。

治疗手段：辨证汤药 ± 口服中成药 ± 中药注射剂 ± 其他中医治法。

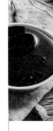

治疗周期：围手术期，或与放疗、化疗、靶向治疗等治疗手段同步。

2. 中医加载治疗

适应人群：有合并症，老年 PS 评分 2，不能耐受多药化疗而选择单药化疗的患者。

治疗原则：以祛邪为主。

治疗目的：提高上述治疗手段的疗效。

治疗手段：中药注射剂 ± 辨证汤药 ± 口服中成药士其他中医治法。

治疗周期：与化疗同步。

3. 中医巩固治疗

适应人群：手术后无须辅助治疗或已完成辅助治疗的患者。

治疗原则：扶正祛邪。

治疗目的：防止复发转移，改善症状，提高生存质量。

治疗手段：辨证汤药＋口服中成药 ± 中药注射剂 ± 其他中医治法。

治疗周期：3 个月为 1 个治疗周期。

4. 中医维持治疗

适应人群：放化疗后疾病稳定的带瘤患者。

治疗原则：扶正祛邪。

治疗目的：控制肿瘤生长，延缓疾病进展或下一阶段放化疗时间，提高生存质量，延长生存时间。

治疗手段：中药注射剂 ± 辨证汤药 ± 口服中成药 ± 其他中医治法。

治疗周期：2 个月为 1 个治疗周期。

（二）单纯中医治疗原则

适应人群：不适合或不接受手术、放疗、化疗、靶向治疗的患者。

治疗原则：扶正祛邪。

治疗目的：控制肿瘤生长，减轻症状，提高生存质量，延长生存时间。

治疗手段：中药注射剂＋口服中成药 ± 辨证汤药 ± 中医其他疗法。

治疗周期：2个月为1个治疗周期。

六、辨证膏方

（一）中西医结合治疗

1. 膏方结合手术治疗

（1）气血亏虚。

【症候】 神疲乏力，气短懒言，面色淡白或萎黄，头晕目眩，唇甲色淡，心悸失眠，便不成形或有肛脱下坠，舌淡脉弱。

【治法】 补气养血。

膏方：八珍汤加减

【来源】《正体类要》。

其组成、制法、图解及服用方法、注意事项等与前同。

（2）脾胃虚弱。

【症候】 纳呆食少，神疲乏力，大便稀溏，食后腹胀，面色萎黄，形体瘦弱，舌质淡，苔薄白。

【治法】 健脾益胃。

膏方：补中益气汤加减

【来源】《脾胃论》。

其组成、制法、图解及服用方法、注意事项等与前同。

2. 膏方结合放射治疗

放射治疗结合中医治疗是指在放疗期间所联合的中医治疗，发挥放疗增敏，提高放疗疗效（中医加载治疗），防治放疗不良反应（中医防护治疗）的作用。

（1）气阴两虚。

【症候】 神疲乏力，少气懒言，口干，纳呆，时有便溏，或脱肛下坠，或腹胀便秘，面色淡白或晦滞，舌红或淡红，苔少或无苔、或有裂纹，脉细或细数。多见于放射性损伤后期，或迁延不愈，损伤正气等。

【治法】 益肾滋阴。

膏方：知柏地黄汤加减

【来源】 《医宗金鉴》。

【组成】 熟地黄 200g、山茱萸 200g、山药 300g、泽泻 200g、茯苓 200g、丹皮 150g、知母 150g、黄柏 150g。

【图解】

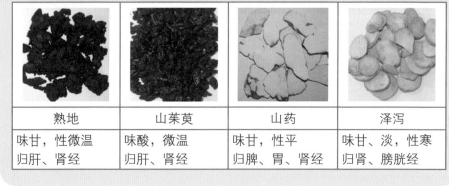

熟地	山茱萸	山药	泽泻
味甘，性微温 归肝、肾经	味酸，微温 归肝、肾经	味甘，性平 归脾、胃、肾经	味甘、淡，性寒 归肾、膀胱经

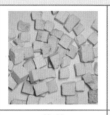	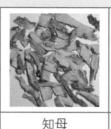	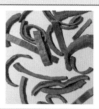	
茯苓	丹皮	知母	黄柏
味甘、淡，性平 归心、脾、肾经	味苦、辛，性微寒 归心、肝、肾经	味苦，性寒 归肺、胃、肾经	味苦，性寒 归肾、膀胱、大肠经

【制法】 以上药加水煎煮 3 次，滤汁去渣，合并滤液，加热浓缩为膏，加冰糖 300 克收膏即成。

【用法】 每次服 15 ～ 20 克，每日 2 次，在两餐之间，用温开水冲服。

【注意事项】 宜饭前服；虚寒性病症患者不适用；不宜和感冒药一同服用。

（2）热毒瘀结。

【症候】 腹痛腹胀，疼痛拒按，下痢赤白，里急后重，胸闷烦渴，舌黯红，苔黄腻，脉弦滑或滑数。

【治法】 清肠燥湿，活血解毒。

膏方：芍药汤合八正散加减

【来源】 《素问病机气宜保命集》。

【组成】 芍药 300g、当归 200g、黄连 200g、木香 150g、大黄 150g、黄芩 200g、肉桂 75g、车前子 150g、瞿麦 150g、山栀子仁 150g、通草 100g、灯心草 100g、炙甘草 150g。

【图解】

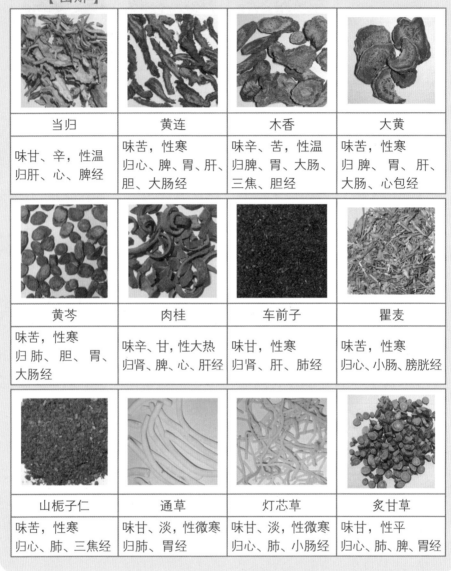

当归	黄连	木香	大黄
味甘、辛，性温 归肝、心、脾经	味苦，性寒 归心、脾、胃、肝、胆、大肠经	味辛、苦，性温 归脾、胃、大肠、三焦、胆经	味苦，性寒 归脾、胃、肝、大肠、心包经
黄芩	肉桂	车前子	瞿麦
味苦，性寒 归肺、胆、胃、大肠经	味辛、甘，性大热 归肾、脾、心、肝经	味甘，性寒 归肾、肝、肺经	味苦，性寒 归心、小肠、膀胱经
山栀子仁	通草	灯芯草	炙甘草
味苦，性寒 归心、肺、三焦经	味甘、淡，性微寒 归肺、胃经	味甘、淡，性微寒 归心、肺、小肠经	味甘，性平 归心、肺、脾、胃经

【制法】　以上药加水煎煮 3 次，滤汁去渣，合并滤液，加热浓缩为膏，加冰糖 300 克收膏即成。

【用法】　每次服 15 ～ 20 克，每日两次，在两餐之间，用温开水冲服。

【注意事项】　在服药治疗期间应做好自我调摄。

3. 膏方结合化疗治疗

膏方结合化疗是指在化疗期间所联合的膏方治疗，发挥提高化疗疗效（中医加载治疗），防治化疗不良反应（中医防护治疗）的作用。

（1）脾胃不和。

【症候】 胃脘饱胀、食欲减退、恶心、呕吐、腹胀或腹泻，舌体多胖大，舌苔薄白、白腻或黄腻。多见于化疗引起的消化道反应。

【治法】 健脾和胃，降逆止呕。

膏方：旋覆代赭汤加减，或橘皮竹茹汤加减

【来源】 《伤寒论》《金匮要略》。

【组成】 旋覆花，人参100g、生姜150g、代赭石50g、甘草100g、半夏150g、大枣150g；或半夏150g、橘皮150g、枇杷叶150g、麦冬200g、竹茹150g、赤茯苓200g、人参100g、甘草100g。

【图解】

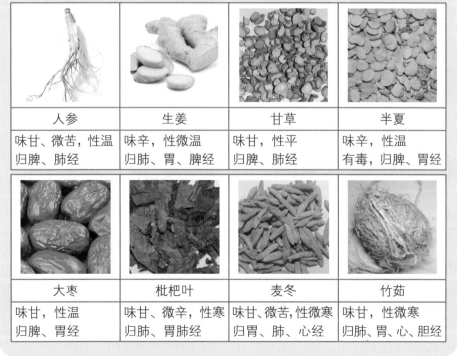

人参	生姜	甘草	半夏
味甘、微苦，性温 归脾、肺经	味辛，性微温 归肺、胃、脾经	味甘，性平 归脾、肺经	味辛，性温 有毒，归脾、胃经
大枣	枇杷叶	麦冬	竹茹
味甘，性温 归脾、胃经	味甘、微辛，性寒 归肺、胃肺经	味甘、微苦，性微寒 归胃、肺、心经	味甘，性微寒 归肺、胃、心、胆经

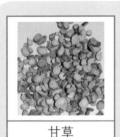

甘草

味甘，性平
归心、肺、胃、脾经

【制法】 以上药加水煎煮 3 次，滤汁去渣，合并滤液，加热浓缩为膏，加冰糖 300 克收膏即成。

【用法】 每次服 15 ~ 20 克，每日 2 次，在两餐之间，用温开水冲服。

【注意事项】 服用时不宜同时服用藜芦或其制剂；胃虚有热之呕吐、呃逆、嗳气者不宜使用。

（2）气血亏虚。

【症候】 疲乏、精神不振、头晕、气短、纳少、虚汗、面色淡白或萎黄，脱发，或肢体肌肉麻木，女性月经量少，舌体瘦薄，或者舌面有裂纹，苔少，脉虚细而无力。多见于化疗引起的疲乏或骨髓抑制。

【治法】 补气养血。

膏方：八珍汤加减，或当归补血汤加减，或十全大补汤加减

【来源】 《正体类要》《内外伤辨惑论》《太平惠民和剂局方》。

其组成、图解、制法及服用方法、注意事项等见胃癌辨证膏方。

中医
肿瘤病证
调养膏方

（3）肝肾阴虚。

【症候】　腰膝酸软，耳鸣，五心烦热，颧红盗汗，口干咽燥，失眠多梦，舌红苔少，脉细数。多见于化疗引起的骨髓抑制或脱发。

【治法】　滋补肝肾。

膏方：六味地黄丸加减

【来源】　《小儿药证直诀》。

【组成】　熟地黄300g、山茱萸（制）150g、山药200g、泽泻150g、牡丹皮150g、茯苓150g。

【图解】

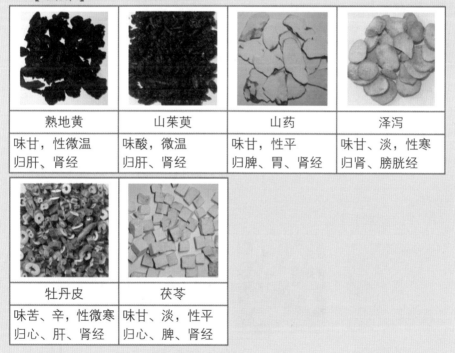

熟地黄	山茱萸	山药	泽泻
味甘，性微温 归肝、肾经	味酸，微温 归肝、肾经	味甘，性平 归脾、胃、肾经	味甘、淡，性寒 归肾、膀胱经

牡丹皮	茯苓
味苦、辛，性微寒 归心、肝、肾经	味甘、淡，性平 归心、脾、肾经

【制法】　以上药加水煎煮3次，滤汁去渣，合并滤液，加热浓缩为膏，加冰糖300克收膏即成。

【用法】　每次服15～20克，每日2次，在两餐之间，用温开水冲服。

【注意事项】 忌辛辣食物；不宜在服药期间服感冒药；脾胃虚弱的人可以选择在饭后半小时以后再服用；不适用于肾阳虚的病人。

（二）单纯中医治疗

对于不适合或不接受手术、放疗、化疗、靶向治疗的结直肠癌患者，采用单纯中医治疗，发挥控制肿瘤，稳定病情，提高生存质量，延长生存期的作用。

1. 湿热瘀滞

【症候】 腹痛拒按，腹中包块，大便带血或有黏脓血，里急后重，或便溏，舌质紫黯或有斑点，苔黄腻，脉弦数。

【治法】 清利湿热，行气化瘀。

膏方：葛根芩连汤合膈下逐瘀汤加减

【来源】 《伤寒论》《医林改错》。

【组成】 葛根200g、黄芩150g、黄连150g、炙甘草100g、五灵脂150g、当归200g、川芎200g、桃仁200g、丹皮200g、赤芍200g、乌药150g、延胡索150g、香附200g、红花150g、枳壳200g。

【图解】

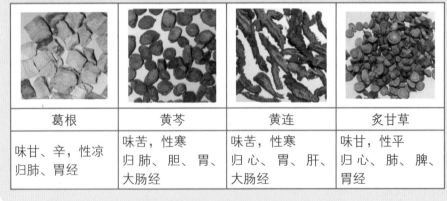

葛根	黄芩	黄连	炙甘草
味甘、辛，性凉 归肺、胃经	味苦，性寒 归肺、胆、胃、大肠经	味苦，性寒 归心、胃、肝、大肠经	味甘，性平 归心、肺、脾、胃经

中医
肿瘤病证
调养膏方

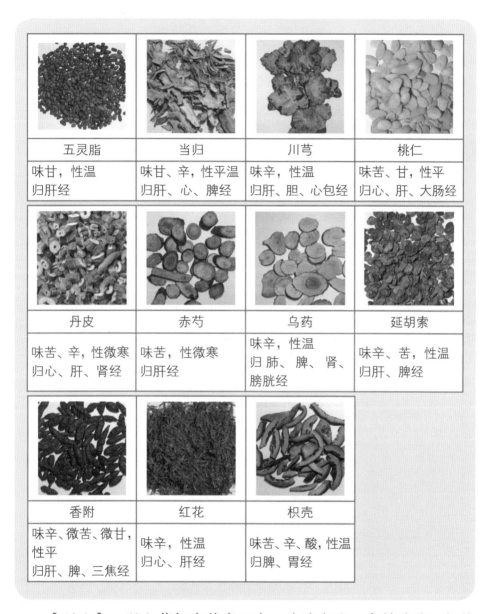

五灵脂	当归	川芎	桃仁
味甘，性温 归肝经	味甘、辛，性平温 归肝、心、脾经	味辛，性温 归肝、胆、心包经	味苦、甘，性平 归心、肝、大肠经
丹皮	赤芍	乌药	延胡索
味苦、辛，性微寒 归心、肝、肾经	味苦，性微寒 归肝经	味辛，性温 归肺、脾、肾、膀胱经	味辛、苦，性温 归肝、脾经
香附	红花	枳壳	
味辛、微苦、微甘，性平 归肝、脾、三焦经	味辛，性温 归心、肝经	味苦、辛、酸，性温 归脾、胃经	

【制法】 以上药加水煎煮3次，滤汁去渣，合并滤液，加热浓缩为膏，加冰糖300克。

【用法】 每次服15～20克，每日2次，在两餐之间，用温开水冲服。

【注意事项】 虚寒体质者忌用。

第二章

常见肿瘤的膏方

2. 肝肾阴虚

【症候】 腹胀痛，大便形状细扁，或带黏液脓血，形体消瘦，五心烦热，头晕耳鸣，腰膝酸软，盗汗，舌红，少苔，脉细数。

【治法】 滋补肝肾，清泻肠热。

膏方：知柏地黄汤加减

【来源】 《医宗金鉴》。

【组成】 熟地黄200g、山茱萸200g、山药300g、泽泻200g、茯苓200g、丹皮150g、知母150g、黄柏150g。

【图解】

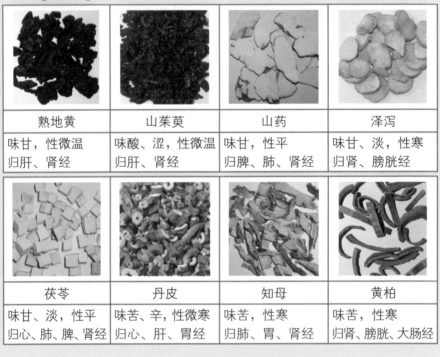

熟地黄	山茱萸	山药	泽泻
味甘，性微温 归肝、肾经	味酸、涩，性微温 归肝、肾经	味甘，性平 归脾、肺、肾经	味甘、淡，性寒 归肾、膀胱经
茯苓	丹皮	知母	黄柏
味甘、淡，性平 归心、肺、脾、肾经	味苦、辛，性微寒 归心、肝、胃经	味苦，性寒 归肺、胃、肾经	味苦，性寒 归肾、膀胱、大肠经

【制法】 以上药加水煎煮3次，滤汁去渣，合并滤液，加热浓缩为膏，加冰糖300克收膏即成。

【用法】 每次服15～20克，每日两次，在两餐之间，用温开水冲服。

【注意事项】　宜饭前服；虚寒性病症患者不适用；不宜和感冒药一同服用。

3. 气血两虚

【症候】　腹胀痛，大便变形，或带黏液脓血，肛门坠胀，甚至脱肛，面色萎黄，唇甲不华，少气乏力，神疲懒言，舌淡，苔薄白，脉沉细无力。

膏方：八珍汤加减

【来源】　《正体类要》。

其组成、图解、制法及服用方法、注意事项等见胃癌辨证膏方。

4. 脾肾阳虚

【症候】　腹胀痛，畏寒肢冷，面色苍白，少气乏力，纳食不振，腰膝酸软，大便溏薄，小便清长，舌淡胖，苔自滑，脉沉细微。

【治法】　温补脾肾。

膏方：附子理中汤合四神丸加减

【来源】　《三因极一病症方论》《内科摘要》。

【组成】　附子 90g、人参 150g、白术 200g、炮姜 100g、甘草 150g、肉豆蔻 150g、补骨脂 150g、五味子 150g、吴茱萸、大枣 150g、茯苓 200g。

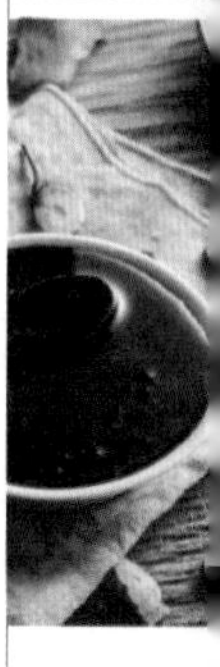

【图解】

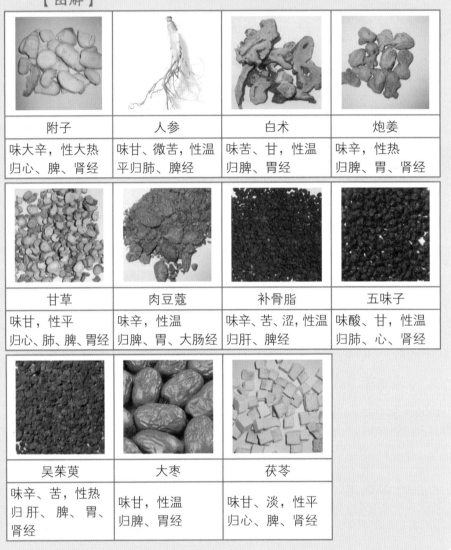

附子	人参	白术	炮姜
味大辛，性大热 归心、脾、肾经	味甘、微苦，性温 平归肺、脾经	味苦、甘，性温 归脾、胃经	味辛，性热 归脾、胃、肾经
甘草	肉豆蔻	补骨脂	五味子
味甘，性平 归心、肺、脾、胃经	味辛，性温 归脾、胃、大肠经	味辛、苦、涩，性温 归肝、脾经	味酸、甘，性温 归肺、心、肾经
吴茱萸	大枣	茯苓	
味辛、苦，性热 归肝、脾、胃、肾经	味甘，性温 归脾、胃经	味甘、淡，性平 归心、脾、肾经	

【制法】 以上药加水煎煮 3 次，滤汁去渣，合并滤液，加热浓缩为膏，加冰糖 300 克收膏即成。

【用法】 每次服 15 ~ 20 克，每日 2 次，在两餐之间，用温开水冲服。

【注意事项】 感冒、发热期间禁服；服用时不宜同时服用藜芦或其制剂；忌不易消化食物。

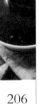

第六节　肝癌常用膏方

一、中西概述

原发性肝癌（hepatocellular carcinoma，HCC）指发生于肝细胞或肝内胆管细胞的恶性肿瘤，是临床上最常见的恶性肿瘤之一，是目前各种实体瘤中预后最差的恶性肿瘤之一。肝癌的产生大多认为是多因素、多步骤的复杂过程，流行病学和实验研究显示，乙型和丙型肝炎病毒感染、黄曲霉素、饮水污染、酒精滥用、肝硬化以及亚硝胺类物质等都与肝癌的发病有关，在我国，乙型肝炎病毒的感染是肝癌的主要致癌因素。本病可发生于任何年龄，主要侵犯中壮年，以 40 ~ 49 岁为最多，男女比例为 2 ~ 5 ∶ 1。

中医药古籍中并无"原发性肝癌"或"肝癌"的病名，此类表现散见于中医学对"胁痛""积聚""癥瘕""癖黄""鼓胀""肥气""痞气""肝积"等病症的描述中。在我国浩如烟海的中医药古籍中，散在着大量关于"癌""瘤""癥""积"等的论述，有许多描述都与当今肝癌的临床极为相似，对肝癌的认识和指导辨治有一定的参考价值。《难经·五十六难》记载："肝之积，名曰肥气。在左胁下，如覆杯，有头足，久不愈，令人发咳逆，疟，连岁不已。"

中医药在防治肝癌复发、转移及改善中晚期患者症状、提高生存质量、延长生存期等方面具有明显优势，是原发性肝癌综合治疗中不可缺少的手段之一。本章节着重探讨原发性肝癌的相关膏方治疗。

第二章

常见肿瘤的膏方

207

肝癌早期缺乏特异性症状，除普查外，难以发现，待出现肝区疼痛、腹部肿块、腹胀、消瘦、黄疸等来医院就诊，则多属于中晚期，已失去手术切除的可能。

（一）症状

肝癌早期症状颇不典型，主要为消化道症状，如上腹部不适、腹胀、纳差、乏力、时有腹痛胁痛等。晚期症状则多种多样，其中以肝区疼痛为主，可伴有腹胀、纳呆、呃逆、腹泻、发热、消瘦、乏力、鼻衄、齿衄、呕血、便血及皮下瘀斑等。

（二）体征

肝脏肿大（质地坚硬、压痛明显、伴或不伴结节）、脾脏肿大、腹水、黄疸为重要体征。典型的肝硬化可表现出中医的"肝三征"：红丝赤缕（蜘蛛痣）、朱砂掌（肝掌）和肝舌（肝瘿线及舌青紫）。其中黄疸、腹水、恶病质、锁骨上淋巴结肿大及其他远处转移灶的出现是肝癌晚期的表现。肝癌初期舌苔多见白腻或薄黄，脉弦、滑或滑数；后期多见舌红绛或紫黯，脉沉细或细数。

（一）影像学检查

1. 腹部超声（US）检查

US检查是肝脏检查最常用的重要方法。该方法可以确定肝内有无占位性病变，提示其性质，明确癌灶在肝内的具体位置及其与肝内重要血管的关系。

2. 电子计算机断层成像（CT）

目前是肝癌诊断和鉴别诊断最重要的影像检查方法，可以提示病变性质和了解肝周围组织器官是否有癌灶；增强扫描除可以清晰

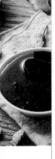

中医肿瘤病证调养膏方

显示病灶的数目、大小、形态和强化特征外，还可明确病灶和重要血管之间的关系、肝门及腹腔有无淋巴结肿大以及邻近器官有无侵犯等。原发性肝癌 CT 典型表现通常在平扫下多为低密度占位，边缘有清晰或模糊的不同表现，部分有晕圈征，大肝癌常有中央坏死液化；在动脉期呈显著强化，在静脉期其强化不及周边肝组织，而在延迟期则造影剂持续消退。

3. 磁共振（MRI 或 MR）

对肝癌病灶内部的组织结构变化如出血坏死、脂肪变性以及包膜的显示和分辨率均优于 CT 和 US。对良、恶性肝内占位，尤其与血管瘤的鉴别，可能优于 CT；同时，无需增强即能显示门静脉和肝静脉的分支；对于小肝癌 MRI 优于 CT，目前证据较多。

4. 选择性肝动脉造影（DSA）

目前多采用数字减影血管造影，可以明确显示肝脏小病灶及其血供情况，同时可进行化疗和碘油栓塞等治疗。

5. 正电子发射计算机断层成像（PET-CT）

PET-CT 既可由 PET 功能显像反映肝脏占位的生化代谢信息，又可通过 CT 形态显像进行病灶的精确解剖定位，并且同时全身扫描可以了解整体状况和评估转移情况。

6. 发射单光子计算机断层扫描仪（ECT）

ECT 全身骨显像有助于肝癌骨转移的诊断，可较 X 线和 CT 检查提前 3 ~ 6 个月发现骨转移癌。

（二）肝穿刺活检

在超声引导下经皮肝穿刺空芯针活检（core biopsy）或细针穿刺（fine needle aspiration，FNA），进行组织学或细胞学检查，可以获得肝癌的病理学诊断依据以及了解分子标志物等情况，对于明确诊断、病理类型、判断病情、指导治疗以及评估预后都非常重要，近年来被越来越多地被采用，但是也有一定的局限性和危险性。肝穿刺活检时，应注意防止肝脏出血和针道癌细胞种植。禁忌证是有明

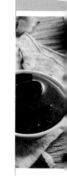

显出血倾向，患有严重心肺、脑、肾疾患和全身衰竭的患者。

（三）肿瘤标记物

血清 AFP 及其异质体是诊断肝癌的重要指标和特异性最强的肿瘤标记物，国内常用于肝癌的普查、早期诊断、术后监测和随访。对于 AFP 大于等于 400ug/L 超过 1 个月，或者 200ug/L 持续 2 个月，排除妊娠、生殖腺胚胎癌和活动性肝病，应该高度怀疑肝癌；关键是同期进行影像学检查（CT/MRI）是否具有肝癌特征性占位。尚有 30% ~ 40% 的肝癌病人 AFP 检测呈阴性，包括肝内胆管癌、高分化和低分化 HCC，或 HCC 已坏死液化者，AFP 均可不增高。因此，仅靠 AFP 不能诊断所有的肝癌，AFP 对肝癌诊断的阳性率一般为 60% ~ 70%，有时差异较大，强调需要定期检测和动态观察，并且要借助于影像学检查甚或 B 超导引下的穿刺活检等手段来明确诊断。部分 HCC 患者，可有癌胚抗原（CEA）和糖类抗原 CA199 异常增高。

四、中医辨证

（一）中医的病因病机认识

中医认为肝癌的发生与感受湿热邪毒、长期饮食不节、嗜酒过度以及七情内伤等因素引起机体阴阳失衡有关。但肿瘤病的发生常常是由机体防御功能不足所致，如《医宗必读·积聚》指出："积之成也，正气不足，而后邪气距之。"说明正气虚损，邪气乘袭，蕴结于肝，肝气郁结，气机受阻，血行不畅，痰瘀相结，形成痞块，乃至肝癌。

1. 气滞血瘀

情志不畅，肝气郁结，或感受外邪，气滞不畅，"气为血帅""气行则血行"，气滞日久，必致血瘀，渐结肿块。

2. 湿热蕴结

饮食不节，嗜酒过度，损伤脾胃，或肝气横逆，损及脾胃，或

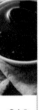

脾胃虚弱、运化不健，水湿停聚郁而化热，湿热蕴结于肝胆，日久渐积而成肿块。

3. 肝肾阴虚

情志失调，肝郁化火，湿热相合，损伤络脉，津液外溢，蓄于腹中，或阴液灼竭，肝阴不足，久则及肾，气化不利，水湿内停，聚于腹内，发为鼓胀，久之成瘤。

4. 正气虚衰

中医经典理论指出，"正气存内，邪不可干"，"邪之所凑，其气必虚"。说明正气虚衰，瘤邪乘虚而入是致癌瘤发生的病理中心环节。正气虚弱，加之外受邪毒，或饮用发霉食品、污染之饮水，致肝脾受损，进而气滞血瘀，蕴积日久，而成积块。

（二）中医辨证分型

1. 症候要素

临床上肝癌虚实夹杂，可数型并见。根据患者的临床表现，在既往研究基础上，结合文献报道以及国内中医肿瘤专家意见，肝癌可分为以下 7 种症候要素：

（1）气虚症。

主症：神疲乏力，少气懒言，纳呆。

主舌：舌淡胖。

主脉：脉虚。

或见症：形体消瘦，气短，自汗，畏寒肢冷，大便溏薄。

或见舌：舌边齿痕，苔白滑，薄白苔。

或见脉：脉沉细，脉细弱，脉沉迟。

（2）阴虚症。

主症：五心烦热，口咽干燥，胁肋隐痛。

主舌：舌红少苔。

主脉：脉细数。

或见症：盗汗，舌嫩红或少苔或裂纹或剥苔或无苔，脉细且数。

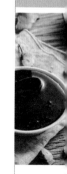

或见舌：舌干裂，苔薄白或薄黄而干，花剥苔，无苔。

或见脉：脉浮数，脉弦细数，脉沉细数。

（3）血虚症。

主症：面色无华，头晕眼花，爪甲色淡，胁痛绵绵。

主舌：舌淡。

主脉：脉细。

或见症：心悸怔忡，失眠健忘，月经闭止或阴道出血色淡量少。

或见舌：苔白，苔薄白。

或见脉：脉沉细，脉细弱。

（4）痰湿症。

主症：胸脘痞闷，恶心纳呆，腹胀肢肿。

主舌：舌淡苔白腻。

主脉：脉滑或濡。

或见症：身目发黄而晦暗，口淡不渴，胸脘痞闷，口黏纳呆，头身困重。

或见舌：舌胖嫩，苔白滑，苔滑腻，苔厚腻，脓腐苔。

或见脉：脉浮滑，脉弦滑，脉濡滑，脉濡缓。

（5）血瘀症。

主症：胁肋疼痛，刺痛固定，肌肤甲错。

主舌：舌质紫黯或有瘀斑、瘀点。

主脉：脉涩。

或见症：面色黧黑，唇甲青紫，面颈胸可见赤丝血缕，手掌赤痕，阴道出血色黯瘀，或夹血块。

或见舌：舌胖嫩，苔白滑，苔滑腻，苔厚腻，脓腐苔。

或见脉：脉沉弦，脉结代，脉强涩，脉沉细涩，牢脉。

（6）热毒症。

主症：口苦身热，尿赤便结，胁肋灼痛。

主舌：舌红或绛，苔黄而干。

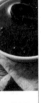

主脉：脉滑数。

或见症：口腔糜烂，心烦不寐或烦躁盗汗，大便干涩，小便短赤，干咳或咳血，吞咽困难，咽干痛，梗阻较重。

或见舌：舌有红点或芒刺，苔黄燥，苔黄厚黏腻。

或见脉：脉洪数，脉数，脉弦数。

（7）气滞症。

主症：胁肋胀满，痛无定处。

主舌：舌淡黯。

主脉：脉弦。

或见症：烦躁易怒，口苦咽干，嗳气，胀满闷痛，走窜不定，少腹包块，攻撑作痛，腹胀胁痛。

或见舌：舌边红，苔薄白，苔薄黄，苔白腻或黄腻。

或见脉：脉弦细。

2. 辨证方法

·符合主症 2 个，并见主舌、主脉者，即可辨为本证。

·符合主症 2 个，或见症 1 个，任何本证舌、脉者，即可辨为本证。

·符合主症 1 个，或见症不少于 2 个，任何本证舌、脉者，即可辨为本证。

3. 辨证分型

治疗阶段	手术阶段	化疗阶段	放疗阶段	靶向治疗阶段	单纯中医治疗阶段
辨证分型	气血亏虚	脾胃不和	气阴两虚	血热毒盛	肝郁脾虚
	脾胃虚弱	气血亏虚	热毒瘀结	脾虚湿盛	肝热血瘀
		肝肾阴虚			肝胆湿热
					肝肾阴虚

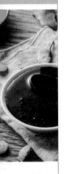

五、治疗原则

（一）中西医结合治疗原则

对于接受手术、放疗、化疗、介入治疗、靶向治疗且具备治疗条件的肝癌患者，采用中西医结合的治疗方式。西医治疗根据巴塞罗那临床肝癌分期治疗原则进行。中医根据治疗阶段的不同，可以分为以下4种治疗方法：①中医防护治疗：适应人群为围手术期、放化疗、介入治疗、靶向治疗期间的患者，治疗原则以扶正为主。②中医加载治疗：适应人群为有合并症，老年 PS 评分2分，不能耐受多药化疗而选择单药化疗的患者，或介入治疗的患者，治疗原则以祛邪为主。③中医巩固治疗：适应人群为手术后无须辅助治疗或已完成辅助治疗的患者，治疗原则为扶正桂邪。④中医维持治疗：适应人群为放化疗、介入治疗后疾病稳定的带瘤患者，治疗原则以扶正祛邪为主。

（二）单纯中医治疗原则

适应人群为不适合或不接受手术、放疗、化疗、介入治疗、分子靶向治疗的患者，治疗原则以扶正祛邪为主。

六、辨证膏方

（一）中西医结合治疗

1. 膏方结合手术治疗

手术是早中期肝癌治疗的最有效的方法，但很多患者因肝功能储备情况不良或一般情况差失去手术机会，而在围手术期患者会出现疼痛、肝功能异常等不良反应，在这一阶段运用中医药治疗可以发挥保肝、调整机体状态、减少不良反应出现的作用。

（1）气血亏虚。

【症候】　神疲乏力，气短懒言，面色淡白或萎黄，头晕目眩，唇甲色淡，心悸失眠，便不成形或有肛脱下坠，舌淡脉弱。

【治法】　补气养血。

膏方：八珍汤加减

【来源】　《正体类要》。

其组成、制法、服用方法及注意事项与前同。

（2）脾胃虚弱。

【症候】　纳呆食少，神疲乏力，大便稀溏，食后腹胀，面色萎黄，形体瘦弱，舌质淡，苔薄白。

【治法】　健脾益胃。

膏方：补中益气汤加减

【来源】　《脾胃论》。

其组成、图解、制法、服用方法及注意事项与前同。

2. 膏方结合化疗治疗

化疗结合中医治疗是指在化疗期间所联合的中医治疗，发挥提高化疗疗效（中医加载治疗），防治化疗不良反应（中医防护治疗）的作用。

（1）脾胃不和。

【症候】　胃脘饱胀、食欲减退、恶心、呕吐、腹胀或腹泻，舌体多胖大，舌苔薄白、白腻或黄腻。多见于化疗引起的消化道反应。

【治法】　健脾和胃，降逆止呕。

膏方：旋覆代赭汤加减

【来源】　《伤寒论》。

【组成】　旋覆花90g、人参60g、生姜15g、代赭石30g、

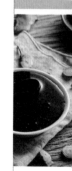

甘草 90g、半夏 90g、大枣 120g、山楂 200g。

【图解】

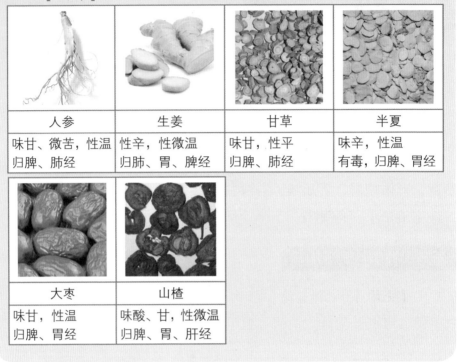

人参	生姜	甘草	半夏
味甘、微苦，性温 归脾、肺经	性辛，性微温 归肺、胃、脾经	味甘，性平 归脾、肺经	味辛，性温 有毒，归脾、胃经

大枣	山楂
味甘，性温 归脾、胃经	味酸、甘，性微温 归脾、胃、肝经

【制法】　以上药上味药浸泡后加水煎煮 3 次，滤汁去渣，合并滤液，煎取浓汁，文火熬糊，再加入鹿角胶 150 克、龟版胶 150 克、饴糖 300 克烊化收膏即成。

【用法】　每次服 15～20 克，每日 2 次，两餐之间用温开水冲服。

【注意事项】　在服药治疗期间应做好自我调摄。

（2）气血亏虚。

【症候】　疲乏、精神不振、头晕、气短、纳少、虚汗、面色淡白或萎黄，脱发，或肢体肌肉麻木、女性月经量少，舌体瘦薄，或者舌面有裂纹，苔少，脉虚细而无力。多见于化疗引起的疲乏或骨髓抑制。

【治法】　补气养血。

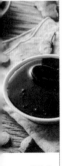

膏方一：八珍汤加减

【来源】 《正体类要》。

其组成、图解、制法、服用方法及注意事项与前同。

膏方二：十全大补汤加减

【来源】 《太平惠民和剂局方》。

其组成、图解、制法、服用方法及注意事项与前同。

（3）肝肾阴虚。

【症候】 腰膝酸软，耳鸣，五心烦热，颧红盗汗，口干咽燥，失眠多梦，舌红苔少，脉细数。多见于化疗引起的骨髓抑制或脱发。

【治法】 滋补肝肾。

膏方：六味地黄丸加减

【来源】 《小儿药证直诀》。

【组成】 熟地黄 240g、山茱萸（制）120g、山药 120g、泽泻 90g、牡丹皮 90g、茯苓 90g、枸杞子 200g、菟丝子 180g。

【图解】

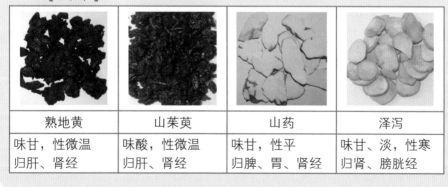

熟地黄	山茱萸	山药	泽泻
味甘，性微温 归肝、肾经	味酸，性微温 归肝、肾经	味甘，性平 归脾、胃、肾经	味甘、淡，性寒 归肾、膀胱经

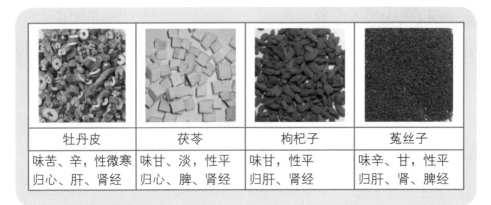

牡丹皮	茯苓	枸杞子	菟丝子
味苦、辛，性微寒 归心、肝、肾经	味甘、淡，性平 归心、脾、肾经	味甘，性平 归肝、肾经	味辛、甘，性平 归肝、肾、脾经

【制法】 上味药浸泡后加水煎煮 3 次，滤汁去渣，合并滤液，煎取浓汁，文火熬糊，再加入鹿角胶 150 克、龟版胶 150 克、饴糖 300 克烊化收膏即成。

【功效】 滋补肝肾。

【用法】 每次服 15 ～ 20 克，每日 2 次，两餐之间用温开水冲服。

【注意事项】 在服药治疗期间应做好自我调摄。

3. 膏方结合放疗治疗

放射治疗结合中医治疗是指在放疗期间所联合的中医治疗，发挥放疗增敏、提高放疗疗效（中医加载治疗），防治放疗不良反应（中医防护治疗）的作用。

（1）气阴两虚。

【症候】 胁肋隐痛，腹胀不适，神疲乏力，少气懒言，耳鸣目眩，口干，纳呆，面色淡白或晦滞，舌红或淡红，苔少或无苔、或有裂纹，脉细或细数。多见于放射性损伤后期，或迁延不愈，损伤正气者。

【治法】 益气养阴。

膏方：玉女煎加减

【来源】 《景岳全书》。

【组成】 石膏 300g、熟地黄 180g、麦冬 90g、知母 60g、牛膝 60g、炒白术 150g、山药 150g、酸枣仁 150g。

【图解】

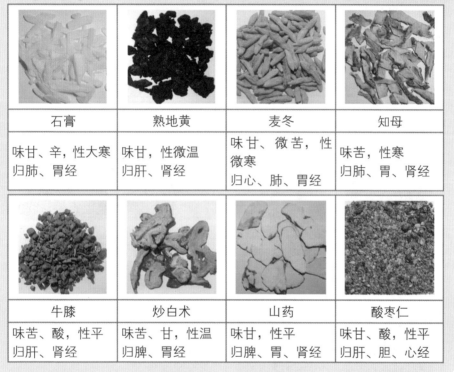

石膏	熟地黄	麦冬	知母
味甘、辛，性大寒 归肺、胃经	味甘，性微温 归肝、肾经	味甘、微苦，性微寒 归心、肺、胃经	味苦，性寒 归肺、胃、肾经
牛膝	炒白术	山药	酸枣仁
味苦、酸，性平 归肝、肾经	味苦、甘，性温 归脾、胃经	味甘，性平 归脾、胃、肾经	味甘、酸，性平 归肝、胆、心经

【制法】 上味药浸泡后加水煎煮 3 次，滤汁去渣，合并滤液，煎取浓汁，文火熬糊，再加入鹿角胶 150 克、龟板胶 150 克、饴糖 300 克烊化收膏即成。

【功效】 清胃热，滋肾阴。

【用法】 每次服 15 ~ 20 克，每日 2 次，两餐之间用温开水冲服。

【注意事项】 在服药治疗期间应做好自我调摄。

（2）热毒瘀结。

【症候】　胁下痞块，两胁胀痛刺痛，身目发黄，心烦易怒，口干口苦，脘痞，纳差，溲赤便干，舌紫黯，苔黄腻，脉弦滑或滑数。

【治法】　清热利湿，活血解毒。

膏方：茵陈蒿汤合桃红四物汤加减

【来源】　《伤寒论》《医宗金鉴》。

【组成】　茵陈蒿 180g、栀子 120g、大黄 60g、桃仁 150g、红花 150g、当归 150g、川芎 150g、白芍 150g。

【图解】

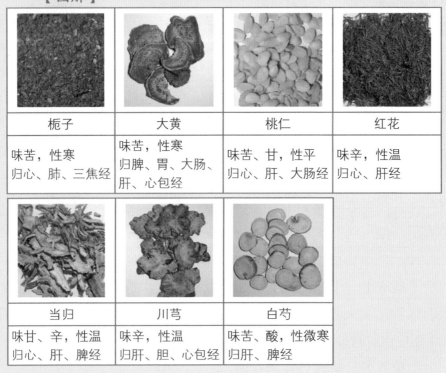

栀子	大黄	桃仁	红花
味苦，性寒 归心、肺、三焦经	味苦，性寒 归脾、胃、大肠、肝、心包经	味苦、甘，性平 归心、肝、大肠经	味辛，性温 归心、肝经

当归	川芎	白芍	
味甘、辛，性温 归心、肝、脾经	味辛，性温 归肝、胆、心包经	味苦、酸，性微寒 归肝、脾经	

【制法】　上味药浸泡后加水煎煮 3 次，滤汁去渣，合并滤液，煎取浓汁，文火熬糊，再加入鹿角胶 150 克、龟版胶 150 克、饴糖 300 克烊化收膏即成。

【功效】　清热利湿，活血祛瘀。

【用法】 每次服15~20克，每日2次，两餐之间用温开水冲服。

【注意事项】 在服药治疗期间应做好自我调摄。

4. 膏方结合生物靶向治疗

生物靶向治疗结合中医治疗是指在生物靶向治疗期间所联合的中医治疗，发挥延缓疾病进展（中医加载治疗），防治生物靶向治疗不良反应（中医防护治疗）的作用。

（1）血热毒盛症。

【症候】 全身皮肤瘙痒，疹出色红，分布多以上半身为主，鼻唇口旁为甚，可伴有发热、头痛、咳嗽。舌质红，苔薄，脉浮数。多见于生物靶向治疗引起的皮疹、瘙痒等不良反应。

【治法】 凉血解毒。

膏方：清瘟败毒饮加减

【来源】 《疫疹一得》。

【组成】 生石膏500g、生地黄180g、犀角300g、栀子100g、桔梗60g、黄芩100g、知母100g、赤芍160g、玄参100g、连翘100g、竹叶100g、甘草60g、丹皮100g、黄连60g。

【图解】

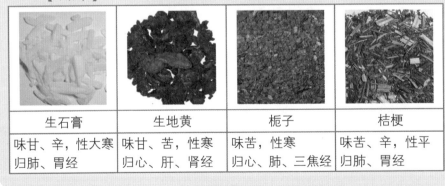

生石膏	生地黄	栀子	桔梗
味甘、辛，性大寒 归肺、胃经	味甘、苦，性寒 归心、肝、肾经	味苦，性寒 归心、肺、三焦经	味苦、辛，性平 归肺、胃经

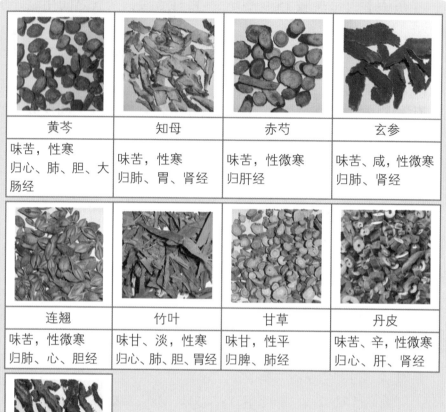

黄芩	知母	赤芍	玄参
味苦，性寒 归心、肺、胆、大肠经	味苦，性寒 归肺、胃、肾经	味苦，性微寒 归肝经	味苦、咸，性微寒 归肺、肾经
连翘	竹叶	甘草	丹皮
味苦，性微寒 归肺、心、胆经	味甘、淡，性寒 归心、肺、胆、胃经	味甘，性平 归脾、肺经	味苦、辛，性微寒 归心、肝、肾经

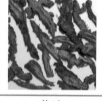

黄连
味苦，性寒 归心、脾、胃、肝、胆、大肠经

【制法】 上味药浸泡后加水煎煮3次，滤汁去渣，合并滤液，煎取浓汁，文火熬糊，再加入鹿角胶150克、龟板胶150克、饴糖300克烊化收膏即成。

【功效】 清热泻火，凉血解毒。

【用法】 每次服15～20克，每日2次，两餐之间用温开水冲服。

【注意事项】 在服药治疗期间应做好自我调摄。

（2）脾虚湿盛。

【症候】 腹胀、大便稀溏，脘痞食少，肢体倦怠，舌苔薄白腻。多见于生物靶向治疗引起的腹泻等不良反应。

【治法】 健脾利湿，涩肠止泻。

膏方：参苓白术散合四神丸加减

【来源】 《太平惠民和剂局方》《六科证治准绳》。

【组成】 党参150g、茯苓150g、白术150g、白扁豆120g、陈皮60g、山药150g、薏苡仁90g、补骨脂120g、肉豆蔻60g、五味子60g、吴茱萸60g。

【图解】

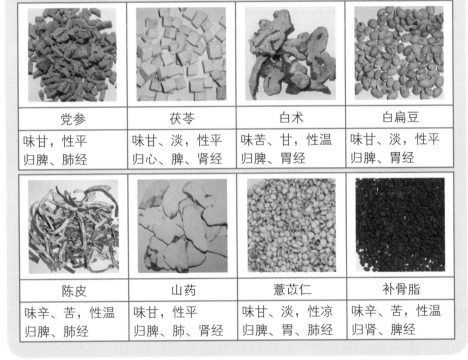

党参	茯苓	白术	白扁豆
味甘，性平 归脾、肺经	味甘、淡，性平 归心、脾、肾经	味苦、甘，性温 归脾、胃经	味甘、淡，性平 归脾、胃经
陈皮	山药	薏苡仁	补骨脂
味辛、苦，性温 归脾、肺经	味甘，性平 归脾、肺、肾经	味甘、淡，性凉 归脾、胃、肺经	味辛、苦，性温 归肾、脾经

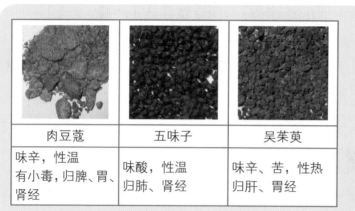

肉豆蔻	五味子	吴茱萸
味辛，性温 有小毒，归脾、胃、肾经	味酸，性温 归肺、肾经	味辛、苦，性热 归肝、胃经

【制法】　上味药浸泡后加水煎煮 3 次，滤汁去渣，合并滤液，煎取浓汁，文火熬糊，再加入鹿角胶 150 克、龟板胶 150 克、饴糖 300 克烊化收膏即成。

【功效】　温肾健脾，渗湿止泻。

【用法】　每次服 15 ~ 20 克，每日 2 次，两餐之间用温开水冲服。

【注意事项】　在服药治疗期间应做好自我调摄。

（二）单纯中医膏方治疗

对于不适合或不接受手术、放疗、化疗、介入治疗、分子靶向治疗的肝癌患者，采用单纯中医治疗，发挥控制肿瘤，稳定病情，提高生存质量，延长生存期的作用。

1. 肝郁脾虚

【症候】　两胁胀痛，胸闷不舒，郁怒加重，食少腹胀，嗳气反酸，胁下痞块，坚硬如石，神疲乏力，舌质正常或黯，苔薄白，脉弦细。

【治法】　健脾益气，疏肝软坚。

膏方：逍遥散合四君子汤加减

【来源】 《太平惠民和剂局方》。

【组成】 柴胡 100g、当归 100g、白芍 100g、白术 100g、茯苓 100g、生姜 30g、薄荷 30g、太子参 60g、炙甘草 50g。

【图解】

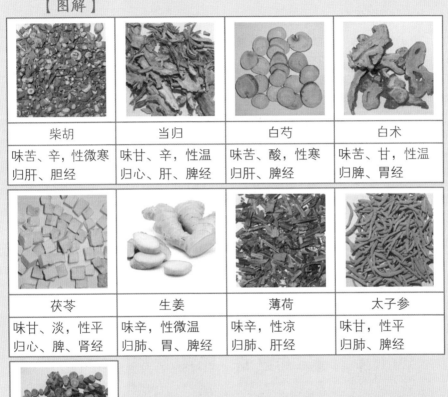

柴胡	当归	白芍	白术
味苦、辛，性微寒 归肝、胆经	味甘、辛，性温 归心、肝、脾经	味苦、酸，性寒 归肝、脾经	味苦、甘，性温 归脾、胃经

茯苓	生姜	薄荷	太子参
味甘、淡，性平 归心、脾、肾经	味辛，性微温 归肺、胃、脾经	味辛，性凉 归肺、肝经	味甘，性平 归肺、脾经

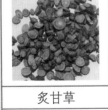

炙甘草
味甘，性平 归心、肺、脾、胃经

【制法】 上味药浸泡后加水煎煮 3 次，滤汁去渣，合并滤液，煎取浓汁，文火熬糊，再加入鹿角胶 150 克、龟板胶 150 克、饴糖

300 克烊化收膏即成。

【功效】　疏肝解郁，健脾养血。

【用法】　每次服 15 ~ 20 克，每日 2 次，两餐之间用温开水冲服。

【注意事项】　在服药治疗期间应做好自我调摄。

2. 肝热血瘀

【症候】　胁痛口苦，脘腹痞闷，胁痛牵及后背，面色晦暗，或恶心，厌食油腻，或有黄疸，小便黄赤，舌质红或紫黯，苔黄腻，脉弦滑数。

【治法】　清肝凉血，解毒祛瘀。

膏方：龙胆泻肝汤合膈下逐瘀汤加减

【来源】　《太平惠民和剂局方》《金匮要略》。

【组成】　龙胆草（酒炒）60g、黄芩（炒）90g、山栀子（酒炒）90g、泽泻 90g、木通 90g、车前子 90g、当归（酒炒）30g、生地黄（酒炒）90g、柴胡 60g、大黄 90g、桃仁 120g、蛰虫 120g、生甘草 60g。

【图解】

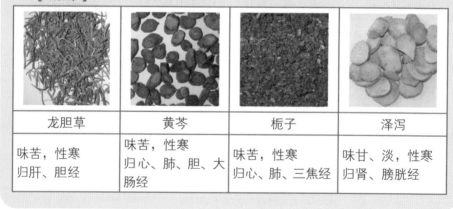

龙胆草	黄芩	栀子	泽泻
味苦，性寒 归肝、胆经	味苦，性寒 归心、肺、胆、大肠经	味苦，性寒 归心、肺、三焦经	味甘、淡，性寒 归肾、膀胱经

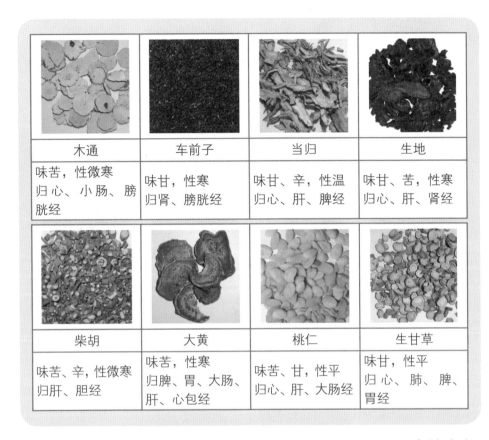

木通	车前子	当归	生地
味苦，性微寒 归心、小肠、膀胱经	味甘，性寒 归肾、膀胱经	味甘、辛，性温 归心、肝、脾经	味甘、苦，性寒 归心、肝、肾经

柴胡	大黄	桃仁	生甘草
味苦、辛，性微寒 归肝、胆经	味苦，性寒 归脾、胃、大肠、肝、心包经	味苦、甘，性平 归心、肝、大肠经	味甘，性平 归心、肺、脾、胃经

【制法】　上味药浸泡后加水煎煮 3 次，滤汁去渣，合并滤液，煎取浓汁，文火熬糊，再加入鹿角胶 150 克、龟板胶 150 克、饴糖 300 克烊化收膏即成。

【功效】　清肝凉血，解毒祛瘀。

【用法】　每次服 15 ~ 20 克，每日 2 次，两餐之间用温开水冲服。

【注意事项】　在服药治疗期间应做好自我调摄。

3. 肝胆湿热

【症候】　上腹肿块，坚硬刺痛，脘腹胀满，身目尽黄，腹大鼓胀，发热出汗，心烦口苦，恶心食少，便结溺赤，舌紫黯，苔黄腻，脉弦滑而数。

【治法】　清热利湿，凉血解毒。

膏方：茵陈蒿汤加减

【来源】 《伤寒论》。

【组成】 茵陈蒿 180g、栀子 150g、大黄 60g、黄芩 60g、枳壳 60g、白芍 50g、金钱草 50g、龙胆草 60g。

【图解】

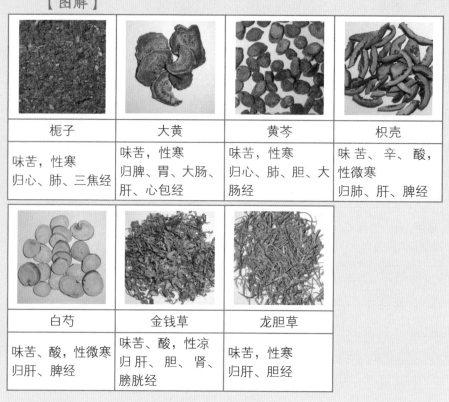

栀子	大黄	黄芩	枳壳
味苦，性寒 归心、肺、三焦经	味苦，性寒 归脾、胃、大肠、肝、心包经	味苦，性寒 归心、肺、胆、大肠经	味苦、辛、酸，性微寒 归肺、肝、脾经

白芍	金钱草	龙胆草
味苦、酸，性微寒 归肝、脾经	味苦、酸，性凉 归肝、胆、肾、膀胱经	味苦，性寒 归肝、胆经

【制法】 上味药浸泡后加水煎煮 3 次，滤汁去渣，合并滤液，煎取浓汁，文火熬糊，再加入鹿角胶 150 克、龟板胶 150 克、饴糖 300 克烊化收膏即成。

【功效】 清热利湿退黄。

【用法】 每次服 15～20 克，每日 2 次，两餐之间用温开水冲服。

【注意事项】 在服药治疗期间应做好自我调摄。

4. 肝肾阴虚

【症候】 肝区隐痛，绵绵不休，烦热盗汗，头晕目眩，口干欲饮、腰酸肢软，形体消瘦，舌红少苔，或光剥有裂纹，脉沉细或细数或细涩。

【治法】 清热养阴，软坚散结。

膏方：一贯煎加减

【来源】 《柳州医话》。

【组成】 当归90g、生地黄300g、沙参90g、枸杞120g、麦冬90g、川楝子50g、吴茱萸100g、酸枣仁100g。

【图解】

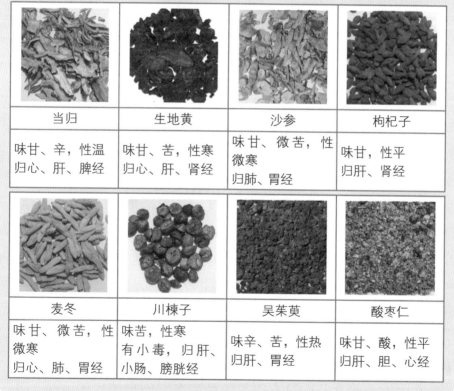

当归	生地黄	沙参	枸杞子
味甘、辛，性温 归心、肝、脾经	味甘、苦，性寒 归心、肝、肾经	味甘、微苦，性微寒 归肺、胃经	味甘，性平 归肝、肾经

麦冬	川楝子	吴茱萸	酸枣仁
味甘、微苦，性微寒 归心、肺、胃经	味苦，性寒 有小毒，归肝、小肠、膀胱经	味辛、苦，性热 归肝、胃经	味甘、酸，性平 归肝、胆、心经

【制法】 上味药浸泡后加水煎煮3次，滤汁去渣，合并滤液，煎取浓汁，文火熬糊，再加入鹿角胶150克、龟板胶150克、饴糖

300克烊化收膏即成。

【功效】 滋阴疏肝。

【用法】 每次服15~20克，每日2次，两餐之间用温开水冲服。

【注意事项】 在服药治疗期间应做好自我调摄。

第七节　卵巢癌常用膏方

一、中西概述

卵巢癌是来自卵巢上皮、生殖细胞、性腺间质及非特异性间质的原发性恶性肿瘤，是妇科常见的恶性肿瘤之一。临床以食欲不振、腹胀、腹痛、腹部肿块等为主要表现，随病情进展会出现转移所造成的症状。卵巢癌的发病可能与生殖、月经、激素、饮食及遗传等因素相关。不育或妊娠次数少及使用促排卵药物等使卵巢癌发生的危险性增加；绝经年龄晚可轻度增加患卵巢癌的危险；长期口服避孕药可降低卵巢癌的发病危险，相反，绝经后的激素替代疗法可能增加发病危险；高动物脂肪饮食可增加患病危险；在所有发病危险因素中，遗传因素是最重要的危险因素之一，具有卵巢癌家族史的一级亲属（包括母女、姐妹）患卵巢癌的危险性较一般人群高50%，有遗传性卵巢癌综合征（hereditary ovarian cancer syndrome，HOCS）家族史的妇女患卵巢癌的概率高达20%。

在中医古代文献中没有卵巢癌的病名，卵巢癌属于中医文献的"癥瘕""积聚""肠覃"等范畴。

卵巢癌作为女性常见恶性肿瘤之一，发病率及死亡率高，早期

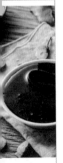

发现困难，治疗难度大，因此强调早诊断、早治疗、多学科综合治疗，中医药作为肿瘤治疗的方法之一，在长期的治疗实践中摸索和积累了许多经验，取得了较好的疗效。

二、临床表现

（一）症状及体征

以 40 ~ 60 岁之间的女性在绝经期前后出现不明原因的胃肠道症状、消瘦、下腹疼痛或不适、腹部包块、不规则阴道出血为诊断要点。

1. 腹胀

腹胀是卵巢癌最常见的主诉,也是卵巢癌常见的首发症状之一。常因包块使腹压、盆压增高或腹水所致。

2. 腹痛

腹痛也是卵巢癌常见的临床症状。肿瘤压迫邻近组织或侵犯到邻近组织的神经和血管常表现为持续性钝痛或胀痛，阵发性加剧。如肿瘤发生扭转、破裂、出血和（或）感染，则腹痛较甚，甚至出现急腹症表现。

3. 盆腹部包块

盆腹部包块是患者的主诉之一。卵巢肿瘤位于盆腔时，妇检扪及肿物在子宫一侧或双侧，肿瘤增大时可进入腹腔。恶性肿瘤表面可呈结节状，实性或囊实性，如未侵及周围组织，则表现为一活动性包块，若侵犯周围组织，则表现为一固定、不规则、边界不清的包块。若包块巨大，可引起腹部膨隆，腹部视诊即可发现。

4. 压迫症状

当肿瘤不断生长压迫胃肠道时，可引起胃部不适、消化不良及轻微的消化道功能失调，盆腔脏器受压，可使乙状结肠、直肠、膀胱、子宫移位，常见肛门坠胀、排尿困难等。肿瘤向腹膜后生长，可压

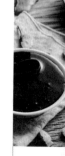

迫髂静脉，引起一侧下肢水肿；压迫输尿管时，可导致输尿管扩张、肾盂积水。腹压过大时膈肌上升，影响胸廓运动和呼吸，出现呼吸困难、心悸。

5. 阴道出血

卵巢癌多数不会引起阴道出血，但值得注意的是卵巢子宫内膜样癌患者常出现不规则阴道出血。

6. 转移症状

卵巢癌腹盆腔转移常出现腹水症，腹水多为血性，淡红或暗红色，细胞学检查可找到癌细胞，大量腹水时移动性浊音阳性。卵巢癌肿物压迫肠道或腹膜转移与肠道发生粘连，常出现肠梗阻征象，多表现为不完全性肠梗阻，随着疾病进展可发展为完全性肠梗阻。卵巢癌远处转移多见于肺、肝、腹盆腔及锁骨上淋巴结，可出现相应症状，肺和（或）胸膜转移可并发胸腔积液。

7. 恶病质

恶病质通常指的是肿瘤患者因脂肪和蛋白质的大量消耗而导致严重消瘦、无力、贫血、全身衰竭等症状，通常是由逐渐增大的肿瘤包块和肠梗阻所致。

（二）经带胎产史及家族史

月经初潮早、未婚不育者，有家族史，尤其是直系亲属中有卵巢癌病史或遗传性卵巢癌综合征者须高度警惕。

三、辅助检查

（一）影像学检查

1. B超检查

B超检查经济，易行且无损伤，是目前卵巢癌首选的筛选诊断技术。能发现妇检时不能扪及的卵巢小肿块，并显示肿块的部位、大小、质地，分辨肿瘤的囊实性。B超还可以探及腹水及腹盆腔内播散病灶，帮助确定卵巢癌的播散部位如肝、脾、肾等。卵巢癌的B超表现为壁不规则、厚分隔、乳头状突起、含有实性成分、部分有邻近器官受累。彩超、多普勒扫描能显示恶性肿瘤常有的新生异常血管，这些血管有特异性低阻性；肿块中心有血流、分隔、乳头状突起、不均质性。

2. X线检查

胸片检查可帮助发现胸水；腹平片可发现囊性畸胎瘤内钙化灶；胃肠钡餐和钡灌肠检查有助于了解胃肠道有无受侵，有无肠梗阻；泌尿道造影检查可明确膀胱和输尿管受压或被侵犯的情况。

3. CT检查

CT能发现B超难以发现的小病灶，且分辨率高，能显示原发灶、淋巴结、腹腔内外的转移情况，可行CT引导穿刺活检以明确诊断，且CT分期较临床分期更为准确。卵巢癌CT表现可见形态多种多样，多囊性病变伴有厚分隔，实性囊壁或间隔，部分囊性、实性肿块，分叶状、乳头状实质性肿块；部分囊腺瘤含脂肪，肿块外轮廓不规则，界限不清，不规则钙化，囊壁、实性成分强化。卵巢转移癌与原发性肿瘤区别困难，可有两种以上肿瘤并存，偶尔CT不能区分肿块源于卵巢或子宫。

4. MRI检查

MRI相比于CT最大的优势在于良好的软组织对比，无放射性，可直接多平面成像。卵巢癌的MRI直接征象：实性肿块或实性成分为主，壁厚度超过3mm，间隔厚度超过3mm和（或）结节状、疣状突起，坏死；MRI间接征象：盆腔脏器或盆壁受累，腹腔、肠管、网膜侵犯，腹水，淋巴结肿大。

5. 正电子发射计算机断层显像（PET）

PET是一种应用前景良好的影像学检查技术，采用2-（F）-fluoro-2-dexy-D-glucose（FDG）作标志物探测肿瘤组织瘤细胞的葡萄糖酵解率，若FDG摄取率超过正常2.5倍，常提示为恶性，能区

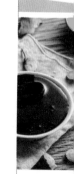

分坏死，但常难以区分肿瘤和术后炎性反应。

（二）病理学检查

1. 阴道后穹隆吸液涂片检查

阳性率仅为 33% 左右，检查方便，可重复性好，损伤小，如能排除子宫、输卵管癌则可成为卵巢癌的诊断指标之一。

2. 子宫直肠窝穿刺吸液或冲洗液检查

无炎性、粘连、瘢痕者可进行。

3. 腹水检查

可经腹壁穿刺取液，取腹水量 200ml 送检，癌细胞发现率可达 50% 以上。如出现间皮细胞、砂粒体或黏液卡红阳性细胞，亦为恶性肿瘤的特征。

4. 细针穿刺活检检查

在 B 超或 CT 引导精确定位下行肿瘤组织细针穿刺活检，准确率达到 85% ~ 95%。但穿刺因穿破肿瘤囊壁，引起囊内液体外溢，易致肿瘤扩散。

5. 腹腔镜检查

在诊断不明确时，可通过腹腔镜检查了解盆腔肿块的大小与性质，还可对可疑部位做活检，吸取腹腔液体做细胞学检查，观察腹膜及脏器表面的情况及了解横隔膜的情况，以作出较正确的诊断、分期及治疗方案。

6. 术中活检

不作为常规病理学检查手段，常用于剖腹探查术中以明确诊断。

（三）生物标记物检测

部分卵巢癌患者的血清和切除的肿瘤组织中含有一种或多种生物活性物质，可作为卵巢癌诊断、辅助检查、预后判断和疗效预测的指标。CA-125 是最常用的检测卵巢癌复发的指标，其敏感性、特异度、阳性预测价值高，但阴性预测价值差。卵巢癌患者达临床完

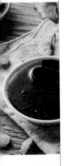

全缓解后，若血清 CA-125 水平持续升高，虽然处于正常范围内，仍可预示卵巢癌的复发，比临床或影像学提示复发早 3 ~ 6 个月。其他指标如癌胚抗原（CEA）、CA19-9、甲胎蛋白（AFP）、卵巢癌相关抗原（OCA）、巨噬细胞集落刺激因子（M-CSF）、OVX1、溶血磷脂酸（LPA）、NB70/K 等。上述指标的联合检测可提高早期卵巢癌的检出率，如联合运用 CA-125 、 M-CSF、 OVX1 检测，对发现早期卵巢癌的敏感性高达 98%。CEA、CA125 ， CA19-9 等指标的动态观察，可作为疗效及预后的判断。

四、中医辨证

（一）病因病机认识

中医肿瘤学强调脏腑虚弱，冲任督带失调是卵巢癌发病的首要内因，复加六淫、七情、饮食劳逸相互作用相互影响，导致本病。其发病病因病机可有下面几方面：

1. 禀赋不足，脏腑虚弱

患者先天禀赋不足，正气内虚，邪毒外侵，留而不去，阻滞气血津液的正常运行和输布，或脏腑虚弱，正气亏虚，气血津液运行输布失常，均可导致瘀血、痰饮内生，积聚胞宫生为本病。

2. 饮食不节，损伤脾胃

患者平素饮食不节，脾胃受损，运化失常，痰湿内停，积聚胞中，发为本病。

3. 情志内伤，肝气不舒

患者平素情志失调，肝气郁结，气滞血瘀，阻于胞中，癥瘕内生。

4. 冲任督带失调

根据冲任督带的生理功能与女子的女子胞关系密切，冲任督带功能失调则可导致气血的功能失调，导致气滞血瘀，积聚成块阻滞胞宫，或气血亏虚，气虚不能推动血液运行，瘀血停滞胞中，发为本病。

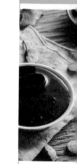

总之，卵巢癌的发生，是由于先天禀赋不足，外邪内侵、七情饮食内伤，脏腑经络功能失调，气机紊乱，血行瘀滞，痰饮内停，有形之邪阻于冲任督带，结聚胞宫而成。病位在胞宫，与肝脾肾三脏、冲任督带四脉关系密切。是一种全身属虚，局部属实的疾病。

（二）中医辨证分型

1. 症候要素

　　临床上卵巢癌虚实夹杂，可数型并见，在既往以及国内中医肿瘤专家意见，卵巢癌可分为以下6种症候要素：

　　（1）气虚症。

　　主症：腹痛绵绵，神疲乏力，少气懒言。

　　主舌：舌淡胖。

　　主脉：脉虚。

　　或见症：食少纳呆，形体消瘦，气短，自汗，畏寒肢冷。

　　或见舌：舌边有齿印，苔白滑，苔薄白。

　　或见脉：脉细弱，脉沉细。

　　（2）血虚症。

　　主症：面色无华，头晕眼花，爪甲色淡白，少腹胀满。

　　主舌：舌淡。

　　主脉：脉细。

　　或见症：心悸怔忡，失眠健忘，月经闭止或阴道出血色淡量少。

　　或见舌：苔白，苔薄白。

　　或见脉：脉沉细，脉细弱。

　　（3）气滞症。

　　主症：少腹胀满，痛无定处。

　　主舌：舌淡红。

　　主脉：脉弦。

　　或见症：烦躁易怒，口苦咽干，嗳气，少腹包块，攻撑作痛，

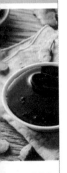

中医 肿瘤病证 调养膏方

腹胀胁痛。

或见舌：舌边红，苔薄白，苔薄黄，苔白腻或黄腻。

或见脉：脉弦细。

（4）血瘀症。

主症：少腹包块，刺痛固定，肌肤甲错。

主舌：舌黯。

主脉：脉涩。

或见症：面色熏黑，唇甲青紫，阴道出血色黯瘀，或夹血块。

或见舌：舌紫黯或见瘀斑、瘀点，舌边青紫，舌下脉络曲张。

或见脉：脉细涩，或脉结代。

（5）热毒症。

主症：口苦身热，尿赤便结。

主舌：苔腻。

主脉：脉滑。

或见症：面红目赤，便秘，小便黄，出血，疮疡痈肿，口渴饮冷，发热。

或见舌：舌淡或红，苔白腻或黄腻。

或见脉：脉细滑，脉滑数。

（6）阳虚症。

主症：面色㿠白，畏寒肢冷，少腹冷痛。

主舌：舌淡苔白。

主脉：脉沉迟。

或见症：倦怠乏力，少气难言，小便清长，或短少色淡，大便溏泄，身体浮肿，眩晕，口淡不渴，痰涎清稀，面色㿠白或黧黑，局部冷痛喜温喜按，精神萎靡。

或见舌：舌胖大苔滑。

或见脉：脉细弱。

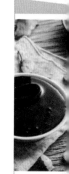

2. 辨证方法

·符合主症 2 个，并见主舌、主脉者，即可辨为本证。

·符合主症 2 个，或见症 1 个，任何本证舌、脉者，即可辨为本证。

·符合主症 1 个，或见症不少于 2 个，任何本证舌、脉者，即可辨为本证。

3. 辨证分型

治疗阶段	手术阶段	化疗阶段	放疗阶段	单纯中医治疗阶段
辨证分型	气血亏虚	脾胃不和	气阴亏虚	气滞血瘀
脾胃虚弱	气血亏虚	热毒瘀结	痰湿蕴结	
肝肾阴虚	肝肾阴虚			
气血两虚				

五、治疗原则

（一）中西医结合治疗原则

卵巢癌目前仍以手术治疗为主，辅以放疗、化疗、内分泌治疗、靶向治疗，具备条件的患者宜采用中西医结合的治疗方式。西医治疗根据 NCCN 指南原则进行。中医根据治疗阶段的不同，可以分为以下 4 种治疗方法：

1. 中医防护治疗

适应人群：围手术期、放化疗、内分泌治疗、靶向治疗期间的患者。

治疗原则：以扶正为主。

治疗目的：减轻手术、放化疗、内分泌治疗、靶向治疗等治疗手段引起的不良反应，促进机体功能恢复，改善症状，提高生存质量。

治疗手段：辨证汤药 ± 口服中成药 ± 中药注射剂 ± 其他中医治法。

治疗周期：围手术期，或与放疗、化疗、内分泌治疗、靶向治疗等治疗手段同步。

2. 中医加载治疗

适应人群：有合并症，老年PS评分2，不能耐受多药化疗而选择单药化疗的患者。

治疗原则：以祛邪为主。

治疗目的：提高上述治疗手段的疗效。

治疗手段：中药注射剂辨证汤药±口服中成药±其他中医治法。

治疗周期：与化疗同步。

3. 中医巩固治疗

适应人群：手术后无须辅助治疗或已完成辅助治疗的患者。

治疗原则：扶正祛邪。

治疗目的：防止复发转移，改善症状，提高生存质量。

治疗手段：辨证汤药＋口服中成药±中药注射剂±其他中医治法。

治疗周期：3个月为1个治疗周期。

4. 中医维持治疗

适应人群：放化疗后疾病稳定的带瘤患者。

治疗原则：扶正祛邪。

治疗目的：控制肿瘤生长，延缓疾病进展或下一阶段放化疗时间，提高生存质量，延长生存时间。

治疗手段：中药注射剂±辨证汤药±口服中成药±其他中医治法。

治疗周期：2个月为1个治疗周期。

（二）单纯中医治疗原则

适应人群：不适合或不接受手术、放疗、化疗、内分泌治疗、靶向治疗的患者。

治疗原则：扶正祛邪。

治疗目的：控制肿瘤生长，减轻症状，提高生存质量，延长生存时间。

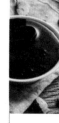

治疗手段：中药注射剂＋口服中成药 ± 辨证汤药 ± 中医其他疗法。

治疗周期：2个月为1个治疗周期。

六、辨证膏方

（一）中西医结合治疗

1. 膏方结合手术治疗

（1）脾胃虚弱。

【症候】 腹部不适或疼痛按之舒适，面浮色白，纳呆，恶心欲呕，消瘦，便溏，恶风自汗，口干不多饮，舌质淡，苔薄或薄腻，脉细或细弦。

【治法】 健脾理气，益气和胃。

膏方：补中益气汤加减

【来源】 《脾胃论》。

其组成、图解、制法及注意事项等同前。

（2）气血亏虚。

【症候】 腹痛绵绵，面色少华，神疲乏力，头晕目眩，畏风怕冷，胃纳欠佳，自汗，唇甲苍白，舌质淡白，苔白，脉沉细无力。

【治法】 益气养血。

膏方：八珍汤加减

【来源】 《正体类要》。

其组成、图解、制法及注意事项等同前。

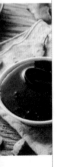

2. 膏方结合放疗治疗

（1）热毒瘀结。

【症候】 腹部皮肤肿痛、破溃，下腹隐痛；或胀满不适，口干舌燥，烦闷不安；或见阴道黄色、黏稠分泌物；或见尿频、尿急、尿痛、血尿、排尿不畅；或见大便频繁、黏液血便，甚或便血、肛门灼热、里急后重；舌红或绛，苔黄腻，脉滑数或脉弦。多见于放射性皮炎、膀胱炎、直肠炎等。

【治法】 清肠燥湿，活血解毒。

膏方：芍药汤合八正散加减

【来源】 《素问病机气宜保命集》《太平惠民和剂局方》。

【组成】 芍药300g、当归200g、黄连200g、木香150g、大黄150g、黄芩200g、肉桂75g、车前子150g、瞿麦150g、山栀子仁150g、通草100g、灯心草100g、炙甘草150g。

【图解】

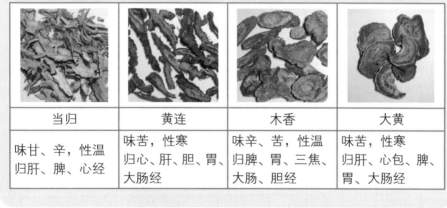

当归	黄连	木香	大黄
味甘、辛，性温 归肝、脾、心经	味苦，性寒 归心、肝、胆、胃、大肠经	味辛、苦，性温 归脾、胃、三焦、大肠、胆经	味苦，性寒 归肝、心包、脾、胃、大肠经

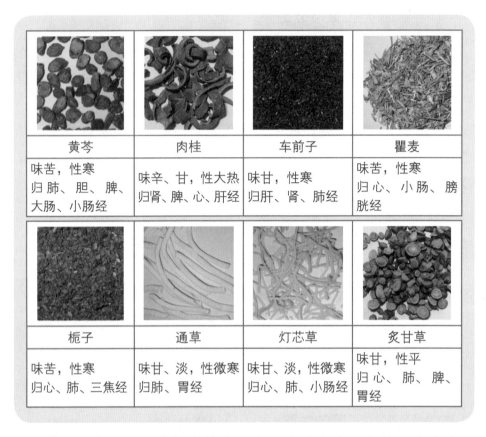

黄芩	肉桂	车前子	瞿麦
味苦，性寒 归肺、胆、脾、大肠、小肠经	味辛、甘，性大热 归肾、脾、心、肝经	味甘，性寒 归肝、肾、肺经	味苦，性寒 归心、小肠、膀胱经
栀子	通草	灯芯草	炙甘草
味苦，性寒 归心、肺、三焦经	味甘、淡，性微寒 归肺、胃经	味甘、淡，性微寒 归心、肺、小肠经	味甘，性平 归心、肺、脾、胃经

【制法】 以上药加水煎煮 3 次，滤汁去渣，合并 3 次滤液，加热浓缩为清膏状，再加冰糖 300 克收膏即成。

【用法】 每次服 15～20 克，每日 2 次，在两餐之间，用温开水冲服。

【注意事项】 有表证忌用。

（2）气阴两虚。

【症候】 头晕目眩，腰膝酸软，目涩梦多，耳鸣耳聋，气短乏力；或手足心热、午后潮热、颧红、小便短赤；或便下不爽、肛门脱垂；舌质红或绛红，苔少或无苔、或有裂纹。脉细或细数。多见于放射性损伤后期，或迁延不愈，损伤正气者。

【治法】 益肾滋阴。

中医
肿瘤病证
调养膏方

膏方：知柏地黄汤加减

【来源】 《医宗金鉴》。

其组成、图解、制法及注意事项等同前。

3. 膏方结合化疗治疗

（1）脾胃不和。

【症候】 呕吐嗳气，脘腹满闷不舒，厌食，反酸嘈杂，舌边红，苔薄腻，脉弦。

【治法】 疏肝理气，和胃降逆。

膏方：四逆散合半夏厚朴汤加减

【来源】 《伤寒论》《金匮要略》。

【组成】 柴胡 150g、白芍 150g、枳壳 150g、厚朴 150g、法半夏 150g、茯苓 150g、苏梗 150g、生姜 150g、甘草 150g。

【图解】

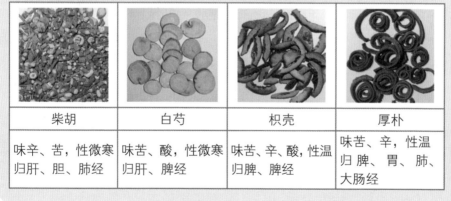

柴胡	白芍	枳壳	厚朴
味辛、苦，性微寒 归肝、胆、肺经	味苦、酸，性微寒 归肝、脾经	味苦、辛、酸，性温 归脾、脾经	味苦、辛，性温 归脾、胃、肺、大肠经

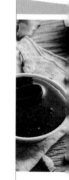

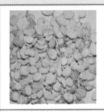	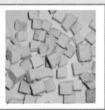	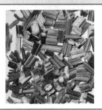	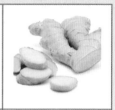
法半夏	茯苓	苏梗	生姜
味辛，性温 归脾、胃、肺经	味甘、淡，性平 归心、肺、脾、肾经	味辛，性温 归肺、脾经	味辛，性微温 归肺、脾、胃经

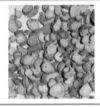
甘草
味甘，性平 归心、肺、脾、胃经

【制法】 以上药加水煎煮 3 次，滤汁去渣，合并 3 次滤液，加热浓缩为清膏状，再加冰糖 300 克收膏即成。

【用法】 每次服 15～20 克，每日 2 次，在两餐之间，用温开水冲服。

【注意事项】 忌油腻食物；服药期间保持情绪稳定。

（2）气血亏虚。

【症候】 面色少华，头晕目眩，倦怠乏力，口淡乏力，胃纳不佳，舌淡，苔白，脉细。

【治法】 益气养血。

膏方：八珍汤加减

【来源】 《正体类要》。

其组成、图解、制法及注意事项等同前。

中医

肿瘤病证

调养膏方

（3）肝肾阴虚。

【症候】　腰膝酸软，耳鸣，五心烦热，颧红盗汗，口干咽燥，失眠多梦，舌红苔少，脉细数。

【治法】　滋补肝肾。

膏方：六味地黄丸加减合玉女煎加减

【来源】　《小儿药证直诀》《景岳全书》。

【组成】　熟地黄300g、山茱萸（制）150g、山药200g、泽泻150g、牡丹皮150g、茯苓150g、石膏150g、麦冬200g、知母200g、生地黄200g、牛膝150g、黄柏200g、甘草150g。

【图解】

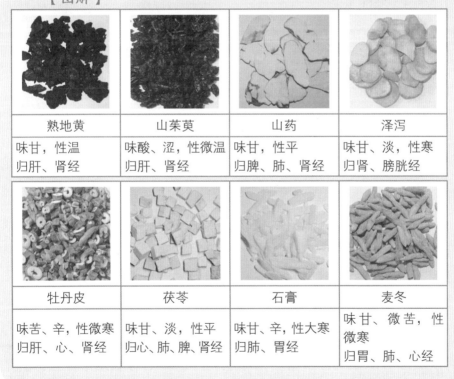

熟地黄	山茱萸	山药	泽泻
味甘，性温 归肝、肾经	味酸、涩，性微温 归肝、肾经	味甘，性平 归脾、肺、肾经	味甘、淡，性寒 归肾、膀胱经
牡丹皮	茯苓	石膏	麦冬
味苦、辛，性微寒 归肝、心、肾经	味甘、淡，性平 归心、肺、脾、肾经	味甘、辛，性大寒 归肺、胃经	味甘、微苦，性微寒 归胃、肺、心经

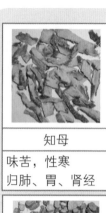	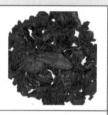	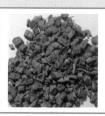	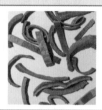
知母	生地黄	牛膝	黄柏
味苦，性寒 归肺、胃、肾经	味甘，性寒 归心、肝、肾经	味苦、甘、酸，性平 归肝、肾经	味苦，性寒 归肾、膀胱经

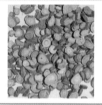

甘草

味甘，性平
归心、肺、脾、胃经

【制法】 以上药加水煎煮 3 次，滤汁去渣，合并 3 次滤液，加热浓缩为清膏状，再加冰糖 300 克，收膏即成。

【用法】 每次服 15 ~ 20 克，每日 2 次，在两餐之间，用温开水冲服。

【注意事项】 忌辛辣食物；不宜在服药期间服感冒药；脾胃虚弱的人可以选择在饭后半小时以后再服用；不适用于肾阳虚的患者。

（二）单纯中医治疗

对于不适合或不接受手术、放疗、化疗、内分泌治疗、靶向治疗的卵巢癌患者，采用单纯中医治疗，发挥控制肿瘤，稳定病情，提高生存质量，延长生存期的作用。

1. 气滞血瘀

【症候】 少腹包块，坚硬固定，胀痛或刺痛，痛而拒按，夜

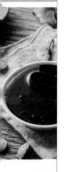

间痛甚，或伴胸胁不舒，月经不调，甚则崩漏，面色晦暗，肌肤甲错，舌质紫黯有瘀点，瘀斑，脉细涩。

【治法】 行气活血，祛瘀消癥。

膏方：少腹逐瘀汤合桂枝茯苓丸加减

【来源】 《医林改错》。

【组成】 小茴香 100g、干姜 100g、延胡索 150g、没药 150g、当归 200g、川芎 150g、官桂 100g、赤芍 150g、蒲黄 150g、五灵脂 150g、桂枝 100g、茯苓 100g、牡丹皮 100g、白芍 100g、桃仁 100g。

【图解】

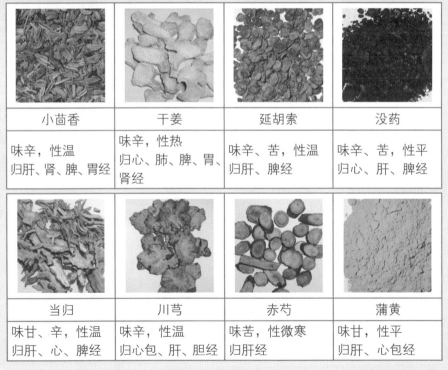

小茴香	干姜	延胡索	没药
味辛，性温 归肝、肾、脾、胃经	味辛，性热 归心、肺、脾、胃、肾经	味辛、苦，性温 归肝、脾经	味辛、苦，性平 归心、肝、脾经
当归	川芎	赤芍	蒲黄
味甘、辛，性温 归肝、心、脾经	味辛，性温 归心包、肝、胆经	味苦，性微寒 归肝经	味甘，性平 归肝、心包经

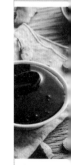

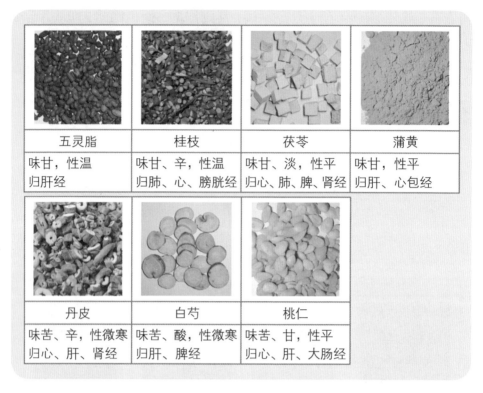

五灵脂	桂枝	茯苓	蒲黄
味甘，性温 归肝经	味甘、辛，性温 归肺、心、膀胱经	味甘、淡，性平 归心、肺、脾、肾经	味甘，性平 归肝、心包经

丹皮	白芍	桃仁
味苦、辛，性微寒 归心、肝、肾经	味苦、酸，性微寒 归肝、脾经	味苦、甘，性平 归心、肝、大肠经

【制法】 以上药加水煎煮 3 次，滤汁去渣，合并 3 次滤液，加热浓缩为清膏状，再加冰糖 300 克收膏即成。

【用法】 每次服 15 ~ 20 克，每日 2 次，在两餐之间，用温开水冲服。

【注意事项】 忌生冷食物，不宜洗凉水澡；服药期间不宜同时服用人参或其制剂；感冒发热病人不宜服用。

2. 痰湿蕴结

【症候】 少腹部胀满疼痛，痛而不解，或可触及质硬包块，胸脘痞闷，面浮懒言，带下量多质粘色黄，舌淡胖或红，舌苔白腻，脉滑或滑数。

【治法】 健脾利湿，除痰散结。

膏方：二陈汤加减

【来源】 《太平惠民和剂局方》。

【组成】 半夏 150g、陈皮 150g、茯苓 150g、甘草 100g。

【图解】

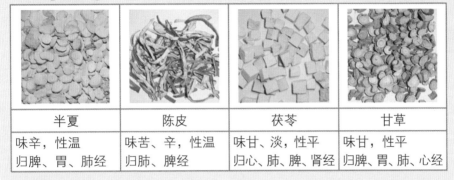

半夏	陈皮	茯苓	甘草
味辛，性温 归脾、胃、肺经	味苦、辛，性温 归肺、脾经	味甘、淡，性平 归心、肺、脾、肾经	味甘，性平 归脾、胃、肺、心经

【制法】 以上药加水煎煮 3 次，滤汁去渣，合并 3 次滤液，加热浓缩为清膏状，再加冰糖 300 克收膏即成。

【用法】 每次服 15 ～ 20 克，每日 2 次，在两餐之间，用温开水冲服。

【注意事项】 阴虚、血虚者忌用。

3. 肝肾阴虚

【症候】 下腹疼痛，绵绵不绝，或可触及包块，头晕目眩，腰膝酸软，四肢无力，形体消瘦，五心烦热，月经不调，舌红少津，脉细弦数。

【治法】 滋补肝肾。

膏方：知柏地黄丸加减

【来源】 《症因脉治》。

其组成、图解、制法及注意事项等同前。

4. 气血两虚

【症候】 腹痛绵绵，或有少腹包块，伴消瘦，倦怠乏力，面色苍白，惊悸气短，动则汗出，食少无味，口干不多饮，舌质淡红，脉沉细弱。

【治法】 益气养血，滋补肝肾。

膏方：人参养荣汤加减

【来源】 《太平惠民和剂局方》。

【组成】 人参150g、白术150g、黄芪200g、熟地黄150g、大枣100g、川芎150g、远志150g、白芍150g、五味子150g、茯苓200g、陈皮100g、甘草100g。

【图解】

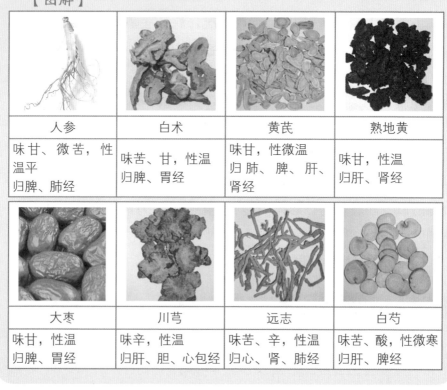

人参	白术	黄芪	熟地黄
味甘、微苦，性温平 归脾、肺经	味苦、甘，性温 归脾、胃经	味甘，性微温 归肺、脾、肝、肾经	味甘，性温 归肝、肾经
大枣	川芎	远志	白芍
味甘，性温 归脾、胃经	味辛，性温 归肝、胆、心包经	味苦、辛，性温 归心、肾、肺经	味苦、酸，性微寒 归肝、脾经

中医
肿瘤病证
调养膏方

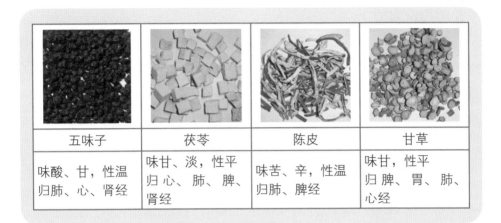

五味子	茯苓	陈皮	甘草
味酸、甘，性温 归肺、心、肾经	味甘、淡，性平 归心、肺、脾、肾经	味苦、辛，性温 归肺、脾经	味甘，性平 归脾、胃、肺、心经

【制法】 以上药加水煎煮 3 次，滤汁去渣，合并 3 次滤液，加热浓缩为清膏状，再加冰糖 300 克收膏即成。

【用法】 每次服 15 ~ 20 克，每日 2 次，在两餐之间，用温开水冲服。

【注意事项】 服用时不宜同时服用藜芦或其制剂。本方偏温补，有热证勿用。

第八节　子宫颈癌常用膏方

一、中西概述

子宫颈癌（cervical cancer）又称宫颈癌，是发生于子宫颈阴道部及子宫颈管上皮的恶性肿瘤。人乳头瘤病毒（HPV）的持续感染被认为是宫颈癌发病最重要的原因。人群中 HPV 的感染率和宫颈癌的发病率相关。其他与宫颈癌有关的流行病学危险因素包括抽烟史、经产、使用避孕药、性交年龄过早、多个性伴侣、性传播疾病史以及长期免疫力低下。

宫颈癌属于中医"带下""崩漏""癥瘕"范畴。明代张景岳所著《妇人规》中提出的"交接出血而痛"，与现代医学描述的宫颈癌主症之一"接触性出血"相同。治疗上应明辨虚实，分清脏腑，或疏肝理气，或健脾祛湿，或补肾固涩，或清利湿热，或解毒消肿。

二、临床表现

（一）症状

早期宫颈癌可无明显症状，疾病发展到一定程度可出现不同的临床表现，主要症状有以下几点：

1. 阴道出血

早期为少量的接触性阴道出血，常见于性生活或妇检后。随着病情的发展，阴道流血的频度和每次出血量增加，可发生大出血。

2. 阴道流液

早期为白带增多，是由于宫颈腺体受癌灶刺激或伴有炎症，分泌亢进所致。随着病情发展，流液增多，稀薄似水样，腥臭，合并感染时伴有恶臭或呈脓性。

3. 疼痛

多发生于中、晚期患者或合并感染者，多位于下腹、臀部或骶尾部。下腹正中疼痛可能是子宫颈癌灶或宫旁合并感染或宫腔积液、积脓，导致子宫腔压力增大、收缩所致；下腹一侧或双侧的痉挛性、发作性疼痛，可能为肿瘤压迫或浸润导致输尿管梗阻扩张所致；肾区疼痛多由肾盂积液引起；臀、骶部疼痛，多为盆腔神经受肿瘤压迫或浸润引起。

4. 泌尿道症状

常为感染引起，可出现尿频、尿急、尿痛。随着疾病的发展，可侵犯膀胱，出现血尿、脓尿，以至形成膀胱阴道瘘。病灶向主韧

中医
肿瘤病证
调养膏方

带浸润，压迫或侵犯输尿管，引起肾盂积水，可导致尿毒症。

5. 下消化道症状

当宫颈癌灶向主韧带、骶韧带扩展时，可压迫直肠，造成排便困难；肿瘤侵犯直肠，可产生血便、黏液便，最后可形成直肠阴道瘘。

6. 全身性症状

发热、消瘦、贫血、水肿、体倦乏力等。

（二）体征

宫颈原位癌及早期浸润癌时期，宫颈上可出现糜烂、小溃疡或乳头状瘤。随着瘤的发展，肿瘤向外生长，可形成菜花、乳头、息肉状，组织脆、易出血和流液；肿瘤向内生长，可形成结节型病灶，外观呈不规则结节，向深部浸润，表面可呈糜烂状，阴道出血较少；肿瘤合并感染时可形成溃疡灶，可为小溃疡或较深呈火山口状溃疡，宫颈癌灶浸润深和癌组织大量坏死脱落，宫颈外形被破坏，形成空洞状。宫颈腺癌的病人，病灶位于宫颈管内，早期宫颈外观正常，碰触颈管时有出血。病灶进一步发展，宫颈可均匀性增大、增粗、变硬。晚期时宫颈肿瘤可脱落形成溃疡以至空洞。

三、辅助检查

（一）细胞学检查

1. 宫颈部刮片：用宫颈刮板于宫颈管和宫颈阴道段的表面刮一圈，将刮板上的分泌物涂于玻片上，此法可直接取得宫颈的新鲜细胞。

2. 后穹隆刮片：将宫颈刮板置于后穹隆，取其分泌物作涂片检查。此法可检出来自生殖道各部位的脱落细胞。

（二）病理学诊断

1. 宫颈活检：早期宫颈癌病灶不明显，为能准确取得癌组织，应在宫颈上采用多点活检，分送病理。为提高活检的准确率，目前

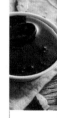

常用碘试验、阴道荧光检测灯、阴道镜等方法协助取材。中、晚期病例宫颈癌灶明显，能准确取得癌组织。但对有感染、坏死的宫颈瘤，在活检时应深取，才能得到新鲜癌组织。绝经妇女因鳞柱交界内移，故取材应将活检钳伸进颈管取，或使用小刮匙行颈管内搔刮，才能取得癌组织。

2. 宫颈锥切术：将子宫颈阴道部及颈管做圆锥形切除，圆锥尖顶位于宫颈内口，此手术适用于阴道脱落细胞防癌涂片阳性但切片检查阴性，或疑有早期浸润癌而未获诊断者，或年轻患者需要保留子宫者，特别是宫颈上皮内瘤变（CIN）的年轻患者。

（三）影像学检查

1. 经阴道超声检查（USG）：早期宫颈癌用 USG 常难以发现，大多数病例（侵犯＞5mm）经 USG 能发现。阴道超声显示进展期宫颈癌宫颈增大，如果宫颈受累，常见子宫积液和（或）子宫积血。经直肠超声能辨别宫颈、宫旁、阴道、盆壁、直肠和膀胱后壁结构，癌肿为低或等回声、有无明确边界。彩色多普勒血流成像显示病变内部及周围有无彩色血流信号。

2. CT：宫颈癌 CT 表现为宫颈增大；增强后癌肿常为低密度，主要由于肿瘤坏死、溃疡形成、肿瘤与正常组织密度不同；宫颈管梗阻可引起宫腔内积液。

3. MRI：MRI 显示宫颈部位、大小、范围优于 USG 和 CT。癌肿 T2W1 为中等信号，T1W1 呈等信号；增强癌肿显示不均质性，与坏死组织易分开，另外增强有利于评估膀胱和直肠受侵情况。动态增强早期注射造影剂 60s 癌肿较正常基质强化明显，随着时间延长，这种差异性缩小，延迟癌肿为等或低信号。动态增强能发现小病变及基质的侵犯，但时间–密度曲线与肿瘤恶性程度没有相关性。治疗后坏死或怀疑侵犯膀胱、直肠时建议增强。与宫颈鳞癌相比，宫颈腺癌较少见，T2W1 高信号、多发囊性变，癌肿沿宫颈内腺体扩展，侵入基质层酷似宫颈腺囊肿，增强时肿瘤实质成分强化有助

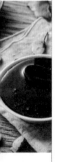

于二者区别。

（四）免疫学诊断

目前，宫颈癌尚未分离出理化性质纯粹、专一的特异抗原。有报道称 CEA、CMA26 和 M29 在宫颈癌中出现一定比例的阳性，但特异性不高。自近年发现鳞状上皮癌肿瘤相关抗原（SCC）以来，许多国外学者进行了有关方面的研究，SCC 是 TA-T4 的 14 个亚基之一，从宫颈癌患者的肝转移灶中提纯而得，SCC 敏感性在原发性宫颈癌为 44%～67%，复发癌为 67%～100%，特异性为 90%～96%。SCC 的表达率随临床分期 I 期（29%）到 IV 期（89%）而逐渐递增，并与肿瘤分化程度有关。SCC 在宫颈鳞癌根治术后明显下降，复发时活性重新出现，故可用于疗效的评估和疾病复发的监测。

（五）膀胱镜检查

中、晚期宫颈癌，伴有泌尿系统症状时应行膀胱镜检查，以正确估计膀胱黏膜和肌层有无受累，必要时行膀胱壁活检以确诊。

（六）直肠、结肠镜检查

适用于有下消化道症状和疑有直肠、结肠受侵犯者。

四、中医辨证

（一）病因病机认识

中医认为宫颈癌多由脏腑虚损、冲脉失约、带脉不固、邪毒瘀阻血络和痰湿内结胞宫所致，与肝、脾、肾三脏关系最为密切。其发病的病因病机可有以下几方面：

1. 外邪入侵　房事不洁，或月事正行、湿热侵袭，或湿热毒邪迁延留滞使气血运行受阻，瘀毒结聚而成本病。

2. 饮食不节　饥饱失常，或过食肥甘厚味，或饮食不洁，或饮酒无度损伤脾胃，脾气受损，中阳不振，运化失司，水湿注于下焦，痰湿凝聚胞中而发病。

3. 七情内伤　恚怒伤肝、忧思伤脾而致气机疏泄失常，血行不畅，日久生瘀，气滞血瘀而发病。

4. 脏腑虚弱　素体不足或久病，或劳累过度，或早婚多产，均可导致五脏虚弱、阴阳失调、气血运行不畅或失常、冲任失约、带脉不固而发病。

总之，本病的发生主要由于各种原因导致脏腑功能失常，气血失调，冲任损伤，瘀血、痰饮、湿毒等有形之邪相继内生，积结不解，日久渐成。由于本病与冲任密切相关，冲任之脉系于肝肾，冲为血海，故辨治与肝、脾、肾三脏密切相关。本病的主要病机为肝郁气滞，或脾虚湿盛，或肾虚不固，导致脏腑功能亏损，冲任失调，督带失约而成。

（二）中医辨证分型

1. 症候要素　临床上宫颈癌虚实夹杂，可数型并见。在既往研究基础上，结合文献报道以及国内中医肿瘤专家意见，宫颈癌可分为以下 6 种症候要素：

（1）气虚症。

主症：神疲乏力，少气懒言，腹痛绵绵。

主舌：舌淡胖。

主脉：脉虚。

或见症：食少纳呆，形体消瘦，气短，自汗，畏寒肢冷。

或见舌：舌边齿痕，苔白滑，薄白苔。

或见脉：脉沉细，脉细弱，脉沉迟。

（2）阳虚症。

主症：面色㿠白，畏寒肢冷，下腹冷痛。

主舌：舌淡苔白。

主脉：脉沉迟。

或见症：倦怠乏力，少气难言，小便清长，或短少色淡，大便溏泄，踡卧，身体浮肿，眩晕，口淡不渴，痰涎清稀。面色㿠白或黧黑，畏寒肢冷，局部冷痛喜温喜按，精神萎靡。

或见舌：舌胖大苔滑。

或见脉：脉细弱。

（3）血虚症。

主症：面色无华、头晕眼花、爪甲色淡，下腹绵痛。

主舌：舌淡。

主脉：脉细。

或见症：带下色淡，心悸怔忡、失眠健忘、月经闭止或阴道出血色淡量少。

或见舌：苔白，苔薄白。

或见脉：脉沉细，脉细弱。

（4）血瘀症。

主症：下腹包块，刺痛固定，肌肤甲错。

主舌：舌质紫黯或有瘀斑、瘀点。

主脉：脉涩。

或见症：面色黧黑，唇甲青紫，阴道出血色黯瘀，或夹血块。

或见舌：舌胖嫩，苔白滑，苔滑腻，苔厚腻，脓腐苔。

或见脉：脉沉弦，脉结代，脉弦涩，脉沉细涩，牢脉。

（5）热毒症。

主症：口苦身热，尿赤便结，带下黄赤。

主舌：舌红或绛，苔黄而干。

主脉：脉滑数。

或见症：面红目赤，口苦，便秘，小便黄，出血，疮疡痈肿，口渴饮冷，发热。

或见舌：舌有红点或芒刺，苔黄燥，苔黄厚黏腻。

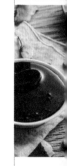

或见脉：脉洪数，脉数，脉弦数。

（6）气滞症。

主症：下腹胀满，痛无定处。

主舌：舌淡黯。

主脉：脉弦。

或见症：烦躁易怒，口苦咽干，嗳气少腹包块，攻撑作痛，腹胀胁痛。

或见舌：舌边红，苔薄白，苔薄黄，苔白腻或黄腻。

或见脉：脉强细。

2. 辨证方法

符合主症2个，并见主舌、主脉者，即可辨为本证。

符合主症2个，或见症1个，任何本证舌、脉者，即可辨为本证。

符合主症1个，或见症不少于2个，任何本证舌、脉者，即可辨为本证。

3. 辨证分型

治疗阶段	手术阶段	化疗阶段	放疗阶段	癌前病变阶段	单纯中医治疗阶段
辨证分型	气血亏虚	脾胃不和	气阴两虚	湿热下注	肝郁气滞
脾胃虚弱	气血亏虚	热毒瘀结	脾胃虚弱	湿热瘀毒	
肝肾阴虚	肝郁脾虚	肝肾阴虚			
肾阳虚	脾肾阳虚				
肾阴虚					

五、治疗原则

（一）中西医结合治疗原则

宫颈癌目前仍以手术治疗为主，辅以放疗、化疗，具备条件的患者宜采用中西医结合的治疗方式。西医治疗根据 NCCN 指南原则进行。中医根据治疗阶段的不同，可以分为以下 5 种治疗方法：

1. 中医预防治疗

适应人群：癌前病变的宫颈癌患者。

治疗原则：以扶正、解毒为主。

治疗目的：提高机体抗病能力，祛除诱发癌变因素。

治疗手段：辨证汤药 ± 口服中成药 ± 中药注射液 ± 其他中医治法。

治疗周期：1个月为1个治疗周期。

2. 中医防护治疗

适应人群：围手术期、放化疗期间的患者。

治疗原则：以扶正为主。

治疗目的：减轻手术、放化疗等治疗手段引起的不良反应，促进机体功能恢复，改善症状，提高生存质量。

治疗手段：辨证汤药 ± 口服中成药 ± 中药注射剂 ± 其他中医治法。

治疗周期：围手术期，或与放疗、化疗等治疗手段同步。

3. 中医加载治疗

适应人群：有合并症，老年 PS 评分 2，不能耐受多药化疗而选择单药化疗的患者。

治疗原则：以祛邪为主。

治疗目的：提高上述治疗手段的疗效。

治疗手段：中药注射剂 ± 辨证汤药 ± 口服中成药 ± 其他中医治法。

治疗周期：与化疗同步。

4. 中医巩固治疗

适应人群：手术后无须辅助治疗或已完成辅助治疗的患者。

治疗原则：扶正祛邪。

治疗目的：防止复发转移，改善症状，提高生存质量。

治疗手段：辨证汤药 + 口服中成药 ± 中药注射剂 ± 其他中医

治法。

治疗周期：3个月为1个治疗周期。

5. 中医维持治疗

适应人群：放化疗后疾病稳定的带瘤患者。

治疗原则：扶正祛邪。

治疗目的：控制肿瘤生长，延缓疾病进展或下一阶段放化疗时间，提高生存质量，延长生存时间。

治疗手段：中药注射剂 ± 辨证汤药 ± 口服中成药 ± 其他中医治法。

治疗周期：2个月为1个治疗周期。

（二）单纯中医治疗原则

适应人群：不适合或不接受手术、放疗、化疗的患者。

治疗原则：扶正祛邪。

治疗目的：控制肿瘤生长，减轻症状，提高生存质量，延长生存时间。

治疗手段：中药注射剂 + 口服中成药 ± 辨证汤药 ± 中医其他疗法。

治疗周期：2个月为1个治疗周期。

六、辨证膏方

（一）中医预防治疗

对于子宫颈上皮不典型增生患者，采用中医药治疗，防治宫颈癌的发生。

1. 湿热下注

【症候】 带下量多，色黄或黄白，质黏腻，有臭气，胸闷口腻，纳食较差，或小腹作痛，或带下色白质黏如豆腐渣状，阴痒等，小便黄少，舌苔黄腻或厚，脉濡略数。

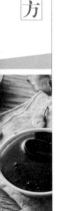

【治法】 清利湿热。

膏方：止带方加减

【来源】 《世补斋医书》。

【组成】 猪苓200g、茯苓200g、车前子200g、泽泻150g、茵陈200g、赤芍200g、丹皮200g、黄柏150g、栀子150g、牛膝150g。

【图解】

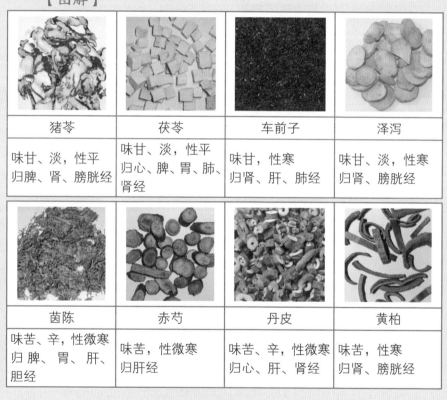

猪苓	茯苓	车前子	泽泻
味甘、淡，性平 归脾、肾、膀胱经	味甘、淡，性平 归心、脾、胃、肺、肾经	味甘，性寒 归肾、肝、肺经	味甘、淡，性寒 归肾、膀胱经

茵陈	赤芍	丹皮	黄柏
味苦、辛，性微寒 归脾、胃、肝、胆经	味苦，性微寒 归肝经	味苦、辛，性微寒 归心、肝、肾经	味苦，性寒 归肾、膀胱经

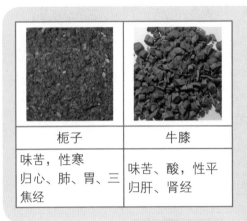

栀子	牛膝
味苦，性寒 归心、肺、胃、三焦经	味苦、酸，性平 归肝、肾经

【制法】 以上药加水煎煮 3 次，滤汁去渣，合并 3 次滤液，加热浓缩为清膏状，再加冰糖 300 克收膏即成。

【用法】 每次服 15～20 克，每日 2 次，在两餐之间，用温开水冲服。

【注意事项】 忌食生冷、少进油腻。

【辨证加减】 若肝经湿热下注，带多色黄或黄绿，质黏呈泡沫状，有臭气，阴部痒痛，头部昏疼，烦躁易怒，治当清肝利湿，用龙胆泻肝汤（龙胆草、山栀、黄芩、车前子、木通、泽泻、生地、当归、甘草、柴胡）；若热毒明显，表现为带下量多，或赤白相兼，或五色杂下，质黏腻，或如脓样，有臭气，或腐臭难闻，小腹作痛，烦热口干，头昏晕，午后尤甚，大便干结或臭秽，小便黄少，舌红，苔黄干，脉数，给予五味消毒饮加白花蛇舌草、椿根白皮、白术。

2. 脾胃虚弱

【症候】 带下色白或淡黄，质黏稠，无臭气，绵绵不断，面色㿠白或萎黄，四肢不温，精神疲倦，纳少便溏，两足跗肿，舌淡苔白或腻，脉缓弱。

【治法】 健脾利湿。

膏方：完带汤加减

【来源】 《傅青主女科》。

【组成】 白术300g、山药300g、人参100g、白芍150g、苍术100g、甘草100g、陈皮100g、黑芥穗100g、柴胡150g、车前子100g。

【图解】

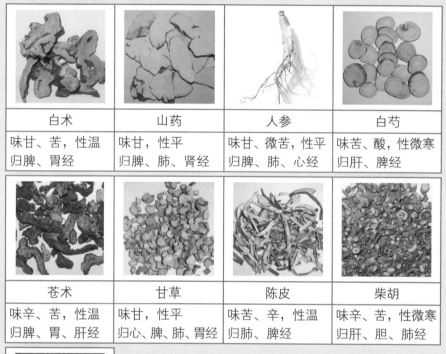

白术	山药	人参	白芍
味甘、苦，性温 归脾、胃经	味甘，性平 归脾、肺、肾经	味甘、微苦，性平 归脾、肺、心经	味苦、酸，性微寒 归肝、脾经

苍术	甘草	陈皮	柴胡
味辛、苦，性温 归脾、胃、肝经	味甘，性平 归心、脾、肺、胃经	味苦、辛，性温 归肺、脾经	味辛、苦，性微寒 归肝、胆、肺经

车前子
味甘，性寒 归肾、肝、肺经

【制法】 以上药加水煎煮3次，滤汁去渣，合并3次滤液，

加热浓缩为清膏状，再加冰糖 300 克收膏即成。

【用法】　每次服 15 ~ 20 克，每日 2 次，在两餐之间，用温开水冲服。

【注意事项】　禁食辛辣刺激食物。

【辨证加减】　若湿热较重，带下兼黄色者，宜加黄柏、胆草以清热燥湿；兼有寒湿，而见小腹疼痛者，宜加炮姜、盐茴以温中散寒；腰膝酸软者，宜加杜仲、续断以补益肝肾；日久病涉滑脱者，宜加龙骨、牡蛎以固涩止带。

3. 肝郁脾虚

【症候】　情志郁闷，心烦易怒，胸胁胀闷，白带增多，少腹胀痛，舌苔薄白或有瘀点，脉弦。

【治法】　疏肝理气。

膏方：逍遥散加减

【来源】　《太平惠民和剂局方》。

【组成】　柴胡 150g、当归 150g、白芍 150g、白术 150g、茯苓 150g、茵陈 150g、蒲公英 150g、泽泻 150g、丹参 150g、郁金 150g、香附 150g、川楝子 150g、半枝莲 150g、白花蛇舌草 150g、薏仁 100g。

【图解】

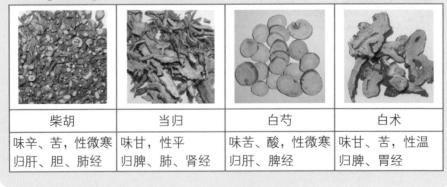

柴胡	当归	白芍	白术
味辛、苦，性微寒 归肝、胆、肺经	味甘，性平 归脾、肺、肾经	味苦、酸，性微寒 归肝、脾经	味甘、苦，性温 归脾、胃经

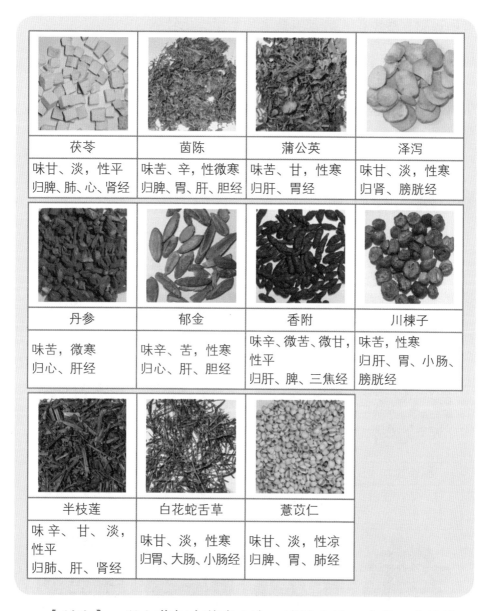

茯苓	茵陈	蒲公英	泽泻
味甘、淡，性平 归脾、肺、心、肾经	味苦、辛，性微寒 归脾、胃、肝、胆经	味苦、甘，性寒 归肝、胃经	味甘、淡，性寒 归肾、膀胱经
丹参	郁金	香附	川楝子
味苦，微寒 归心、肝经	味辛、苦，性寒 归心、肝、胆经	味辛、微苦、微甘，性平 归肝、脾、三焦经	味苦，性寒 归肝、胃、小肠、膀胱经
半枝莲	白花蛇舌草	薏苡仁	
味辛、甘、淡，性平 归肺、肝、肾经	味甘、淡，性寒 归胃、大肠、小肠经	味甘、淡，性凉 归脾、胃、肺经	

【制法】　以上药加水煎煮3次，滤汁去渣，合并3次滤液，加热浓缩为清膏状，再加冰糖300克收膏即成。

【用法】　每次服15～20克，每日2次，在两餐之间，用温开水冲服。

【注意事项】　避免生气恼怒；忌生冷及油腻难消化的食物。

【辨证加减】　若肝郁头痛较甚者，加川芎、白芷；肝郁失眠者加远志、酸枣仁；肝郁有瘕者加鳖甲、生牡蛎。

4. 肾阳虚

【症候】 白带清冷，量多，质稀薄，终日淋漓不断，腰酸如折，小腹冷感，小便频数清长，夜间尤甚，大便溏薄，舌质淡，苔薄白，脉沉迟。

【治法】 温肾培元，固涩止带。

膏方：内补丸加减

【来源】 《太平圣惠方》。

【组成】 鹿茸100g、菟丝子150g、潼蒺藜100g、黄芪150g、肉桂100g、桑螵蛸100g、肉苁蓉100g、制附子60g、白蒺藜100g、紫菀茸100g。

【图解】

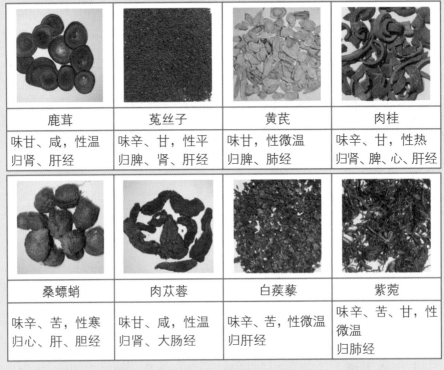

鹿茸	菟丝子	黄芪	肉桂
味甘、咸，性温 归肾、肝经	味辛、甘，性平 归脾、肾、肝经	味甘，性微温 归脾、肺经	味辛、甘，性热 归肾、脾、心、肝经
桑螵蛸	肉苁蓉	白蒺藜	紫菀
味辛、苦，性寒 归心、肝、胆经	味甘、咸，性温 归肾、大肠经	味辛、苦，性微温 归肝经	味辛、苦、甘，性微温 归肺经

【制法】 以上药加水煎煮3次，滤汁去渣，合并3次滤液，

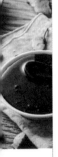

加热浓缩，并入阿胶熬蒸成糊状，为清膏，再加糖适量收膏即成。

【用法】　每次服 15 ~ 20 克，每日 2 次，在两餐之间，用温开水冲服。

【注意事项】　禁用冷饮、酸、辛辣等食品。

【辨证加减】　兼血虚者，加阿胶、鸡血藤、当归。

5. 肾阴虚

【症候】　带下赤白，质稍黏无臭，阴部灼热，头昏目眩，或面部烘热，五心烦热，失眠多梦，便艰尿黄，舌红少苔，脉细略数。

【治法】　益肾滋阴，清热止带。

膏方：知柏地黄汤加减

【来源】　《医宗金鉴》。

其组成、制法、服用方法及注意事项等与前同。

（二）中西医结合治疗

1. 膏方结合手术结合：手术结合中医治疗是指在恶性肿瘤患者围手术期（中医防护治疗），或者手术后无须辅助治疗时（中医巩固治疗）所进行的中医治疗。恶性肿瘤患者在围手术期采用中医防护治疗促进术后康复，增强体质，为术后辅助治疗创造条件；采用中医巩固治疗，能够提高机体免疫功能，防治肿瘤复发转移。

（1）气血亏虚。

【症候】　面色淡白或萎黄，唇甲淡白，神疲乏力，少气懒言，自汗，或肢体肌肉麻木、女性月经量少，舌体瘦薄，或者舌面有裂纹，苔少，脉虚细而无力。

【治法】　补气养血。

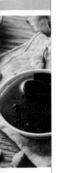

> **膏方：八珍汤加减，或当归补血汤加减，或十全大补汤加减**
>
> 【来源】 《正体类要》《内外伤辨惑论》《太平惠民和剂局方》。
>
> 其组成、制法、服用方法及注意事项等与前同。

（2）脾胃虚弱。

【症候】 纳呆食少，神疲乏力，大便稀溏，食后腹胀，面色萎黄，形体瘦弱，舌质淡，苔薄白。

【治法】 健脾益胃。

> **膏方：补中益气汤加减**
>
> 【来源】 《脾胃论》。
>
> 其组成、制法、服用方法及注意事项等与前同。

【辨证加减】 若胃阴亏虚,加沙参、石斛、玉竹;若兼痰湿证者,加茯苓、半夏、薏苡仁、瓜蒌。

2. 膏方结合放疗治疗：放射治疗结合中医治疗是指在放疗期间所联合的中医治疗,发挥放疗增敏、提高放疗疗效(中医加载治疗),防治放疗不良反应（中医防护治疗 ）的作用。

（1）热毒瘀结。

【症候】 口干舌燥，烦闷不安，下腹隐痛，少腹胀满不适，局部皮肤肿痛、破溃；或见阴道分泌物增多，色黄质稠；或见尿频、尿急、尿痛，甚或血尿、排尿不畅；或见大便频繁、黏液血便，甚或便血、肛门灼热、里急后重；舌红或绛，苔黄腻，脉滑数或脉弦。多见于放射性皮炎、膀胱炎、直肠炎。

【治法】 清肠燥湿，活血解毒。

膏方：芍药汤合八正散加减

【来源】 《素问病机气宜保命集》《太平惠民和剂局方》。

【组成】 芍药 300g、当归 200g、黄连 200g、木香 150g、大黄 150g、黄芩 200g、肉桂 75g、车前子 150g、瞿麦 150g、山栀子仁 150g、通草 100g、灯心草 100g、炙甘草 150g。

【图解】

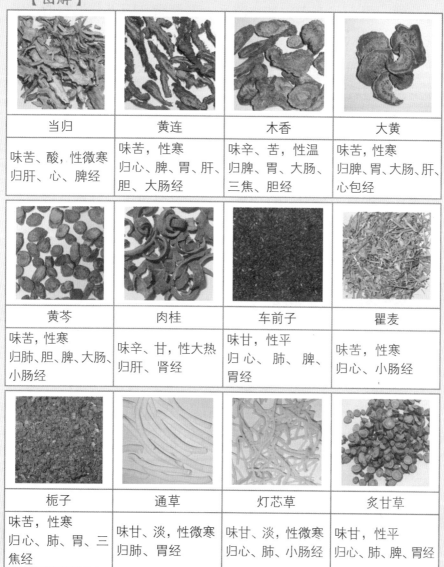

当归	黄连	木香	大黄
味苦、酸，性微寒 归肝、心、脾经	味苦，性寒 归心、脾、胃、肝、胆、大肠经	味辛、苦，性温 归脾、胃、大肠、三焦、胆经	味苦，性寒 归脾、胃、大肠、肝、心包经
黄芩	肉桂	车前子	瞿麦
味苦，性寒 归肺、胆、脾、大肠、小肠经	味辛、甘，性大热 归肝、肾经	味甘，性平 归心、肺、脾、胃经	味苦，性寒 归心、小肠经
栀子	通草	灯芯草	炙甘草
味苦，性寒 归心、肺、胃、三焦经	味甘、淡，性微寒 归肺、胃经	味甘、淡，性微寒 归心、肺、小肠经	味甘，性平 归心、肺、脾、胃经

【制法】 以上药加水煎煮3次，滤汁去渣，合并3次滤液，加热浓缩为清膏状，再加冰糖300克收膏即成。

【用法】 每次服15～20克，每日2次，在两餐之间，用温开水冲服。

【注意事项】 禁食辛辣刺激性的食物。

【辨证加减】 局部皮肤肿痛、破溃者，用黄连、黄柏、虎杖煎汤外敷；腹部胀痛者，加小茴香、五灵脂；阴道分泌物增多者，加败酱草、蚤休、土茯苓；尿血者，加大小蓟、白茅根、生地黄、丹皮；大便频繁、便血、里急后重者，加白头翁、秦皮、白术、马齿苋、地榆炭；腹泻后脱肛者，加三奇散（黄芪、枳壳、防风）。

（2）气阴两虚。

【症候】 头晕目眩，腰膝酸软，目涩梦多，耳鸣耳聋，气短乏力；或手足心热、午后潮热、颧红、小便短赤；或便下不爽、肛门脱垂；舌质红或绛红，苔少或无苔、或有裂纹，脉细或细数。多见于放射性损伤后期，或迁延不愈，损伤正气者。

【治法】 益肾滋阴。

膏方：知柏地黄汤加减

【来源】 《医宗金鉴》。
其组成、制法、服用方法及注意事项等与前同。

3. 膏方结合化疗治疗：化疗结合中医治疗是指在化疗期间所联合的中医治疗，发挥提高化疗疗效（中医加载治疗），防治化疗不良反应（中医防护治疗）的作用。

（1）脾胃不和。

【症候】 胃脘饱胀、食欲减退、恶心、呕吐、腹胀或腹泻，舌体多胖大，舌苔薄白、白腻或黄腻。多见于化疗引起的消化道反应。

【治法】 健脾和胃，降逆止呕。

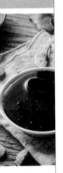

中医
肿瘤病证
调养膏方

膏方：旋覆代赭汤加减，或橘皮竹茹汤加减

【来源】 《伤寒论》《金匮要略》。

【组成】 人参 100g、生姜 150g、代赭石 50g、甘草 100g、半夏 150g、大枣 150g；或半夏 150g、橘皮 150g、枇杷叶 150g、麦冬 200g、竹茹 150g、赤茯苓 200g、人参 100g、甘草 100g。

【辨证加减】 若脾胃虚寒者，加吴茱萸、党参、焦白术；若肝气犯胃者，加炒柴胡、佛手、白芍。

【图解】

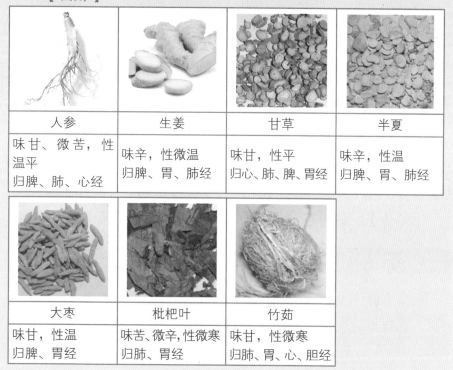

人参	生姜	甘草	半夏
味甘、微苦，性温平 归脾、肺、心经	味辛，性微温 归脾、胃、肺经	味甘，性平 归心、肺、脾、胃经	味辛，性温 归脾、胃、肺经

大枣	枇杷叶	竹茹
味甘，性温 归脾、胃经	味苦、微辛,性微寒 归肺、胃经	味甘，性微寒 归肺、胃、心、胆经

【制法】 以上药加水煎煮 3 次，滤汁去渣，合并 3 次滤液，加热浓缩为清膏状，再加冰糖 300 克收膏即成。

【用法】 每次服 15～20 克，每日 2 次，在两餐之间，用温开水冲服。

【注意事项】 服用时不宜同时服用藜芦或其制剂；胃虚有热

之呕吐、呃逆、嗳气者不宜使用。

（2）气血亏虚。

【症候】 疲乏、精神不振、头晕、气短、纳少、虚汗、面色淡白或萎黄，脱发，或肢体肌肉麻木、女性月经量少，舌体瘦薄，或者舌面有裂纹，苔少，脉虚细而无力。多见于化疗引起的疲乏或骨髓抑制。

【治法】 补气养血。

膏方：八珍汤加减，或当归补血汤加减，或十全大补汤加减

【来源】 《正体类要》《内外伤辨惑论》《太平惠民和剂局方》。

其组成、制法、服用方法及注意事项等与前同。

（3）肝肾阴虚。

【症候】 腰膝酸软，耳鸣，五心烦热，颧红盗汗，口干咽燥，失眠多梦，舌红苔少，脉细数。多见于化疗引起的骨髓抑制或脱发。

【治法】 滋补肝肾。

膏方：六味地黄丸加减

【来源】 《小儿药证直诀》。

其组成、制法、服用方法及注意事项等与前同。

（三）单纯中医治疗

对于不适合或不接受手术、放疗、化疗的宫颈癌患者，采用单纯中医治疗，发挥控制肿瘤，稳定病情，提高生存质量，延长生存期的作用。

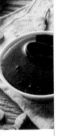

1. 肝郁气滞型

【症候】 胸胁胀满，心烦易怒，少腹胀痛，口苦咽干，小便黄短，大便干结，舌苔薄，脉弦。伴有接触性出血，色鲜无块，带下色黄。病程偏于早期或疾病稳定期。

【治法】 疏肝理气，凉血解毒。

膏方：丹栀逍遥散加减

【来源】 《太平惠民和剂局方》。

【组成】 柴胡 150g、当归 150g、白芍 150g、白术 150g、茯苓 150g、炙甘草 100g、丹皮 100g、栀子 100g。

【图解】

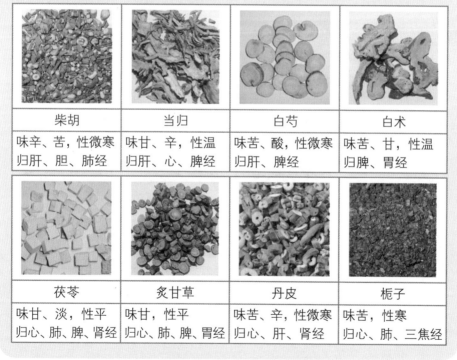

柴胡	当归	白芍	白术
味辛、苦，性微寒 归肝、胆、肺经	味甘、辛，性温 归肝、心、脾经	味苦、酸，性微寒 归肝、脾经	味苦、甘，性温 归脾、胃经

茯苓	炙甘草	丹皮	栀子
味甘、淡，性平 归心、肺、脾、肾经	味甘，性平 归心、肺、脾、胃经	味苦、辛，性微寒 归心、肝、肾经	味苦，性寒 归心、肺、三焦经

【制法】 以上药加水煎煮 3 次，滤汁去渣，合并 3 次滤液，加热浓缩为清膏状，再加冰糖 300 克收膏即成。

【用法】 每次服 15～20 克，每日 2 次，在两餐之间，用温开水冲服。

【注意事项】　服药期间少吃生冷及油腻难消化的食物；保持情绪乐观，切忌生气恼怒。

【辨证加减】　若肝郁头痛较甚者，加川芎、白芷；肝郁失眠者加远志、酸枣仁；肝郁有瘕者加鳖甲、生牡蛎。

2. 湿热瘀毒型

【症候】　带下赤白或赤色，或如米泔，气味腥臭，阴道流血量多色瘀，少腹坠痛，腰胁隐痛或刺痛，小便短赤，大便秘结，舌黯，苔黄或腻，脉弦数或滑数。本型多见于宫颈癌局部坏死溃疡、继发感染者。

【治法】　清热利湿，解毒化痰。

膏方：易黄汤合二妙散加减

【来源】　《傅青主女科》《丹溪心法》。

【组成】　山药300g、芡实300g、黄柏100g、车前子100g、白果100g、苍术100g。

【图解】

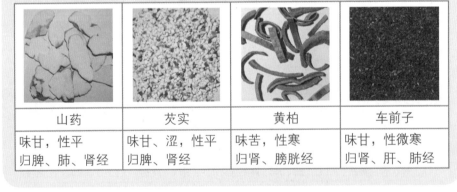

山药	芡实	黄柏	车前子
味甘，性平 归脾、肺、肾经	味甘、涩，性平 归脾、肾经	味苦，性寒 归肾、膀胱经	味甘，性微寒 归肾、肝、肺经

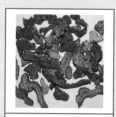

苍术

味辛、苦，性温

归脾、胃、肝经

【制法】 以上药加水煎煮 3 次，滤汁去渣，合并 3 次滤液，加热浓缩为清膏状，再加冰糖 300 克收膏即成。

【用法】 每次服 15 ~ 20 克，每日 2 次，在两餐之间，用温开水冲服。

【注意事项】 忌生冷、辛辣、油腻饮食。

【辨证加减】 湿甚者，加土茯苓、薏苡仁以祛湿；热甚者，加苦参、败酱草、蒲公英以清热解毒；带下不止，加鸡冠花、墓回头以止带。

3. 肝肾阴虚型

【症候】 头晕耳鸣，目眩口干，腰膝酸软，手足心热，夜寐不安，便秘尿赤。阴道流血量多色红，带下色黄，或如块状。舌红、苔少，脉弦细。

【治法】 滋养肝肾，解毒育阴。

膏方：知柏地黄汤加减

【来源】 《医宗金鉴》。

其组成、制法、服用方法及注意事项等与前同。

【辨证加减】 日久病涉滑脱者，宜加龙骨、牡蛎，海螵蛸以固涩止带。

4. 脾肾阳虚型

【症候】　神疲乏力，腰膝酸软，小便坠胀，纳呆倦怠，白带清稀而多，阴道流血量多色淡，大便先干后溏，舌质胖，苔白润，脉细弱。

【治法】　健脾温肾，补中益气。

膏方：右归丸加减

【来源】　《景岳全书》。

【组成】　熟地黄 240g、山药 120g、山茱萸 90g、枸杞子 120g、肉桂 60g、当归 90g、菟丝子 120g、鹿角霜 120g、杜仲 120g、制附子 60g。

【图解】

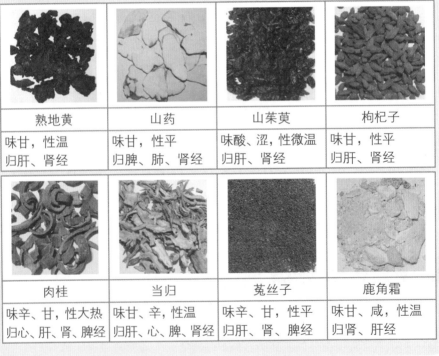

熟地黄	山药	山茱萸	枸杞子
味甘，性温 归肝、肾经	味甘，性平 归脾、肺、肾经	味酸、涩，性微温 归肝、肾经	味甘，性平 归肝、肾经

肉桂	当归	菟丝子	鹿角霜
味辛、甘，性大热 归心、肝、肾、脾经	味甘、辛，性温 归肝、心、脾、肾经	味辛、甘，性平 归肝、肾、脾经	味甘、咸，性温 归肾、肝经

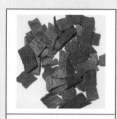

杜仲

味甘，性温
归肝、肾经

【制法】 以上药加水煎煮 3 次，滤汁去渣，合并 3 次滤液，加热浓缩，并入鹿角胶熬蒸成糊状，为清膏，再加糖适量收膏即成。

【用法】 每次服 15 ~ 20 克，每日 2 次，在两餐之间，用温开水冲服。

【注意事项】 服药期间忌生冷食物。

【辨证加减】 脾虚甚者，加用人参补气健脾；带下多者，可加用补骨脂、煅龙骨、牡蛎温肾固涩止带。

第九节 恶性淋巴瘤常用膏方

一、中西概述

恶性淋巴瘤（malignant lymphoma）是原发于淋巴结或结外淋巴组织和器官的免疫细胞肿瘤，可发生于身体的任何部位，淋巴结、扁桃体、脾和骨髓最易累及，按病理和临床特点大致分为霍奇金淋巴瘤（Hodgkin's lymphoma，HL）和非霍奇金淋巴瘤（non-Hodgkin's lymphoma，NHL）两大类。

淋巴瘤属于中医学的"石疽""恶核""失荣""痰核""疵痈"等范畴。

二、临床表现

恶性淋巴瘤的临床表现因病理类型及疾病分期的不同而有所差异。任何部位的淋巴组织都可作为原发部位或在病程中受到侵犯，不同部位的病变可表现为不同症状。晚期恶性淋巴瘤还可以侵犯到淋巴组织以外的部位，症状更复杂。

1. 淋巴结肿大：无痛性淋巴结肿大是主要临床表现之一，浅表淋巴结的无痛性、进行性肿大常是首发表现，尤以颈部淋巴结为多见，其次为腋下，首发于腹股沟或滑车上的较少。纵隔淋巴结是淋巴瘤的好发部位。

2. 肝脾病变：肝实质受侵可引起肿大，脾脏浸润大多由腹部淋巴结病灶经淋巴管扩散而来。

3. 骨骼病变：骨骼病变最常见于胸椎和腰椎，肋骨及颅骨次之。恶性淋巴瘤侵犯骨骼表现为骨痛、病理性骨折等。

4. 皮肤损害：恶性淋巴瘤的皮肤表现多样化，分为特异性和非特异性。

5. 神经系统病变：中枢神经系统受累可引起相应临床表现，常见有颅神经瘫痪、头痛、癫痫发作、颅内压增高、脊髓压迫及截瘫，还可以发生多灶性脑白质病及亚急性小脑变性等。

6. 扁桃体和口、鼻、咽部病变：临床体征可见局部肿物及颌下淋巴结肿大。

7. 肾病变：表现为肾肿大、高血压，其他尚见肾盂肾炎、肾盂积水、肾梗塞、淀粉样变等及相应体征。

8. 全身症状：其发生与发病年龄、肿瘤范围、机体免疫力等因素有关。以发热、消瘦（体重减轻 10% 以上）、盗汗等较为常见。

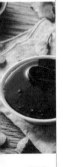

中医
肿瘤病证
调养膏方

三、辅助检查

（一）影像学检查

1. B超检查：包括浅表淋巴结、腹腔淋巴结及腹部B超、超声心动图。

2. X线、CT、MRI检查：X线检查对淋巴瘤诊断有重要参考价值，包括胸部正位及侧位片，主要观察肺门、纵隔、气管隆突下以及内乳链淋巴结，同时观察肺内有无受侵。此外，根据临床症状和体征，可做可疑部位的骨髓摄片、全胃肠钡餐造影和内镜检等。胸部CT在诊断淋巴瘤的胸部病灶方面比常规X射线检查更敏感，已推荐为淋巴瘤治疗前的常规检查。颈、胸、腹、盆腔CT是完善分期的必要检查，按照CT以及体检所发现的肿大淋巴结分布区域可对肿瘤进行分期及疗效评价，必要时进行头颅CT检查。

3. 正电子发射计算机断层显像（PET）检查：可用于淋巴瘤病变的诊断和鉴别；疾病的分期和再分期，明确有无远处转移，评价疗效，为治疗提供可靠依据；鉴别肿瘤复发和坏死；肿瘤筛选，对早期发现隐匿性小肿瘤有重要意义。有条件者可直接行PET-CT检查。

（二）细胞学检查

根据组织学特征、细胞来源和免疫表型以及预后，可将非霍奇金淋巴瘤分为不同类型。

（三）免疫学检查

HL早期约10%患者有IgG和IgA轻度增高，IgM则常降低，少数患者抗人球蛋白试验阳性。经典的HL推荐的免疫组化项目包括CD3、CD15、CD20、CD30、CD45；对于结节性淋巴细胞为主型HL推荐的免疫组化项目包括CD3、CD15、CD21、CD47。

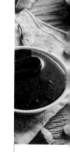

（四）实验室检查

肿瘤标志物 CA125、FET、血清乳酸脱氢酶（LDH）可升高。

（五）病毒学检查

包括 HBV、EBV、HSV、CMV，有条件者行 HTLV 等。

（六）血涂片

血涂片或可见到淋巴瘤细胞，部分淋巴瘤晚期血象酷似急性淋巴细胞白血病，极个别患者化疗后也可发生髓细胞白血病。

（七）骨髓象

诊断淋巴瘤时应查骨髓穿刺涂片及活检，进行形态学、免疫组化、流式细胞仪免疫表型分析、细胞分子遗传学检查。

（八）染色体检查

分子生物学研究表明，90% 患者有染色体异常，很多与组织学亚型和免疫表型有关，并在一定程度上与临床诊断、治疗和预后有关联。

四、中医辨证

（一）病因病机认识

中医学认为恶性淋巴瘤的病因与禀赋不足、脏腑失调、七情内伤、饮食不节、外感六淫有密切关系。发病为痰、虚、毒、瘀等杂合而致。多数起病缓慢，虚实错杂。

1. 正气内虚　先天不足，或后天失养，导致元阳不足，寒温内生，血脉痹阻，瘀血内生；阴液不足，虚而生热，精伤热煎，百脉难养，经脉血瘀而致本病。

2. 七情刺激　过喜伤心，心气不足则血脉痹阻；郁怒伤肝，肝气失达，按滞气结；忧思伤脾，脾失健运，饮停痰凝，郁结筋脉；

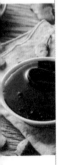

惊恐伤肾，肾阳不足则水湿内停，肾阴亏虚则虚热内生，煎熬津液，经脉不濡而致本病。

3. 饮食不节　膏粱厚味、辛炙醇酒，或过食寒凉等伤及脾胃，运化失职，湿热毒生，或寒湿内成蕴积筋脉、脏腑；误食或过食有毒之物致脾胃内损，气血逆乱，痰湿、毒物积存体内流窜脏腑而致本病。

4. 外感六淫　脏腑虚弱，无力抵抗，邪气乘虚而入或外邪亢盛直入脏腑，寒凝筋脉，血液瘀阻；热灼津液，湿邪久聚不散而致本病。

总之，淋巴瘤的病机转化，与患者体质、病因性质、邪气程度、治疗及调护措施是否得当等多种因素密切相关。

（二）中医辨证分型

1. 症候要素　恶性淋巴瘤常见中医证型虚实夹杂，多为两种或多种症候要素组成的复合症候。在既往研究基础上，结合文献报道以及国内中医肿瘤专家意见，将恶性淋巴瘤分为以下 6 种症候要素：

（1）气虚症。

主症：神疲乏力，少气懒言，颈项、耳下，或腋下有多个肿核。

主舌：舌淡胖。

主脉：脉虚。

或见症：气短，自汗、面色无华，语声低微，头目眩晕，心悸气短失眠多梦。

或见舌：舌边齿痕，苔白滑，薄白苔。

或见脉：脉沉细，脉细弱，脉沉迟。

（2）阴虚症。

主症：五心烦热，口咽干燥，低热盗汗。

主舌：舌红少苔。

主脉：脉细数。

或见症：眩晕耳鸣，心烦易怒，午后额红，形体消瘦，失眠健

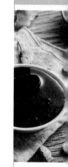

忘，齿松发脱，颈项、耳下，或腋下，鼠蹊有多个肿核，质地坚硬，腰膝酸软。

或见舌：舌干裂，苔薄白或薄黄而干，花剥苔，无苔。

或见脉：脉浮数，脉弦细数，脉沉细数。

（3）血虚症。

主症：面色无华，头晕眼花，爪甲色谈。

主舌：舌淡。

主脉：脉细。

或见症：心悸怔忡，失眠健忘，小便短少。

或舌：苔白，苔薄白。

或见脉：脉沉细，脉细弱。

（4）痰湿症。

主症：胸脘痞闷，恶心纳呆，痰核。

主舌：舌淡苔白腻。

主脉：脉滑或濡。

或见症：颈项、耳下或腋下、鼠蹊部多个肿核，甚至融合成团块，局部可有肿胀感或有腹部痛块，推之不移，痰多，形体胖，乏力，面色少华，大便溏薄。

或见舌：舌胖嫩，苔白滑，苔滑腻，苔厚腻，脓腐苔。

或见脉：脉浮滑，脉弦滑，脉濡滑，脉濡缓。

（5）血瘀症。

主症：痰核，刺痛固定，肌肤甲错。

主舌：舌质紫黯或有瘀斑、瘀点。

主脉：脉涩口。

或见症：腹内肿块，颈项、耳下，或腋下、鼠蹊有多个肿核，痛有定处、拒按，脉络瘀血，皮下瘀斑、肢体麻木，局部感觉异常，黑便，或血性胸、腹水。

或见舌：舌胖嫩，苔白滑，苔滑腻，苔厚腻，脓腐苔口。

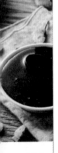

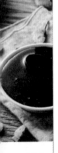中医

肿瘤病证

调养膏方

或见脉：脉沉，脉结代，脉弦涩，脉沉细涩，牢脉。

（6）气滞症。

主症：痰核，痛无定处。

主舌：舌淡黯。

主脉：脉强。

或见症：头胀痛，眩晕，面部时时发热，精神抑郁，或烦躁易怒，纳呆，大便干结或不爽。

或见舌：舌边红，苔薄白，苔薄黄，苔白腻或黄腻。

或见脉：脉弦细。

2. 辨证方法

符合主症 2 个，并见主舌、主脉者，即可辨为本证。

符合主症 2 个，或见症 1 个，任何本证舌、脉者，即可辨为本证。

符合主症 1 个，或见症不少于 2 个，任何本证舌、脉者，即可辨为本证。

3. 辨证分型

治疗阶段	手术阶段	化疗阶段	放疗阶段	单纯中医治疗阶段
辨证分型	气血亏虚	脾胃不和	气阴亏虚	寒痰凝滞
脾胃虚弱	气血亏虚	热毒瘀结	毒瘀互结	
肝肾阴虚		气滞痰凝		
阴虚火旺				

五、辨证膏方

恶性淋巴瘤常见中医证型虚实夹杂，多为两种或多种症候要素组成复合症候。发病为痰、虚、毒、瘀等杂合而致。

（一）中西医结合治疗

1. 化疗结合中医治疗

（1）脾胃不和。

【症候】 胃脘饱胀、食欲减退、恶心、呕吐、腹胀或腹泻，

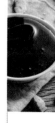

舌体多胖大，舌苔薄白、白腻或黄腻。多见于化疗引起的消化道反应。

【治法】　健脾和胃，降逆止呕。

膏方：旋覆代赭汤加减

【来源】　《伤寒论》。

其组成、图解、制法及服用方法、注意事项等同前。

【辨证加减】　若脾胃虚寒者，加吴茱萸、党参、焦白术；若肝气犯胃者，加柴胡、佛手、白芍。

（2）气血亏虚。

【症候】　疲乏、精神不振、头晕、气短、纳少、虚汗、面色淡白或萎黄，脱发，或肢体肌肉麻木、女性月经量少，舌体瘦薄，或者舌面有裂纹，苔少，脉虚细而无力。多见于化疗引起的疲乏或骨髓抑制。

【治法】　补气养血。

膏方：八珍汤加减，或当归补血汤加减，或十全大补汤加减

【来源】　《正体类要》《内外伤辨惑论》《太平惠民和剂局方》。

其组成、图解、制法及服用方法、注意事项等同前。

【辨证加减】　兼痰湿内阻者，加半夏、陈皮，薏苡仁；若畏寒肢冷，食谷不化者，加补骨脂、肉苁蓉、鸡内金。

（3）肝肾阴虚。

【症候】　腰膝酸软，耳鸣，五心烦热，颧红盗汗，口干咽燥，失眠多梦，舌红苔少，脉细数。多见于化疗引起的骨髓抑制或脱发。

【治法】　滋补肝肾。

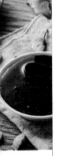

膏方：六味地黄丸加减

【来源】 《小儿药证直诀》。

【组成】 熟地黄 270g、山茱萸 210g、山药 210g、泽泻 210g、牡丹皮 270g、茯苓 210g、玉竹 150g、百合 150g、黄精 160g、益智仁 150g、枸杞子 200g。

【图解】

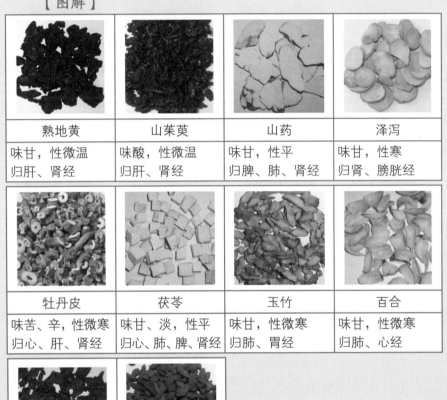

熟地黄	山茱萸	山药	泽泻
味甘，性微温 归肝、肾经	味酸，性微温 归肝、肾经	味甘，性平 归脾、肺、肾经	味甘，性寒 归肾、膀胱经
牡丹皮	茯苓	玉竹	百合
味苦、辛，性微寒 归心、肝、肾经	味甘、淡，性平 归心、肺、脾、肾经	味甘，性微寒 归肺、胃经	味甘，性微寒 归肺、心经
黄精	枸杞子		
味甘，性平 归肺、脾、肾经	味甘，性平 归肝、肾经		

【制法】 以上药煎取浓汁，文火熬糊，入龟甲胶150克，饴

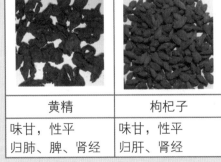

糖 500 克，熔化收膏。

【用法】 每晨以沸水冲饮 1 匙。

【注意事项】 忌服莱菔、蟹腥、辛辣等。

【辨证加减】 若阴虚内热重者，加墨旱莲、女贞子、生地；若阴阳两虚者，加菟丝子、杜仲、补骨脂；兼脱发者，加制首乌、黑芝麻。

2. 放射治疗结合中医治疗：放疗后，特定的火热毒邪已直入脏腑。若积于心脾，炽盛炎上乃为实火；伤津灼液，使相火炎上乃为虚火；若邪盛正衰，阳败阴盛，虚阳浮越于上者，则属阳虚口疮之范畴。故治疗之时，须辨证准确，区别对待，或治以清热泻火，或治以滋阴清热，阳虚口疮则宜益气温阳，引火归原。

（1）热毒郁结。

【症候】 发热，口干，皮肤黏膜溃疡，大便秘结，舌红，苔黄或黄腻，脉滑数。根据放疗部位不同，可见咽喉肿痛，呛咳，呼吸困难，呕吐，呕血；或胃脘灼痛，食后痛剧，脘胀拒按，心下痞块；或大便次数增多、里急后重、便血；或尿频、尿急、尿痛、血尿等。

【治法】 清热凉血，活血解毒。

膏方：五味消毒饮合桃红四物汤加减

【来源】 《医宗金鉴》。

【组成】 金银花 300g、野菊花 250g、蒲公英 250g、紫花地丁 170g、黄芩 150g、黄连 60g、黄柏 150g、栀子 150g、桃仁 150g、红花 120g、当归 200g、川芎 170g、白芍 200g、生地黄 200g、丹参 120g、鸡血藤 300g、赤芍 150g。

【图解】

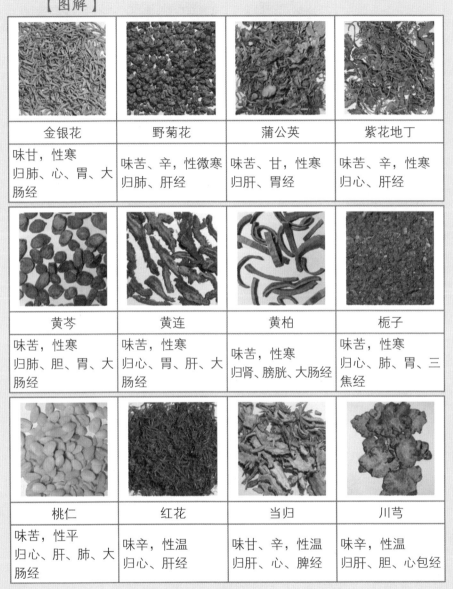

金银花	野菊花	蒲公英	紫花地丁
味甘，性寒 归肺、心、胃、大肠经	味苦、辛，性微寒 归肺、肝经	味苦、甘，性寒 归肝、胃经	味苦、辛，性寒 归心、肝经
黄芩	黄连	黄柏	栀子
味苦，性寒 归肺、胆、胃、大肠经	味苦，性寒 归心、胃、肝、大肠经	味苦，性寒 归肾、膀胱、大肠经	味苦，性寒 归心、肺、胃、三焦经
桃仁	红花	当归	川芎
味苦，性平 归心、肝、肺、大肠经	味辛，性温 归心、肝经	味甘、辛，性温 归肝、心、脾经	味辛，性温 归肝、胆、心包经

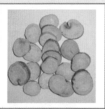	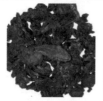	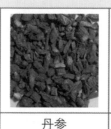	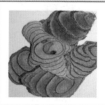
白芍	生地黄	丹参	鸡血藤
味苦，性微寒 归肝经	味甘、苦，性寒 归心、肝、肾经	味苦，性微寒 归心、心包、肝经	味苦、微甘，性温 归肝、心、肾经

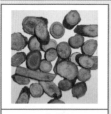
赤芍
味苦，性微寒 归肝经

【制法】 以上药煎取浓汁，文火熬糊，入鳖甲胶 150 克，白蜜 500 克，熔化收膏。

【用法】 每晨以沸水冲饮 1 匙。

【注意事项】 忌服莱菔、蟹腥、辛辣等。

【辨证加减】 皮肤肿痛、破溃者，用黄连、黄柏、虎杖煎汤外敷；中焦热盛者，加黄连、石膏、知母、麦冬、玉竹；下焦热盛者，加黄柏、槐花、地榆、大商、白茅根。

（2）气阴亏虚。

【症候】 身倦无力，少气懒言，口干咽燥，午后潮热，五心烦热，失眠盗汗，头晕目眩，耳鸣，腰膝酸软，舌红，苔白或少苔，脉细或数。多见于放射性损伤后期，或迁延不愈，损伤正气者。

【治法】 益气养阴。

膏方: 病在上焦者，沙参麦冬汤加减；

病在中焦者，玉女煎加减；

病在下焦者，知柏地黄汤加减

【来源】 《温病条辨》《景岳全书》《医宗金鉴》。

【组成】 病在上焦者，沙参200g、党参210g、玉竹170g、生甘草60g、冬桑叶170g、麦冬200g、生扁豆170g、天花粉210g、五味子170g；病在中焦者，石膏200g、熟地黄300g、麦冬170g、知母200g、牛膝170g、炒白术240g、山药240g；病在下焦者，熟地黄300g、山茱萸200g、山药240g、泽泻170g、茯苓240g、丹皮170g、知母210g、黄柏210g。

【图解】

上焦：

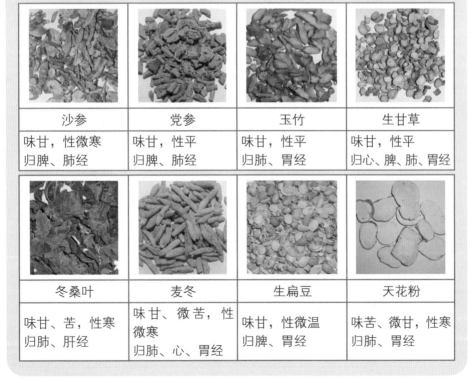

沙参	党参	玉竹	生甘草
味甘，性微寒 归脾、肺经	味甘，性平 归脾、肺经	味甘，性平 归肺、胃经	味甘，性平 归心、脾、肺、胃经
冬桑叶	麦冬	生扁豆	天花粉
味甘、苦，性寒 归肺、肝经	味甘、微苦，性微寒 归肺、心、胃经	味甘，性微温 归脾、胃经	味苦、微甘，性寒 归肺、胃经

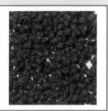

五味子
味酸，性温 归肺、肾、心经

中焦：

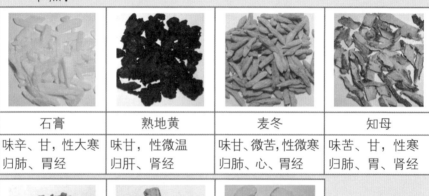

石膏	熟地黄	麦冬	知母
味辛、甘，性大寒 归肺、胃经	味甘，性微温 归肝、肾经	味甘、微苦,性微寒 归肺、心、胃经	味苦、甘，性寒 归肺、胃、肾经

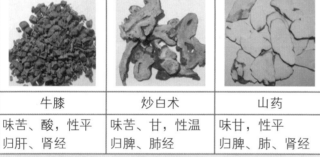

牛膝	炒白术	山药
味苦、酸，性平 归肝、肾经	味苦、甘，性温 归脾、肺经	味甘，性平 归脾、肺、肾经

下焦：

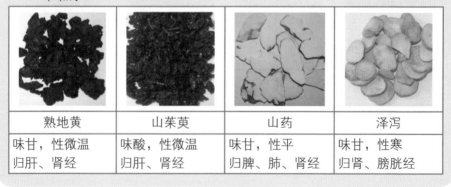

熟地黄	山茱萸	山药	泽泻
味甘，性微温 归肝、肾经	味酸，性微温 归肝、肾经	味甘，性平 归脾、肺、肾经	味甘，性寒 归肾、膀胱经

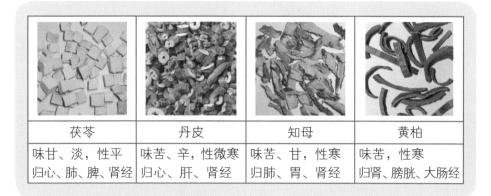

茯苓	丹皮	知母	黄柏
味甘、淡，性平 归心、肺、脾、肾经	味苦、辛，性微寒 归心、肝、肾经	味苦、甘，性寒 归肺、胃、肾经	味苦，性寒 归肾、膀胱、大肠经

【制法】 以上药煎取浓汁，文火熬糊，入鳖甲胶 150 克，阿胶 90 克，白蜜 500 克，熔化收膏。

【用法】 每晨以沸水冲饮 1 匙。

【注意事项】 忌服莱菔、蟹腥、辛辣等。

【辨证加减】 肾阴虚为主者，加生地、女贞子、墨旱莲；阴虚有热者加知母、黄柏、丹皮；兼血虚者，加阿胶、当归、丹参；若久病阴损及阳者，加菟丝子、肉桂。

3. 手术结合中医治疗

（1）气血亏虚。

【症候】 面色淡白或萎黄，唇甲淡白，神疲乏力，少气懒言，自汗，或肢体肌肉麻木、女性月经量少，舌体瘦薄，或者舌面有裂纹，苔少，脉虚细而无力。

【治法】 补气养血。

膏方：八珍汤加减，或当归补血汤加减，或十全大补汤加减

【来源】 《正体类要》《内外伤辨惑论》《太平惠民和剂局方》。

【组成】 人参 250g、白术 200g、茯苓 300g、当归 250g、川芎 200g、白芍 240g、熟地黄 300g、山药 240g、黄芪 300g、鸡血藤 300g。

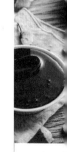

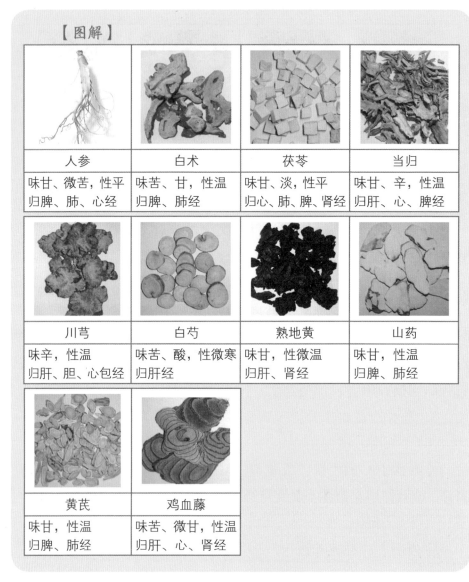

【图解】

人参	白术	茯苓	当归
味甘、微苦，性平 归脾、肺、心经	味苦、甘，性温 归脾、肺经	味甘、淡，性平 归心、肺、脾、肾经	味甘、辛，性温 归肝、心、脾经
川芎	白芍	熟地黄	山药
味辛，性温 归肝、胆、心包经	味苦、酸，性微寒 归肝经	味甘，性微温 归肝、肾经	味甘，性温 归脾、肺经
黄芪	鸡血藤		
味甘，性温 归脾、肺经	味苦、微甘，性温 归肝、心、肾经		

【制法】 以上药煎取浓汁，文火熬糊，入阿胶 150 克，蜂蜜 500 克，熔化收膏。

【用法】 每晨以沸水冲饮 1 匙。

【注意事项】 忌服莱菔、蟹腥、辛辣等。如遇伤风停滞等暂缓再服可也。

【辨证加减】 兼痰湿内阻者，加半夏、陈皮、薏苡仁；若畏寒肢冷，食谷不化者，加补骨脂、肉苁蓉、鸡内金；若动则汗出，怕风等表虚不固之证，加防风、浮小麦。

（2）脾胃虚弱。

【症候】 纳呆食少，神疲乏力，大便稀溏，食后腹胀，面色萎黄，形体瘦弱，舌质淡，苔薄白。

【治法】 健脾益胃。

膏方：补中益气汤加减

【来源】 《脾胃论》。

其组成、图解、制法及服用方法、注意事项与前同。

（二）单纯中医治疗

对于不适合或不接受手术、放疗、化疗、分子靶向治疗的恶性淋巴瘤患者，采用单纯中医治疗，发挥控制肿瘤，稳定病情，提高生存质量，延长生存期的作用。

1. 寒痰凝滞

【症候】 颈项、耳下、腋下肿核，不痛不痒，皮色不变，坚硬如石，难消难溃，不伴发热，或形寒怕冷，神倦乏力，面苍少华，小便清利，舌质略淡，舌苔白微腻，脉沉细。

【制法】 温阳化痰，软坚散结。

膏方：阳和汤合消瘰丸加减

【来源】 《外科全生集》。

【组成】 熟地黄200g、麻黄70g、白芥子300g、肉桂150g、炮姜100g、生甘草50g、鹿角胶200g、皂角刺150g、制南星200g、元参150g、土贝母150g、牡蛎100克。

【图解】

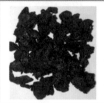熟地黄	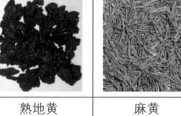麻黄	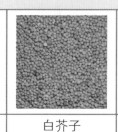白芥子	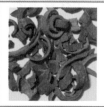肉桂
味甘，性微温 归肝、肾经	味辛、微苦，性温 归肺、膀胱经	味辛，性温 归肺经	味辛、甘，性热 归肾、脾、心、肝经
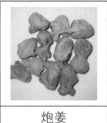炮姜	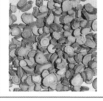生甘草	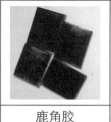鹿角胶	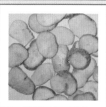贝母
味辛，性热 归脾、胃、肾经	味甘，性平 归心、脾、肺、胃经	味甘、咸，性温 归肝、肾经	味苦、甘，性微寒， 归肺、心经
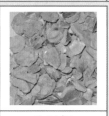生牡蛎			
味咸，性微寒， 归肝、肾经			

【制法】　上味煎取浓汁，文火熬糊，入鳖甲胶150克，白米500克，熔化收膏。

【用法】　每次服6～10克，每日2次，在两餐之间，用温开水冲服。

【注意事项】　方中熟地黄用量宜重，麻黄用量宜轻。阳证疮疡红肿热痛，或阴虚有热，或疽已溃破者，不宜用此方。

【辨证加减】 兼气虚不足，加党参、黄芪；阴寒重，加白附子；若肿块大而坚硬，可重用生牡蛎，酌加昆布、海藻、夏枯草，咳痰量多者，加瓜蒌、海蛤粉兼肝气郁滞胁肋满闷者，加青皮、香附、陈皮；肝火上炎见目赤口苦者，可加菊花、夏枯草。久病肝肾亏虚，加女贞子、桑椹子、枸杞子、菟丝子。

2. 毒瘀互结

【症候】 颈项或体表肿块硬实累累，推之不移，隐隐作痛，质硬，伴见形体消瘦，面色黯黑，皮肤枯黄，舌质黯红、苔多厚腻乏津，脉弦涩或见两胁积（肝脾肿大），胸闷气促，发热恶寒，口干苦，大便干结，消瘦，乏力，舌绛、苔黄、舌下青筋，脉滑数；或见肿块增大，融合成块，皮肤转红，肤温升高，疼痛固定，全身可有发热，或肝脾肿大，舌质紫黯或有瘀斑，苔黄，脉弦数。

【制法】 化痰解毒，消瘀散结。

膏方：西黄丸加减

【来源】 《外科症治全生集》。

【组成】 牛黄 100g、板蓝根 150g、马勃 120g、薄荷 150g、蒲公英 150g、瓜蒌 150g、玄参 200g、苦桔梗 150g、生地黄 200g、赤芍 150g、草河车 100g、郁金 150g、蜂房 90g。

【图解】

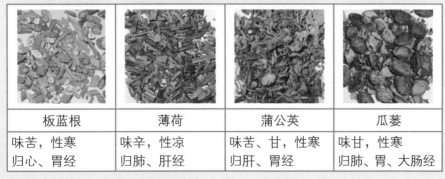

板蓝根	薄荷	蒲公英	瓜蒌
味苦，性寒 归心、胃经	味辛，性凉 归肺、肝经	味苦、甘，性寒 归肝、胃经	味甘，性寒 归肺、胃、大肠经

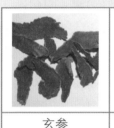	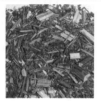	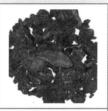	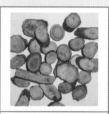
玄参	苦桔梗	生地黄	赤芍
味苦、甘、咸,性寒 归肺、胃、肾经	味苦、辛,性平 归肺经	味甘、苦,性寒 归心、肝、肾经	味苦,性微寒 归肝经

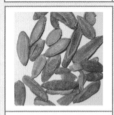
郁金
味辛、苦,性寒 归心、肝、胆经

【制法】 以上药煎取浓汁,文火熬糊,入鳖甲胶150克,白蜜500克,熔化收膏。

【用法】 每次服3～5克,每日2次,在两餐之间,用温开水冲服。

【注意事项】 不宜久服,有虚火者不宜。

【辨证加减】 如热毒明显,可用解毒清热方(段凤舞方):蛇六谷、天子、黄药子、红木香、七叶一枝花;痰毒互结也可选用江南白花汤(刘嘉湘方):望江南、白花蛇舌草、夏枯草、海藻、牡蛎、野菊花、白茅根、紫丹参、全瓜蒌、昆布、山药、桃仁、南沙参、留行子、蜂房;痰瘀互结,可选用化痰祛瘀方(施今墨方):川贝母、炒牡丹皮、浙贝母、炒丹参、山慈菇、炮甲珠、海藻、昆布、郁金、忍冬藤、桃仁、杏仁、大力子、皂角刺、桔梗、酒玄参、夏枯草、三七末。

3. 气滞痰凝

【症候】　胸闷不舒，两胁作胀，颈、腋及腹股沟等处肿核累累，可有皮下硬结，消瘦乏力。舌质淡红，舌苔白，或舌有瘀点，脉沉滑。

【治法】　舒肝解郁，化痰散结。

膏方：海藻玉壶汤加减

【来源】　《外科正宗》。

【组成】　海藻 150g、昆布 150g、贝母 100g、半夏 100g、青皮 160g、陈皮 160g、当归 200g、川芎 150g、连翘 90g、甘草 60g。

【图解】

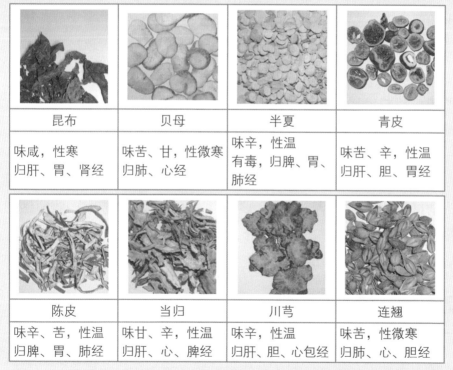

昆布	贝母	半夏	青皮
味咸，性寒 归肝、胃、肾经	味苦、甘，性微寒 归肺、心经	味辛，性温 有毒，归脾、胃、肺经	味苦、辛，性温 归肝、胆、胃经

陈皮	当归	川芎	连翘
味辛、苦，性温 归脾、胃、肺经	味甘、辛，性温 归肝、心、脾经	味辛，性温 归肝、胆、心包经	味苦，性微寒 归肺、心、胆经

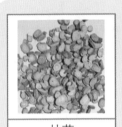

甘草

味甘，性平，归心、
脾、肺、胃经

【制法】 以上药煎取浓汁，文火熬糊，入桑枝膏150克，白蜜500克，熔化收膏。

【用法】 每次服10～15g，每日2次，在两餐之间，用温开水冲服。

【注意事项】 服药期间，先断厚味荤腥，次宜绝欲虚心。

【辨证加减】 若气郁较甚者，可酌加香附、郁金助行气解郁之功；胁肋疼痛者，酌加川楝子、延胡索以疏肝理气止痛；咽痛者酌加玄参、桔梗以解毒散结，宣肺利咽。

4. 阴虚火旺

【症候】 颈项肿核，质地坚硬，或腹内结块和（或）形体消瘦，头晕目眩，耳鸣，身轰热，五心烦热，心烦易怒，口咽干燥，两胁疼痛，腰胁酸软，遗精失眠，夜寐盗汗，舌红或绛、苔薄或少苔，脉细数。

【治法】 滋阴降火。

膏方：知柏地黄丸加减

【来源】 《医宗金鉴》。
其组成、图解、制法及服用方法、注意事项等同前。

【辨证加减】 午后低热者，加用青蒿、鳖甲、地骨皮等；出血明显者，可加仙鹤草、三七等；盗汗甚者，加牡蛎、浮小麦等；

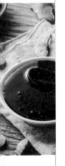

癥块明显者，加用鳖甲、牡蛎等。

第十节　肾癌常用膏方

一、中西概述

肾癌又称肾细胞癌，起源于肾小管上皮细胞，可发生在肾实质的任何部位，是肾脏最常见的实质肿瘤，占成人恶性肿瘤的2%~3%。其临床特点为血尿、腰痛、肿块。肾癌的病因至今不明。有研究证明与芳香碳氢化合物、芳香胺、黄曲霉素、激素、放射线和病毒等有关。肾癌的细胞类型主要为透明细胞癌、颗粒细胞瘤和未分化癌等，其中以透明细胞癌最常见。

中医无肾癌病名，依据其的临床表现，将其归属于中医"腰痛""溺血"范畴。

二、临床表现

大多数肾癌早期缺乏特异性临床表现，有的会出现血尿，腰疼不适，晚期才会发现腹部包块，且一旦出现明显临床表现，多为晚期。肾癌的临床表现，大体如下：

1. 血尿　血尿多因肿瘤侵入肾盂或肾盏后，肿瘤表面破溃出血，随尿排出体外形成，为间歇性、无痛性肉眼全程血尿。在间歇中常有镜下血尿，间歇时间随病情发展而缩短。有时严重血尿可伴肾绞痛。肿瘤如向外生长达到最大体积也可以无血尿。

2. 腰痛　表现为持续钝痛，部位局限在肾区，有时可出现上腹部疼痛，多因为肿瘤增大，牵掣肾包膜或侵犯肾周围组织所致。若

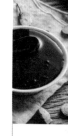

有大血块沿输尿管移行排出，则可产生剧烈绞痛。

3. 发热　呈持续性低热或弛张热，有的患者此症为唯一表现。

4. 肿块　患者可在腰部或上腹部扪及肿块。肿块软硬不一，为实体性，表面光滑，常无压痛，可随呼吸移动。若肿块固定，表示已有肾周浸润，预后不佳。

5. 消瘦　肾癌晚期可见消瘦，消瘦作为肾癌唯一症状占 30% ~ 45%。

6. 贫血　约 30% 的病人为正常细胞性贫血，可因失血引起，也可能与肾癌毒素或大量肾组织破坏抑制了造血相关。

7. 高血压　10% ~ 15% 的患者血压升高。

8. 内分泌失调　肾癌时肾脏产生的前列腺素、双羟维生素 D、肾素和红细胞生成素高于正常水平，还可释放甲状旁腺素样因子、胰高血糖素、人绒毛膜促性腺技术、促肾上腺皮质激素、泌乳素、胰岛素、促性腺激素等，导致一系列激素水平异常的症状。这些症状在肾癌手术后应消失，否则预后不良。

9. 神经系统症状　表现为多发神经炎、肌营养障碍、神经肌肉或运动神经功能紊乱等。

三、辅助检查

（一）实验室检查

1. 尿液分析　尿液离心后可在高倍显微镜下检测出血尿，再经其他检查后确诊为肾癌。

2. 血液分析　极少数患者出现血红蛋白升高，偶见白细胞增多，可达到 100×10^9/L，此为类白血病反应。

3. 血沉　肾癌患者血沉加快，血沉快伴发热多预后不良。

4. 肝功能　肝功能异常多见于透明细胞癌。

5. 血钙　3% ~ 16.8% 肾癌患者有高钙血症。

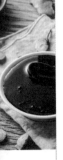

（二）影像学检查

1. **X 线检查**　尿路平片，肾盂造影，腹主动脉－肾动脉造影，下腔静脉造影等。

2. **超声检查**　超声对肾实质性肿块和囊性病变鉴别准确性可高达 90% ~ 95%，并诊断直径 0.5 ~ 1cm 的实质性肿块。

3. **CT 检查**　能精确估计肾癌病变的大小和范围，了解周围有无浸润、淋巴结及远处有无专业，为肾癌分期提供重要依据。

4. **MRI 检查**　MRI 显示肿瘤侵犯范围优于 CT，可用于肾脏肿瘤的术前分期和术后随访。

四、中医辨证

（一）中医的病因病机认识

肾癌属于中医"腰痛""溺血"范畴。其病因病机分为虚实两类，虚证为肾阴虚、肾阳虚；实证多为湿热、气滞、血瘀、痰凝等。虚实之间可互为因果，因虚致实，或因实致虚。

1. **湿热蕴结**　多因脾胃虚弱，或饮食不节，恣食肥甘，致脾失健运，水湿不化，酝湿生热，湿热蕴结于肾发为本病；或外阴不洁，感受秽浊之气入侵肾脉，酿成湿热而发为本病；或外受湿热邪毒入里，蓄积于肾而发为本病；素体湿盛，或外感湿邪，湿邪郁久化热，湿热之邪蕴结肾脏可发为本病，肺失通调水道的功能，湿热内盛，郁久化热，湿热之邪蓄积于肾而发为本病。

2. **瘀血内阻**　情志不遂，肝失疏泄条达，气滞血瘀，毒瘀互结郁阻于肾而发为本病。

3. **脾肾气虚**　恣情纵欲，或劳累过度，损伤脾肾；或年老体弱，或久病及肾，而致脾肾气虚。脾虚不运，肾虚气化失司，都可导致水湿内停，酿湿生痰，痰湿郁结于肾而发为本病。

4. **肝肾阴虚**　素体阴虚，或热病伤阴，或房事不节，或喜辛辣，

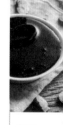

或嗜烟酒而致热盛阴伤，使肝肾阴液亏虚，虚热内盛，邪毒入侵，毒热互结于肾可发为本病。

5. 气血两虚　久病气血不足，或年老气血日渐衰弱，肾脉失于精液气血之濡养，易为邪毒所侵而形成本病。肾癌晚期，由于失血可致气血两虚。

（二）中医辨证分型

1. 症候要素　依据患者临床表现，既往研究的基础，结合文献报道及国内中医肿瘤专家意见，肾癌可分为以下 5 种类型：

（1）湿热蕴结。

主证：尿血鲜红，伴有或不伴有腰痛，腰部坠胀感。

主舌：舌黯红，苔黄腻。

主脉：滑数。

或见证：尿急，尿频，尿灼热疼痛，或伴发热，口渴。

或见舌：舌红。

或见脉：弦，或滑。

（2）瘀血内阻。

主证：肉眼血尿，有时尿中带血丝或血块。腰痛加剧，多呈刺痛或钝痛，痛有定处。

主舌：舌紫黯，苔薄白。

主脉：脉弦或涩。

或见证：腰部或腹部可触及肿块，面色晦黯。

或见舌：舌带瘀斑或瘀点。

或见脉：细沉无力。

（3）脾肾气虚。

主证：无痛性血尿，腰膝酸软，纳呆食少。

主舌：舌淡，苔白腻。

主脉：沉细无力。

或见证：畏寒肢冷，腹痛便溏，小便不利，两肢浮肿。

或见舌：苔白。

或见脉：沉缓。

（4）肝肾阴虚，

主证：无痛性血尿，尿频，五心烦热，自汗盗汗。纳呆食少。

主舌：舌红，苔薄。

主脉：脉沉细。

或见证：头昏耳鸣，口干咽燥，神疲乏力，腰腹部肿块。

或见舌：舌薄，少苔或无苔。

或见脉：脉无力。

（5）气血两虚，

主证：无痛持续性血尿。腰腹部肿块日渐增大，疼痛加剧。

主舌：舌淡，苔薄白。

主脉：脉沉细数。

或见证：心悸气短，神疲乏力，面色苍白，纳呆食少。

或见舌：舌带瘀点。

或见脉：脉虚大而数。

2. 辨证方法

·符合主症 2 个，并见主舌、主脉者，即可辨为本证。

·符合主症 2 个，或见症 1 个，任何本证舌、脉者，即可辨为本证。

·符合主症 1 个，或见症不少于 2 个，任何本证舌、脉者，即可辨为本证。

五、治疗原则

（一）中西医结合治疗原则

对于接受手术、放疗及生物治疗的肾癌患者，采用中西医结合的治疗方式。不适合或不接受手术、放疗及生物治疗的患者，单纯

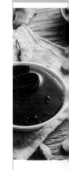

中医治疗。

（二）西医治疗原则

肾癌的主要治疗方法是手术切除，包括根治性肾切除术，保留肾部分切除术，因肾癌细胞具有多重耐药性，因此临床不提倡术后行放疗、化疗以提高 5 年生存率。晚期不适合手术的肾癌，分子靶向治疗为晚期患者带来生存获益。目前临床常用的治疗晚期肾癌的分子靶向治疗药物有抗 VEGF/VEGFR 类药物索拉非尼、舒尼替尼、贝伐珠单抗、帕唑帕尼与抑制 mTOR 途径药物替西罗莫司、依维莫司等。

（三）中医治疗原则

中医配合手术治疗，手术后，建议患者中医扶正抗肿瘤，增强免疫力治疗。术后依据患者症状体征，辨阴阳，调整阴阳平衡，补益肾精，肾气。中医配合免疫治疗和靶向治疗，主要予以中药减轻免疫治疗和靶向治疗的副作用，并增加治疗疗效。对于拒绝手术或晚期治疗无效者，可考虑单纯中医治疗，辨证施治，以改善症状，提高生存质量。

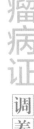

六、辨证膏方

（一）中西医结合治疗

1. 手术结合中医药治疗　肾癌患者手术后，大多因手术耗伤气血，多表现为面色淡白或萎黄，神疲乏力，少气懒言，自汗或纳呆食少，大便稀溏，食后腹胀，形体瘦弱等。辨证当属气血亏虚，或脾胃虚弱症。

（1）气血亏虚。

【症候】　面色淡白或萎黄，唇甲淡白，神疲乏力，少气懒言，自汗，或肢体肌肉麻木、女性月经量少，舌体瘦薄，或者舌面有裂纹，苔少，脉虚细而无力。

【治法】 补气养血。

膏方：八珍汤加减

【来源】 出自明代薛己《正体类要》。

【组成】 人参30g、白术100g、茯苓80g、当归100g、川芎50g、白芍80g、熟地黄350g、甘草100g。

【图解】

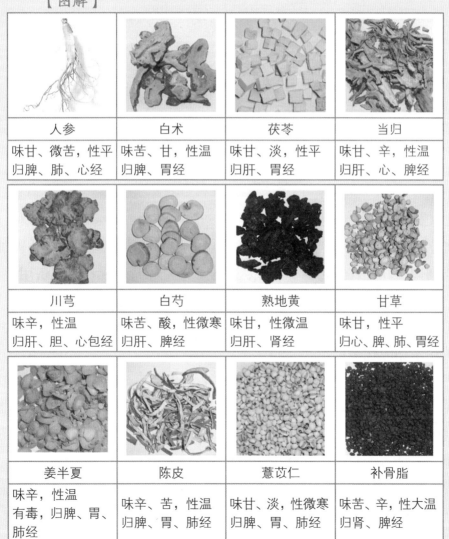

人参	白术	茯苓	当归
味甘、微苦，性平 归脾、肺、心经	味苦、甘，性温 归脾、胃经	味甘、淡，性平 归肝、胃经	味甘、辛，性温 归肝、心、脾经
川芎	白芍	熟地黄	甘草
味辛，性温 归肝、胆、心包经	味苦、酸，性微寒 归肝、脾经	味甘，性微温 归肝、肾经	味甘，性平 归心、脾、肺、胃经
姜半夏	陈皮	薏苡仁	补骨脂
味辛，性温 有毒，归脾、胃、肺经	味辛、苦，性温 归脾、胃、肺经	味甘、淡，性微寒 归脾、胃、肺经	味苦、辛，性大温 归肾、脾经

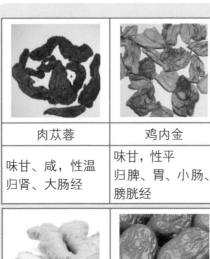

肉苁蓉	鸡内金	防风	浮小麦
味甘、咸，性温 归肾、大肠经	味甘，性平 归脾、胃、小肠、膀胱经	味辛、甘，性微温 归膀胱、肝、脾经	味甘，性凉 归心经

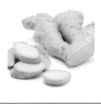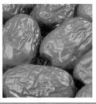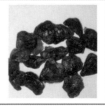

生姜	红枣	桂圆
味辛，性微温 归肺、脾经	味甘，性温 归脾、胃经	味甘，性温 归心、脾经

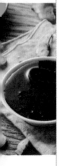

【制法】 以上药方，加生姜20～30片，红枣15～20枚，加水煎煮3次，滤汁去渣，合并3次滤液，加热浓缩成清膏，再加桂圆肉150克，黑芝麻100克，蜂蜜250克收膏即成。收贮备用。

【用法】 口服。每次服20～30克，每日服2次，开水调服。

【注意事项】 在服药治疗期间应做好自我调摄，糖尿病患者，请用木糖醇代替蜂蜜。

【辨证加减】 兼恶心，纳呆，舌苔厚腻者，加姜半夏100克，陈皮100克，薏苡仁150克；若畏寒肢冷，食谷不化者，加补骨脂100克，肉苁蓉150克，鸡内金150克。若动则汗出，怕风等表虚不固之证，加防风100克、浮小麦150克。

（2）脾胃虚弱。

【症候】 手术后，纳呆食少，神疲乏力，大便稀溏，食后腹胀，面色萎黄，形体瘦弱，舌质淡，苔薄白，脉细无力。

【治法】 健脾益胃。

【来源】 出自元代李东垣著《内外伤辨惑论》。
其组成、图解、治法及服用方法、注意事项等与前同。

2. 中药配合分子靶向药物治疗 肾癌分子靶向药物治疗期间常见皮疹，疲乏，乏力，腹泻，纳差等症状。中医辨证为药毒损伤脾胃正气，导致脾虚湿邪内生，脾虚则疲乏，乏力，纳差，湿盛则皮疹，腹泻。湿邪依据患者体质可寒化，热化。

（1）脾虚湿盛。

【症候】 纳差，腹泻，或伴见周身皮疹，无明显瘙痒，神疲乏力，少气懒言，面色淡白或萎黄，舌体胖大，苔白，脉虚细而无力。

【治法】 健脾渗湿，祛风养血。

膏方：参苓白术散加减

【来源】 出自宋代《太平惠民和剂局方》。
其组成、图解、治法及服用方法、注意事项等与前同。

（2）热毒瘀结。

【症候】 肌肤皲裂，并麻木或刺痛不适，或伴见头昏眼花，或口腔溃疡，口角溃烂，伴体倦乏力，纳呆，舌红，或晦暗，苔黄或干，脉细数或滑。

【治法】 清热解毒，活血化瘀。

膏方：清营汤加减

【来源】 出自清代吴鞠通著《温病条辨》。

【组成】 生地黄150g、玄参90g、竹叶30g、麦冬90g、

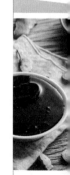

丹参 60g、黄连 50g、金银花 90g、连翘 60g、知母 60g、当归 100g、赤芍 90g、生黄芪 150g。

【图解】

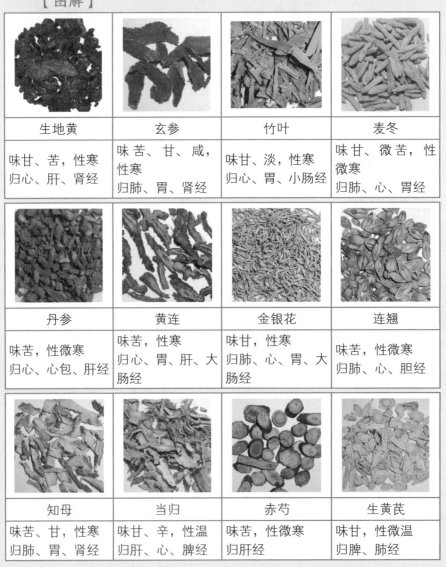

生地黄	玄参	竹叶	麦冬
味甘、苦，性寒 归心、肝、肾经	味苦、甘、咸，性寒 归肺、胃、肾经	味甘、淡，性寒 归心、胃、小肠经	味甘、微苦，性微寒 归肺、心、胃经
丹参	黄连	金银花	连翘
味苦，性微寒 归心、心包、肝经	味苦，性寒 归心、胃、肝、大肠经	味甘，性寒 归肺、心、胃、大肠经	味苦，性微寒 归肺、心、胆经
知母	当归	赤芍	生黄芪
味苦、甘，性寒 归肺、胃、肾经	味甘、辛，性温 归肝、心、脾经	味苦，性微寒 归肝经	味甘，性微温 归脾、肺经

【制法】 以上药方，加水煎煮 3 次，滤汁去渣，合并 3 次滤液，加热浓缩成清膏，加冰糖 150～200 克，小火收膏后，再加蜂蜜 100 克收膏即成。收贮备用。

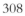

【用法】　口服。每次服20～30克，每日服2次，开水调服。

【注意事项】　在服药治疗期间应做好自我调摄，糖尿病患者，请用木糖醇代替蜂蜜。

（二）单纯中医治疗

1. 湿热蕴结

【症候】　尿血鲜红，或尿急、尿频、尿灼热疼痛，腰痛后坠胀不适，伴发热，口渴，纳少，舌质黯红，舌苔黄腻，脉滑数或弦、滑。

【治法】　清热利湿。

膏方：八正散加减

【来源】　出自宋代《太平惠民和剂局方》。

其组成、图解、治法及服用方法、注意事项等与前同。

【辨证加减】　热盛心烦口渴者，加麦冬100克，天花粉150克；尿血重者，加白茅根300克，槐花100克；纳呆食少者，加陈皮150克，竹茹100克。

2. 瘀血内阻

【症候】　肉眼血尿，有时尿中夹有血丝或血块，腰部或腹部可触及肿块，腰痛加剧，多呈刺痛或钝痛，痛处固定，面色晦黯，舌质紫黯，或见瘀斑或瘀点，苔薄白，脉弦或涩或沉细无力。

【治法】　活血化瘀，兼以补虚。

膏方：桃花四物汤加减

【来源】　出自唐代蔺道人著《仙授理伤续断秘方》。

【组成】　桃仁100g、红花100g、当归100g、熟地黄150g、白芍100g、川芎100g、重楼100g、山慈菇100g、鳖甲100g。

【图解】

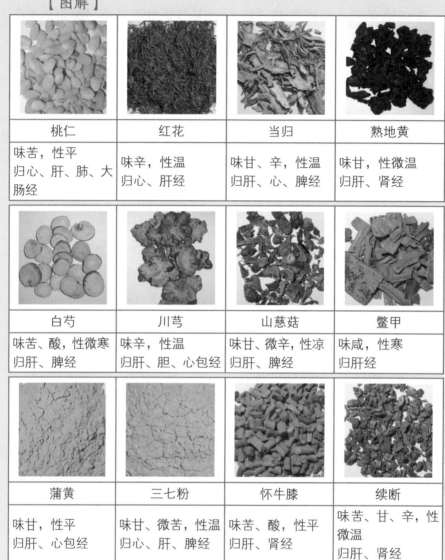

桃仁	红花	当归	熟地黄
味苦，性平 归心、肝、肺、大肠经	味辛，性温 归心、肝经	味甘、辛，性温 归肝、心、脾经	味甘，性微温 归肝、肾经
白芍	川芎	山慈菇	鳖甲
味苦、酸，性微寒 归肝、脾经	味辛，性温 归肝、胆、心包经	味甘、微辛，性凉 归肝、脾经	味咸，性寒 归肝经
蒲黄	三七粉	怀牛膝	续断
味甘，性平 归肝、心包经	味甘、微苦，性温 归心、肝、脾经	味苦、酸，性平 归肝、肾经	味苦、甘、辛，性微温 归肝、肾经

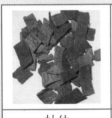	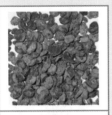
杜仲	延胡索
味甘，性温 归肝、肾经	味辛、苦，性温 归心、肝、脾经

【制法】　上药方，加水煎煮3次，滤汁去渣，合并3次滤液，加热浓缩成清膏，再加蜂蜜250克收膏即成。收贮备用。

【用法】　口服。每次服20～30克，每日服2次，开水调服。

【注意事项】　在服药治疗期间应做好自我调摄，糖尿病患者，请用木糖醇代替蜂蜜。

【辨证加减】　出血量多者，加炒蒲黄150克，三七粉（冲入清膏中）50克；腰痛者，加怀牛膝150克，续断100克，杜仲100克；腹痛剧烈者，加金铃子30克，延胡索30克。

3. 脾肾气虚

【症候】　无痛性血尿，腰膝酸软，畏寒肢冷，纳呆食少，腹痛便溏，小便不利，两下肢浮肿，舌淡，苔白腻，脉沉细无力或沉缓。

【治法】　温补脾肾。

膏方：肾气丸合四君子汤加减

【来源】　肾气丸出自《金匮要略》，四君子汤出自宋代《太平惠民和剂局方》。

【组成】　桂枝100g、附子100g、熟地黄100g、山药150g、山茱萸100g、丹皮60g、泽泻150g、党参100g、茯苓200g、白术150g、甘草100g、牡蛎200g。

【图解】

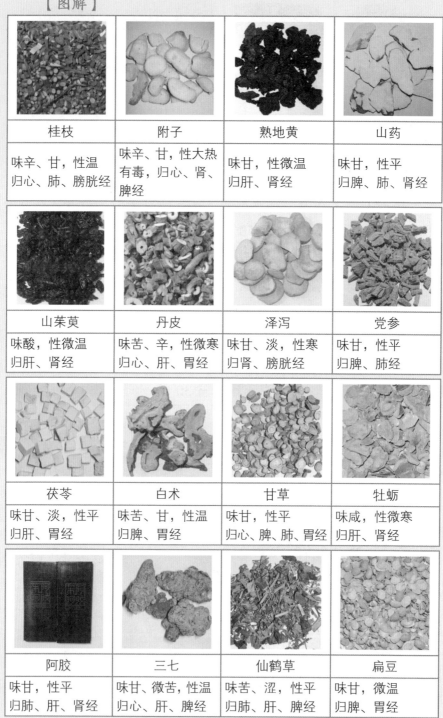

桂枝	附子	熟地黄	山药
味辛、甘，性温 归心、肺、膀胱经	味辛、甘，性大热 有毒，归心、肾、 脾经	味甘，性微温 归肝、肾经	味甘，性平 归脾、肺、肾经
山茱萸	丹皮	泽泻	党参
味酸，性微温 归肝、肾经	味苦、辛，性微寒 归心、肝、胃经	味甘、淡，性寒 归肾、膀胱经	味甘，性平 归脾、肺经
茯苓	白术	甘草	牡蛎
味甘、淡，性平 归肝、胃经	味苦、甘，性温 归脾、胃经	味甘，性平 归心、脾、肺、胃经	味咸，性微寒 归肝、肾经
阿胶	三七	仙鹤草	扁豆
味甘，性平 归肺、肝、肾经	味甘、微苦，性温 归心、肝、脾经	味苦、涩，性平 归肺、肝、脾经	味甘，微温 归脾、胃经

中医

肿瘤病证

调养膏方

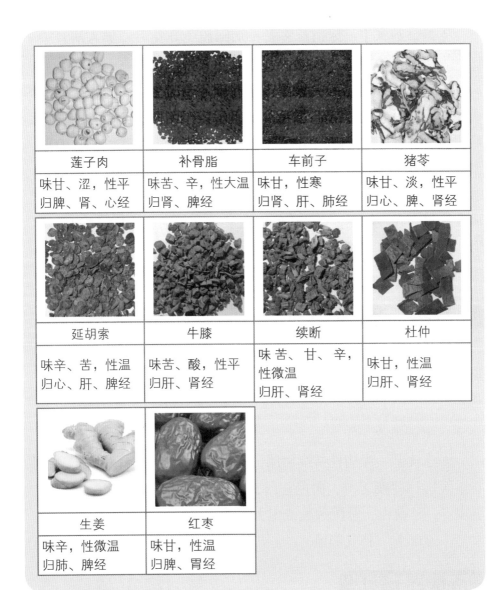

莲子肉	补骨脂	车前子	猪苓
味甘、涩，性平 归脾、肾、心经	味苦、辛，性大温 归肾、脾经	味甘，性寒 归肾、肝、肺经	味甘、淡，性平 归心、脾、肾经
延胡索	牛膝	续断	杜仲
味辛、苦，性温 归心、肝、脾经	味苦、酸，性平 归肝、肾经	味苦、甘、辛， 性微温 归肝、肾经	味甘，性温 归肝、肾经
生姜	红枣		
味辛，性微温 归肺、脾经	味甘，性温 归脾、胃经		

【制法】　上药方，加生姜20～30片，红枣30～40枚，加水煎煮3次，滤汁去渣，合并3次滤液，加热浓缩成清膏，蜂蜜300克收膏即成。收贮备用。

【用法】　口服。每次服20～30克，每日2次，开水调服。

【注意事项】　在服药治疗期间应做好自我调摄，糖尿病患者，请用木糖醇代替蜂蜜。

【辨证加减】 尿血量多者，加阿胶（烊化后，加入清膏中）100克，三七粉（冲入清膏中）50克，仙鹤草150克；腹泻甚者，加炒扁豆200克，莲子肉150克，补骨脂100克；浮肿，小便不利者，加车前子100克，猪苓150克；，腹痛剧烈者，加金铃子300克，延胡索300克；腰痛者，加怀牛膝150克，续断100克，杜仲100克。

4. 肝肾阴虚

【症候】 无痛性血尿，尿频，头晕耳鸣，腰膝酸软，口燥咽干，渴欲饮水，五心烦热，自汗盗汗，纳呆食少，神疲乏力，腰腹肿块，形体消瘦，舌红，苔薄或少苔或无苔，脉沉细无力。

【治法】 滋补肝肾。

膏方：左归丸加减

【来源】 出自明代张介宾著《景岳全书》。
其组成、图解、治法及服用方法、注意事项等与前同。

5. 气血两虚

【症候】 无痛性持续血尿，腰腹部肿块日渐增大，疼痛加剧，心悸气短，神疲乏力，面色苍白，形体消瘦，纳呆食少，舌质淡或见瘀点，苔薄白，脉沉细数或虚大而数。

【治法】 补气养血。

膏方：八珍汤加减

【来源】 出自明代薛己《正体类要》。
其组成、图解、治法及服用方法、注意事项等与前同。

第十一节　膀胱癌常用膏方

一、中西概述

　　膀胱癌是泌尿系系统最常见的恶性肿瘤，其发病地区差异性很大。北美和北非为高发地区，而我国发病率较低，约为 3/10 万，但占泌尿系统肿瘤的第一位，且随着平均年龄的增长和老龄化社会的加剧，膀胱癌的发病率将会节节攀升。2017 年统计数据，美国共有79030 例新发的膀胱癌，而同一时期因膀胱癌死亡的病例高达 16870例。其中男性占新发病例和死亡病例分别为：76.5%，72.6%。在我国，2015 年新发膀胱癌例数 8 万余例。膀胱癌 90% 以上为移行细胞癌，其中 80% 以上为无浸润的浅表性癌，初次治疗后复发率高达 70%。

　　膀胱癌的病因目前尚不明确，一般认为抽烟或职业原因而长期接触芳香胺类物质，如染料、皮革、橡胶和油漆等，是重要发病因素。另外，人体内色氨酸的异常代谢产物经肝代谢后进入膀胱，具有致癌作用。患有血吸虫病、炎症、膀胱结石及尿路梗阻等疾病的患者膀胱癌的发病率亦高于一般人。根据流行病学研究显示，膀胱癌具有一定的家族相关性，尤其是直系亲属，具有较高的患病风险。

　　中医古籍中没有膀胱癌病名的记载，从临床表现看，膀胱癌属"溺血""血淋""癃闭"等范畴。《医学精要》云："溺血者，溺下红赤也。"朱丹溪进一步指出"溺而痛者为血淋，不痛者为溺血"。《金匮要略》则有"淋之为病，小便如粟状，小腹弦急，痛引脐中"的描述。《素问·宣明五气》记载"膀胱不利为癃"。《素问·标本病传论》同时记载，"膀胱病，小便闭"，说明该病发于膀胱。《丹溪心法》认为"血淋一证，须看血色分冷热。色鲜者，心，小肠实热；色瘀癥者，肾，膀胱虚冷"。《诸病源候论》则概括该病是"由肾虚而膀胱热之故也"，说明本病发病机理是正虚邪实，正虚为本，邪实为标。在治疗方面，除传统的辨证施治外，对于小便不通，《备急千金要方·膀胱腑》记载道"以葱叶除尖头，内阴茎孔中深三寸，微用口吹之，胞胀，津液大通，便愈"，这是最早关于导尿术治疗该病的记载。

二、临床表现

1. 血尿：绝大多数以间歇性、无痛性肉眼血尿就医，偶表现为镜下血尿。一般为全程血尿，终末加重，血尿浓度与肿瘤大小、数目、恶性程度并不一致。

2. 尿路刺激征：肿瘤有坏死或浸润膀胱壁或者是实体性癌的时候可表现为尿频、尿急、尿痛或夜尿增多，原位癌常有类似于膀胱炎的症状，位于膀胱颈或带蒂的肿瘤会引起排尿困难或尿潴留。

3. 其他：肿瘤压迫局部可出现排尿困难、下肢水肿，当肿瘤直径大于 5cm 时可触及下腹部肿块，晚期肿瘤侵犯周围组织、器官或有盆腔淋巴结转移时可出现膀胱区疼痛、尿道阴道瘘等。

三、辅助检查

怀疑膀胱癌的患者首先进行尿常规、尿脱落细胞学、血肿瘤标记物、腹部和盆腔 B 超等检查，根据上述检查结果决定是否行膀胱镜、静脉尿路造影、盆腔 CT 或（和）盆腔 MRI 等检查明确诊断。其中，膀胱镜检查是诊断膀胱癌的最主要方法，结合活体组织检查即可明确诊断，影像学检查可协助诊断，并可进行分期以了解膀胱癌的浸润情况。

1. 膀胱镜检查及肿瘤活检：经尿道膀胱镜检查能直接观察膀胱内部结构，确定有无膀胱肿瘤的存在，了解肿瘤的部位、数目、大小、形态，提供直接肿瘤组织分级依据，并可取活组织以明确诊断，被认为是膀胱癌诊断中最为重要的方法，在膀胱肿瘤诊断中占有重要的地位。所有疑为膀胱肿瘤的患者均应接受膀胱镜检查。

2. 尿脱落细胞学检查：尿脱落细胞学检查方便，简单易行，但存在一定的局限性，阳性率为 70% ~ 80%。假阴性病例多数为分化良好的乳头状肿瘤；假阳性常为结石、感染、损伤、尿潴留等所致。职业性膀胱癌的筛选及初诊时一般选择尿细胞学检查（特异性接近100%），因为尿细胞学检查能在非侵入的情况下筛查尿内是否存在瘤细胞，且简便廉价。

3. 影像学检查

（1）B 超：费用较低，方法简单、无痛苦，准确率高，能较好地提供膀胱肿瘤的大小、数目、定位和浸润情况，但小于 0.5cm 且位于膀胱前壁者不易发现。

（2）CT：常用作膀胱癌的分期，有助于发现肿瘤浸润深度、邻近脏器侵犯范围和淋巴结的转移，也可用作鉴别隐形结合、乳头状肿瘤和血块，但不能发现直径小于 5mm 的肿瘤和原位癌。

（3）MRI：在分期方面不比 CT 优越，对软组织显示优于 CT，能发现膀胱壁炎症、肥大和充血等症状，可更准确判断肿瘤大小和浸润深度、转移淋巴结的大小等。当肾功能不全导致静脉肾盂造影肾脏不显影时，可采用 MRI 水成像使无功能肾的集合系统显像，有助于发现上尿路肿瘤。

（4）静脉肾盂造影：所有临床怀疑膀胱肿瘤的患者，一般考虑行此项检查以了解上尿路有无异常。

（5）膀胱动脉造影：一般不需要，可清晰看到膀胱瘤血管，对于动脉插管化疗及动脉栓塞止血有一定价值。

4. 其他辅助检查

肿瘤指标癌胚抗原（CEA）、膀胱肿瘤相关抗原、LDH 同工酶、β–葡萄糖醛酸苷酶（β–GRS）、尿 N–乙酰–β–D–氨基葡萄糖苷酶 CNAG），尿纤维蛋白降解产物（FDP）、血型抗原 Lewis A 抗原和 Lewis X 抗原等指标可能在膀胱肿瘤患者中升高，可作为诊断膀胱癌的参考指标。染色体异常和荧光原位杂交（fluorescent in situ hybridization，FISH）、微卫星 DNA 序列（microsatellite DNA sequence）检测等，作为辅助手段越来越多地应用到膀胱癌，尤其是早期诊断膀胱移行细胞癌的临床诊断中，增加了早期肿瘤的检出率。

四、中医辨证

（一）中医的病因病机认识

正虚邪实，本虚标实是本病发病的两大因素。一般初病为实，久病为虚。其主要病因病机如下。

1. 外感邪毒外阴不洁，湿毒邪热上移膀胱或外受温热邪毒，致湿热内生，下注膀胱，湿热瘀阻，伤及脉络发为本病。

2. 饮食所伤饮食不洁，恣食膏粱厚味、肥甘辛辣之品，嗜烟喜酒，损伤脾胃，脾失健运，津液内停，滞而成湿，化热下注膀胱，阻滞气机、壅塞脉络发为本病。

3. 情志不调忧思郁怒，致肝郁气滞，气机不调，津液停滞形成痰湿，痰气交阻于络，气滞血瘀，致痰、气、瘀相互搏结，发为本病。

4. 正气虚损先天肾气亏虚，素有脾胃，或年老体弱，以及劳累过度、房事不节均可导致脾肾亏虚，水液代谢失常，水湿不化，淤积成毒，湿毒化热下注膀胱，发为本病。

（二）中医辨证分型

1. 症候要素

临床上膀胱癌虚实夹杂，可数型并见。在既往研究基础上，结合文献报道以及国内中医肿瘤专家意见，膀胱癌可分为以下 7 种症候要素：

（1）气虚症。

主症：神疲乏力，少气懒言，腹痛绵绵。

主舌：舌淡胖。

主脉：脉虚。

或见症：食少纳呆，形体消瘦，气短，自汗，畏寒肢冷。

或见舌：舌边齿痕，苔白滑，薄白苔。

或见脉：脉沉细，脉细弱，脉沉迟。

（2）阴虚症。

主症：五心烦热，口咽干燥，小便短赤。

主舌：舌红少苔。

主脉：脉细数。

或见症：五心烦热，形体消瘦，两颧红赤，咽干口燥，潮热盗汗。

或见舌：舌干裂，苔薄白或薄黄而干，花剥苔，无苔。

或见脉：脉浮数，脉弦细数，脉沉细数。

（3）阳虚症。

主症：面色㿠白，畏寒肢冷，排尿乏力。

主舌：舌淡苔白。

主脉：脉沉迟。

或见症：小便淋漓，尿流渐细，下肢酸软，喜温喜技，浮肿，大便溏泻，小便不通或点滴不爽，腰膝冷痛，畏寒肢冷。

或见舌：舌胖大苔滑。

或见脉：脉细弱。

（4）血虚症。

主症：面色无华，头晕眼花，爪甲色淡，尿血色淡。

主舌：舌淡。

主脉：脉细。

或见症：心悸怔忡，失眠健忘，小便短少。

或见舌：苔白，苔薄白。

或见脉：脉沉细，脉细弱。

（5）血瘀症。

主症：下腹包块，刺痛固定，肌肤甲错。

主舌：舌质紫黯或有瘀斑、瘀点。

主脉：脉涩。

或见症：面色熏黑，唇甲青紫，阴道出血色黯癥，或夹血块。

或见舌：舌胖嫩，苔白滑，苔滑腻，苔厚腻，脓腐苔。

或见脉：脉沉弦，脉结代，脉弦涩，脉沉细涩，牢脉。

（6）热毒症。

主症：口苦身热，尿赤便结。

主舌：舌红或绛，苔黄而干。

主脉：脉滑数。

或见症：尿血、尿痛、小便频数短涩，口干不欲饮，腰痛不适，小腹胀满。

或见舌：舌有红点或芒刺，苔黄燥，苔黄厚腐腻。

或见脉：脉洪数，脉数，脉弦数。

（7）气滞症。

主症：腹胀满，痛无定处。

主舌：舌淡黯。

主脉：脉弦。

或见症：烦躁易怒，口苦咽干，嗳气，少腹包块，攻撑作痛。

或见舌：舌边红，苔薄白，苔薄黄，苔白腻或黄腻。

或见脉：脉弦细。

2. 辨证方法

·符合主症 2 个，并见主舌、主脉者，即可辨为本证。

·符合主症 2 个，或见症 1 个，任何本证舌、脉者，即可辨为本证。

·符合主症 1 个，或见症不少于 2 个，任何本证舌、脉者，即可辨为本证。

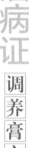
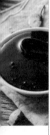

五、治疗原则

（一）中西医结合治疗原则

对于接受手术、放疗、化疗且具备治疗条件的膀胱癌患者，采用中西医结合的治疗方式。不适合或不接受手术、放疗、化疗等治疗的患者，单纯中医治疗。

（二）西医治疗原则

根据膀胱癌病变浸润程度、治疗及预后，可将膀胱癌分为3类：非浸润性病变、浸润性病变和转移性病变，对不同的分类采用不同的治疗措施。

非浸润性病变（0、Ⅰ期）：行保留膀胱的治疗。

浸润性病变（Ⅱ、Ⅲ期）：此类患者的标准治疗为根治性膀胱切除术。有高危复发危险的。

患者如 T3 病变或 T2 病变伴分化差、病变浸透膀胱壁、有脉管瘤栓的应考虑术后辅助化疗。

为减轻根治性膀胱切除术的后遗症、提高患者的生活质量，近年有学者提出采用经尿道膀胱肿瘤切除术联合化疗、放射治疗的综合治疗来达到保留膀胱的目的，初步研究显示其疗效与根治性膀胱切除术相似，但尚待进一步证实。

转移性病变（Ⅳ期）：放射治疗和化疗为主。

（三）中医治疗原则

在膀胱癌的多学科综合治疗中，在不同的治疗阶段，可选择不同的中医治疗方法，其基本原则是：在手术、放疗、化疗期间及恢复期，不宜运用攻伐太过的中药，应以扶正治疗为主，以起到减毒增效的作用；在手术、放化疗后，视患者具体情况，采取或补、或攻、或攻补兼施的治疗，以防治肿瘤的复发和转移。不适合或不接受手术、放疗、化疗等治疗的患者，单纯中医治疗，以控制肿瘤生长，减轻症状，

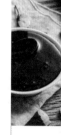

提高生存质量，延长生存时间。

（一）中西医结合治疗

1. 手术结合中医药

治疗膀胱癌手术后，大多因手术耗伤气血，多表现为面色淡白或萎黄，神疲乏力，少气懒言，自汗或纳呆食少，大便稀溏，食后腹胀，形体瘦弱等。辨证当属气血亏虚，或脾胃虚弱症。

（1）气血亏虚。

【症候】 手术后，患者面色淡白或萎黄，唇甲淡白，神疲乏力，少气懒言，自汗，或肢体肌肉麻木、女性月经量少，舌体瘦薄，或者舌面有裂纹，苔少，脉虚细而无力。

【治法】 补气养血。

膏方：八珍汤加减

【来源】 出自明代薛己《正体类要》。

其组成、图解、制法及服用方法、注意事项等与前同。

（2）脾胃虚弱。

【症候】 手术后，纳呆食少，神疲乏力，大便稀溏，食后腹胀，面色萎黄，形体瘦弱，舌质淡，苔薄白，脉细无力。

【治法】 健脾益胃。

膏方：补中益气汤加减

【来源】 出自元代李东垣著《内外伤辨惑论》。

其组成、图解、制法及服用方法、注意事项等与前同。

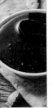

2. 放疗结合中医药治疗

放疗期间或放疗后的辨证膀胱癌患者于放疗早中期，表现为尿频、尿急、尿痛、腹泻、腹痛、便血、口苦、恶心或呕吐、头昏、乏力等症状，并舌红，苔黄，脉数或脉滑。辨证属热毒外侵。在放疗末期或放疗后，表现出眩晕疲乏、食欲减退或大便溏薄，或无痛性血尿、尿频、少腹疼痛，或小便排除困难等症，并见，辨证当属脾肾气阴亏虚。

（1）热毒瘀结。

【症候】 会阴部皮肤肿痛、破溃，尿频、尿急、尿痛、小便短赤，腰背酸痛，小腹胀满、疼痛，口渴，纳差，舌红或络，苔微黄腻，脉滑数或脉弦。

【治法】 清热解毒，活血化瘀。

膏方：芍药汤合八正散加减

【来源】 芍药汤出自金·刘万素著《素问病机气宜保命集》，八正散出自宋代《太平惠民和剂局方》。

【组成】 芍药 300g、当归 150g、黄连 150g、木香 60g、大黄 90g、黄芩 150g、肉桂 60g、车前子 100g、瞿麦 100g、山栀子仁 100g、通草 100g、灯心草 100g、炙甘草 100g。

【图解】

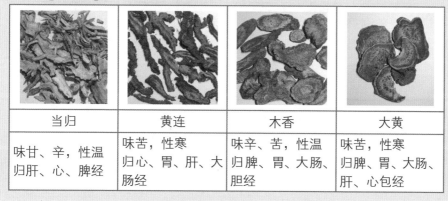

当归	黄连	木香	大黄
味甘、辛，性温 归肝、心、脾经	味苦，性寒 归心、胃、肝、大肠经	味辛、苦，性温 归脾、胃、大肠、胆经	味苦，性寒 归脾、胃、大肠、肝、心包经

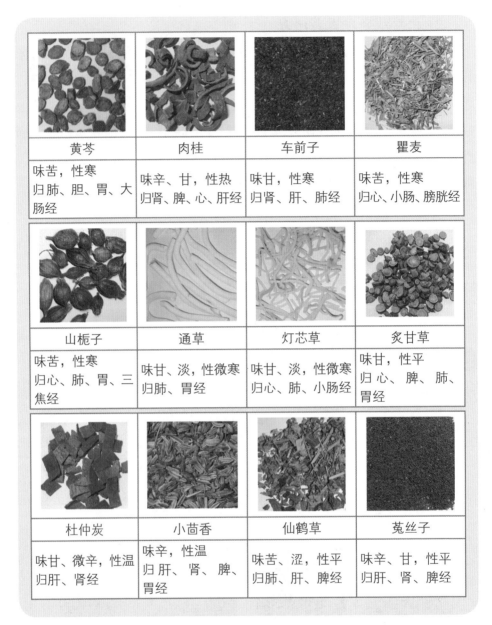

黄芩	肉桂	车前子	瞿麦
味苦，性寒 归肺、胆、胃、大肠经	味辛、甘，性热 归肾、脾、心、肝经	味甘，性寒 归肾、肝、肺经	味苦，性寒 归心、小肠、膀胱经
山栀子	通草	灯芯草	炙甘草
味苦，性寒 归心、肺、胃、三焦经	味甘、淡，性微寒 归肺、胃经	味甘、淡，性微寒 归心、肺、小肠经	味甘，性平 归心、脾、肺、胃经
杜仲炭	小茴香	仙鹤草	菟丝子
味甘、微辛，性温 归肝、肾经	味辛，性温 归肝、肾、脾、胃经	味苦、涩，性平 归肺、肝、脾经	味辛、甘，性平 归肝、肾、脾经

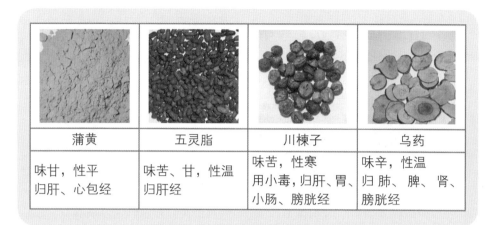

蒲黄	五灵脂	川楝子	乌药
味甘，性平 归肝、心包经	味苦、甘，性温 归肝经	味苦，性寒 用小毒，归肝、胃、小肠、膀胱经	味辛，性温 归肺、脾、肾、膀胱经

【制法】　以上药方，加水煎煮3次，滤汁去渣，合并3次滤液，加热浓缩成清膏，加冰糖200g，小火收膏后，再加蜂蜜100g收膏即成。收贮备用。

【用法】　口服。每次服20～30克，每日2次，开水调服。

【注意事项】　在服药治疗期间应做好自我调摄，糖尿病患者，用木糖醇代替蜂蜜。

【辨证加减】　血尿不止者，加琥珀粉100克，杜仲炭100克，小茴香100克，仙鹤草300克；小便淋漓不尽者，加生杜仲100克，菟丝子150克；小腹坠胀疼痛者，加蒲黄100克，炒五灵脂100克，川楝子100克，乌药60克。

（2）气阴亏虚。

【症候】　口干，乏力，盗汗，尿频、尿血，或少腹疼痛，或小便排除困难，伴腰膝酸软，或伴纳呆食少，舌晦暗、脉细或细数无力。

【治法】　益肾滋阴，益气健脾。

膏方：知柏地黄汤合四君子汤加减

【来源】　知柏地黄汤出自明代《病因脉治》，四君子汤出自宋代《太平惠民和剂局方》。

【组成】　熟地黄150g、山茱萸150g、山药200g、泽泻100g、

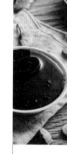

茯苓 100g、丹皮 100g、知母 150g、黄柏 150g、党参 90g、白术 90g、炙甘草 60g。

【图解】

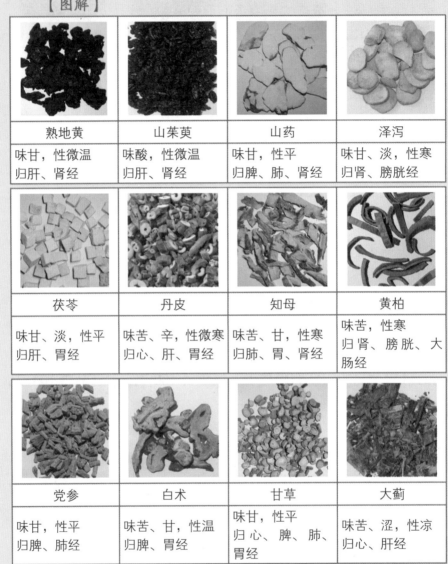

熟地黄	山茱萸	山药	泽泻
味甘，性微温 归肝、肾经	味酸，性微温 归肝、肾经	味甘，性平 归脾、肺、肾经	味甘、淡，性寒 归肾、膀胱经
茯苓	丹皮	知母	黄柏
味甘、淡，性平 归肝、胃经	味苦、辛，性微寒 归心、肝、胃经	味苦、甘，性寒 归肺、胃、肾经	味苦，性寒 归肾、膀胱、大肠经
党参	白术	甘草	大蓟
味甘，性平 归脾、肺经	味苦、甘，性温 归脾、胃经	味甘，性平 归心、脾、肺、胃经	味苦、涩，性凉 归心、肝经

中医
肿瘤病证
调养膏方

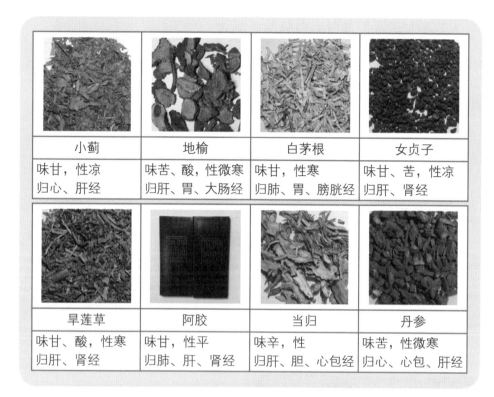

小蓟	地榆	白茅根	女贞子
味甘，性凉 归心、肝经	味苦、酸，性微寒 归肝、胃、大肠经	味甘，性寒 归肺、胃、膀胱经	味甘、苦，性凉 归肝、肾经
旱莲草	阿胶	当归	丹参
味甘、酸，性寒 归肝、肾经	味甘，性平 归肺、肝、肾经	味辛，性 归肝、胆、心包经	味苦，性微寒 归心、心包、肝经

【辨证加减】 血尿者，加大蓟 100 克，小蓟 100 克，地榆 120 克，白茅根 150 克；潮热、盗汗者，加女贞子 120 克，墨旱莲 120 克；面色萎黄者，加阿胶 150 克，当归 100 克，丹参 150 克。

【制法】 上药方，加水煎煮 3 次，滤汁去渣，合并 3 次滤液，加热浓缩成清膏，再加蜂蜜 250 克收膏即成。收贮备用。

【用法】 口服。每次服 20 ~ 30 克，每日 2 次，开水调服。

【注意事项】 在服药治疗期间应做好自我调摄，糖尿病患者，请用木糖醇代替蜂蜜。

3. 化疗结合中医药治疗

化疗期间或化疗后的辨证化疗期间及化疗后，患者表现为恶心，呕吐，纳差，乏力或头昏等症，舌淡，或晦暗，苔白厚，或花剥苔，脉细或弱。辨证为脾虚痰浊内阻，或脾胃虚弱。

（1）脾胃不和。

【症候】 胃脘饱胀、食欲减退、恶心、呕吐、腹胀或腹泻，

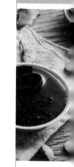

327

舌体多胖大，舌苔薄白、白腻或黄腻。

【治法】 健脾和胃，降逆止呕。

膏方：旋覆代赭汤加减

【来源】 出自《伤寒论》。

其组成、图解、制法及服用方法、注意事项等与前同。

（2）气血亏虚。

【症候】 疲乏、精神不振、头晕、气短、纳少、虚汗、面色淡白或萎黄，脱发，或肢体肌肉麻木、女性月经量少，舌体瘦薄，或者舌面有裂纹，苔少，脉虚细而无力。多见于化疗引起的疲乏或骨髓抑制。

【治法】 补气养血。

膏方：中药膏剂：八珍汤加减

【来源】 出自明代薛己《正体类要》。

其组成、图解、制法及服用方法、注意事项等与前同。

（3）肝肾阴虚。

【症候】 腰膝酸软，耳鸣，五心烦热，颧红盗汗，口干咽燥，失眠多梦，脱发，舌红苔少，脉细数。

【治法】 滋补肝肾。

膏方：六味地黄丸加减

【来源】 出自宋代钱乙《小儿药证直诀》。

其组成、图解、制法及服用方法、注意事项等与前同。

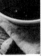

（二）单纯中医药治疗

1. 湿热下注

【症候】　血尿、尿急、尿痛、尿频、腰背酸痛、下肢浮肿，或纳呆食少，或心烦，口渴，夜寐不能，舌苔黄腻，舌质红，脉滑数或弦数。

【治法】　清热利湿，凉血解毒。

膏方：八正散加减

【来源】　出自宋代《太平惠民和剂局方》。

【组成】　其组成、图解、制法及服用方法、注意事项等与前同。

2. 瘀毒蕴结

【症候】　血尿，尿中有血块、腐肉，味恶臭，排尿困难或闭塞不通，少腹坠胀疼痛，舌质黯有瘀点，脉沉细。

【治法】　解毒祛瘀，清热通淋。

膏方：抵挡丸合五苓散

【来源】　抵挡丸出自《金匮要略》，五苓散出自《伤寒论》。

【组成】　大黄 110g、水蛭 40g、虻虫 40g、桃仁 110g、猪苓 70g、泽泻 110g、白术 70g、茯苓 70g、桂枝 40g。

【图解】

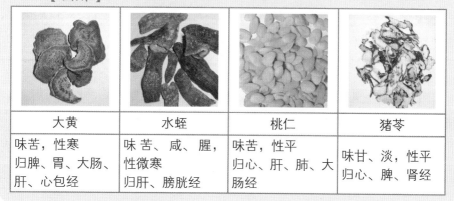

大黄	水蛭	桃仁	猪苓
味苦，性寒 归脾、胃、大肠、肝、心包经	味苦、咸、腥，性微寒 归肝、膀胱经	味苦，性平 归心、肝、肺、大肠经	味甘、淡，性平 归心、脾、肾经

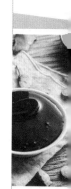

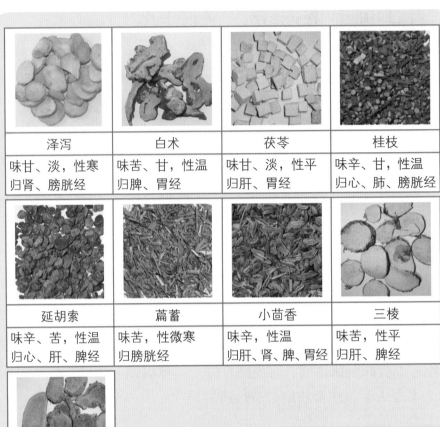

泽泻	白术	茯苓	桂枝
味甘、淡，性寒 归肾、膀胱经	味苦、甘，性温 归脾、胃经	味甘、淡，性平 归肝、胃经	味辛、甘，性温 归心、肺、膀胱经
延胡索	萹蓄	小茴香	三棱
味辛、苦，性温 归心、肝、脾经	味苦，性微寒 归膀胱经	味辛，性温 归肝、肾、脾、胃经	味苦，性平 归肝、脾经

莪术
味辛、苦，性温 归肝、脾经

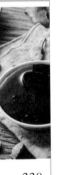

【制法】　上药方，加水煎煮 3 次，滤汁去渣，合并 3 次滤液，加热浓缩成清膏，蜂蜜 250 克收膏即成。收贮备用。

【用法】　口服。每次服 20 ~ 30 克，每日 2 次，开水调服。

【注意事项】　在服药治疗期间应做好自我调摄，糖尿病患者，请用木糖醇代替蜂蜜。

【辨证加减】　会阴部痛甚者加制延胡索 210 克；下肢肿甚者白术加至 110 克；尿少腹胀者，加萹蓄 110 克，小茴香 40 克；腰骶疼痛明显，加三棱 110 克，莪术 110 克，露蜂房 70 克。

3. 肾气亏虚

【症候】 无痛性血尿，呈间歇性，伴腰酸腿软，神疲乏力，头晕眼花，舌淡红，脉沉细，尺弱。

【治法】 益气补肾，收敛摄血。

膏方：金匮肾气丸合二至丸加减

【来源】 金匮肾气丸出自宋代严用和著《济生方》，二至丸出自清代《医方集解》。

【组成】 熟地黄 350g、茯苓 250g、山药 100g、泽泻 100g、山茱萸 100g、牡丹皮 100g、墨旱莲 200g、女贞子 200g、桂枝 100g、牛膝 100g、车前子 100g、附子 15g。

【图解】

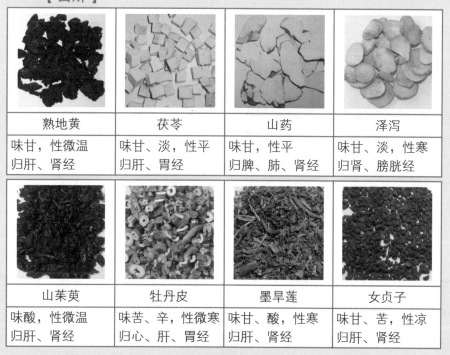

熟地黄	茯苓	山药	泽泻
味甘，性微温 归肝、肾经	味甘、淡，性平 归肝、胃经	味甘，性平 归脾、肺、肾经	味甘、淡，性寒 归肾、膀胱经
山茱萸	牡丹皮	墨旱莲	女贞子
味酸，性微温 归肝、肾经	味苦、辛，性微寒 归心、肝、胃经	味甘、酸，性寒 归肝、肾经	味甘、苦，性凉 归肝、肾经

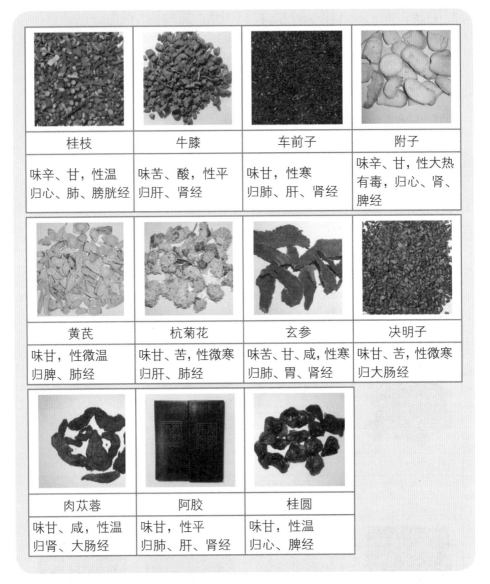

桂枝	牛膝	车前子	附子
味辛、甘，性温 归心、肺、膀胱经	味苦、酸，性平 归肝、肾经	味甘，性寒 归肺、肝、肾经	味辛、甘，性大热 有毒，归心、肾、脾经

黄芪	杭菊花	玄参	决明子
味甘，性微温 归脾、肺经	味甘、苦，性微寒 归肝、肺经	味苦、甘、咸，性寒 归肺、胃、肾经	味甘、苦，性微寒 归大肠经

肉苁蓉	阿胶	桂圆
味甘、咸，性温 归肾、大肠经	味甘，性平 归肺、肝、肾经	味甘，性温 归心、脾经

【制法】 上药方，加水煎煮3次，滤汁去渣，合并3次滤液，加热浓缩成清膏，加核桃仁150克，桂圆肉100克，蜂蜜250克收膏即成。收贮备用。

【用法】 口服。每次服20～30克，每日2次，开水调服。

【注意事项】 在服药治疗期间应做好自我调摄，糖尿病患者，请用木糖醇代替蜂蜜。

【辨证加减】　尿血多者加黄芪 150 克；眩晕、耳鸣者加杭菊 100 克；伴口干、便结者加玄参 150 克，决明子 150 克，肉苁蓉 100 克；头晕，面色萎黄者加阿胶 150 克。

4. 阴虚火旺

【症候】　小便不爽，尿色鲜红，腰酸，形体消瘦，口苦口干，舌质嫩红，苔薄黄，脉细数。

【治法】　滋阴降火。

膏方：知柏地黄丸加减

【来源】　出自明代《病因脉治》。

其组成、图解、制法及服用方法、注意事项等与前同。

参考文献

[1] 刘亚娴 . 中西医结合肿瘤病学 [M]. 北京：中国中医药出版社，2005.

[2] 林洪生 . 恶性肿瘤中医诊疗指南 [M]. 北京：人民卫生出版社，2014.

[3] 中国临床肿瘤学会指南工作委员会 . 2018 CSCO 肺癌诊疗指南 [M]. 北京：人民卫生出版社，2018，3-105.

中医
肿瘤病证
调养膏方